实用干眼诊疗学

主编　任胜卫　赵东卿

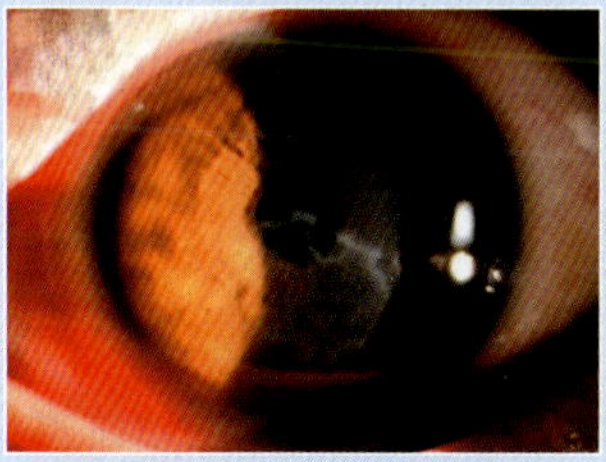

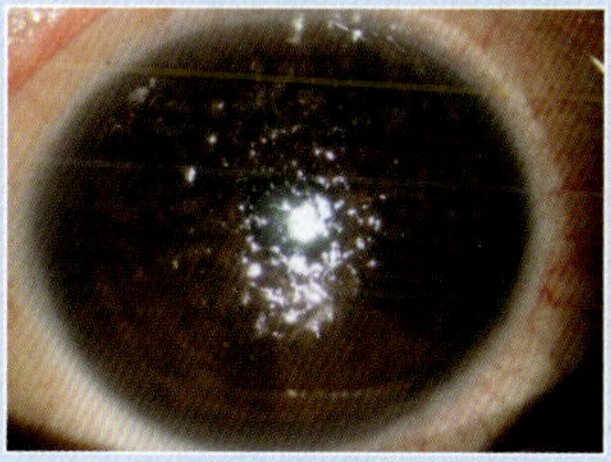

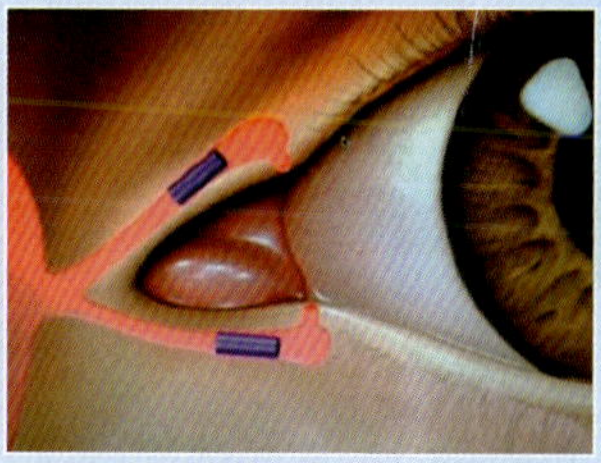

郑州大学出版社

图书在版编目(CIP)数据

实用干眼诊疗学 / 任胜卫，赵东卿主编. — 郑州 ：郑州大学出版社，2022. 12
ISBN 978-7-5645-8938-7

Ⅰ. ①实… Ⅱ. ①任…②赵… Ⅲ. ①干眼病-诊疗 Ⅳ. ①R591.41

中国版本图书馆 CIP 数据核字(2022)第 133461 号

实用干眼诊疗学
SHIYONG GANYAN ZHENLIAOXUE

策划编辑	陈文静	封面设计	苏永生
责任编辑	吕笑娟	版式设计	苏永生
责任校对	张　楠	责任监制	李瑞卿

出版发行	郑州大学出版社	地　　址	郑州市大学路 40 号(450052)
出 版 人	孙保营	网　　址	http://www.zzup.cn
经　　销	全国新华书店	发行电话	0371-66966070
印　　刷	河南瑞之光印刷股份有限公司		
开　　本	787 mm×1 092 mm　1 / 16		
印　　张	16.25	字　　数	388 千字
版　　次	2022 年 12 月第 1 版	印　　次	2022 年 12 月第 1 次印刷

书　　号	ISBN 978-7-5645-8938-7	定　　价	198.00 元

作者名单

主　编　任胜卫　赵东卿

副主编　张　怡　翟耀华　魏静静

编　委　（以姓氏笔画排序）

马秋飞　任中豪　任胜卫　孙亚杰

杨凯丽　何绪琦　张　怡　赵　多

赵东卿　顾丽哲　翟耀华　魏静静

主编简介

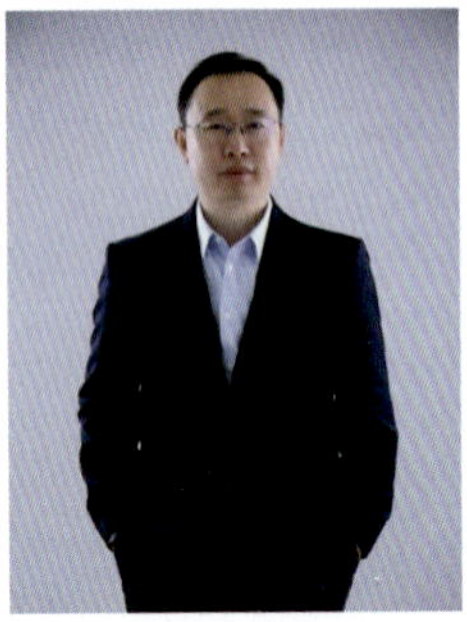

任胜卫，男，眼科学博士，硕士研究生导师。现任河南省人民医院角膜及眼表病中心主任、角膜屈光手术科副主任。中国医药卫生事业发展基金会干眼防治专家委员会常务委员；中国康复医学会视觉康复专业委员会委员、河南省干眼康复专业组组长；海峡两岸医药卫生交流协会眼科学专业委员会第二届眼表与泪液疾病学组委员；河南省医学会眼科学分会常委委员；河南省医院协会眼科管理分会常委兼秘书。专注于角膜及眼表病、角膜屈光手术临床应用研究，开设中西部地区首家干眼中心、中原地区首家圆锥角膜专病门诊。主持国家自然科学基金及省部级项目 10 余项，发表学术论文 60 余篇。获“河南省中青年卫生健康科技创新杰出青年人才”荣誉称号，获河南医学科技奖一等奖 2 项。

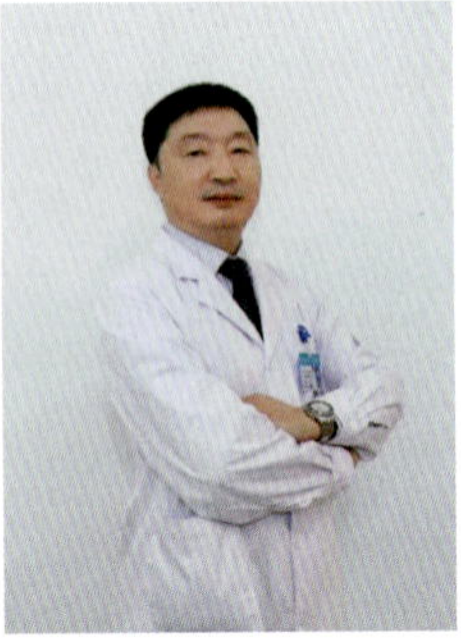

赵东卿，男，河南省人民医院主任医师，二级教授，硕士生导师。河南省优秀学科带头人，河南省立眼科医院党总支书记，河南省眼科研究所副所长，2018 年美国约翰·霍普金斯大学访问者。中国医院装备协会管理委员会常务会员；中国医师协会眼科分会角膜病学组成员；中华医学会河南分会眼科学会副主任委员；中国医师协会河南眼科分会副主任委员。主要研究方向：角膜及眼表疾病。擅长对感染性眼病、眼化学烧伤及干眼的诊治，熟练掌握各种复杂性角膜移植的手术技巧。担任《中华眼科学杂志》《中华眼外伤及职业病杂志》《中华实用诊断治疗杂志》编委。主持并完成科研课题 3 项，发表学术论文 30 余篇。

序 一

我国是世界人口第一大国，据不完全统计，我国干眼患病率高达30%。我国有1.17亿糖尿病患者，约50%患者患有干眼，干眼不仅影响患者的生活质量，而且已经成为影响我国全民健康的重大社会问题之一。干眼的问题在眼科界已引起越来越多的重视。

因为干眼的患病群体庞大，开始主要症状并不突出，又不直接致盲，一些患者和医生不认为有多么严重，但是随着病程延长，眼表干燥、焦灼感及疼痛症状愈加严重，特别是角膜感染、视物模糊和角膜上皮剥脱等并发症，严重影响生活质量。我国眼科医生对干眼的认识逐步加深，近几年的研究有了长足的进步。一批年富力强的学者，在干眼的病因学、发病机制及靶向药物治疗领域有创新性发展，眼科学会的各个分会相继成立专业学组，百家争鸣，百花齐放。河南省人民医院任胜卫和赵东卿两位教授从临床实用角度总结编写《实用干眼诊疗学》，详细阐述了干眼诊疗和管理的规范化流程，提出“精于诊断、个性化治疗、慢病管理”的理念，很有创新性和实用性。

年轻人的勤奋和创新思维是值得我学习的，我虽已是高龄，但看到同行和学生的硕果由衷地高兴和羡慕，写序以示志贺！

谢立信

中国工程院院士

山东第一医科大学终身教授

山东第一医科大学附属青岛眼科医院院长

2022年11月

序 二

很高兴应邀为任胜卫博士、赵东卿教授新著的《实用干眼诊疗学》一书作序。任胜卫博士是经验丰富的眼表与干眼专家，多年来，他时刻关注国内外最新的科研成果，一直运用科学的思路从事临床和科研工作，擅长从日常繁忙临床工作中总结经验，并深入思考，在很多方面提出了自己独到见解，对提高和改善我国干眼临床诊疗水平作出了贡献。赵教授是我国著名的角膜与眼表专家，在此领域具有丰富的临床经验与前沿的思路。

干眼是眼科最常见的疾病之一，近年的患病人数还在逐年增长，估计总的人数已达3亿~4亿，是眼科门诊的第一大就诊群体，而且需求越来越大。但我国目前公众对干眼的认识还不够，真正受过良好训练的干眼专业医师也十分紧缺，因而需要一本从临床角度出发，详细介绍干眼诊疗与管理规范化流程的专著。《实用干眼诊疗学》就是这样一本好书，它对于促进我国干眼诊疗与慢病管理工作的规范性开展具有很好的价值。

本书内容全面，共有九章。第一章为绪论。第二章介绍了国内外的干眼共识与指南。第三章为干眼流行病学。第四章详细介绍了目前国内外最常用的干眼调查问卷，并较全面地分析了干眼的危险因素，为进一步的诊断性检查提供思路。第五章和第七章是本书最为实用的章节，详细地介绍了目前为止国内外已有的干眼相关检查项目和治疗项目，每一个项目的操作流程和注意事项也描述得非常详细，使临床眼科工作者更容易理解并掌握各项检查和治疗的基本操作技术与治疗原则。第六章是本书的核心章节，起承上启下的作用，为临床医师提供一个清晰明了的诊断思路。第八章是一些临床干眼相关病例，每个病例的检查、诊断、药物及物理治疗方式、治疗效果及病例讨论都通过图文的方式展示出来。

我热烈祝贺本书的出版。相信本书的出版会为提高我国干眼诊治水平，并探索一种适合中国干眼慢病患者的新型健康诊疗与管理模式提供帮助。

刘祖国

厦门大学眼科研究所所长

南华大学附属第一医院院长

亚洲干眼学会前会长

2002 年教育部长江学者特聘教授

2022 年 11 月

前言

目前我国干眼患病人数约3.6亿，占眼科门诊患者的30%以上。为满足干眼患者就医需求，河南省人民医院于2017年开设干眼门诊。为进一步更好地服务广大干眼患者，进一步规范干眼诊疗、攻坚致盲性疑难干眼、构建干眼一站式慢病管理，河南省人民医院于2020年将干眼门诊、干眼检查与治疗部门整合成立河南省人民医院干眼中心，组建“干眼医技护”一体化诊疗团队。

随着年轻医师、技师、护士的加入，干眼中心团队充满了年轻的活力，正因为此，也使年轻医技护的规范化培训成为当务之急。干眼中心团队组织人员广泛查阅国内外干眼相关书籍及专家共识，深入学习干眼相关检查、诊断和治疗技能，编写干眼医技护培训手册。在此过程中，我们发现当前干眼书籍尚不能满足干眼医技护的临床诊疗需求，亟需一本实用的干眼诊疗书籍。经过充分论证并结合临床实际需求，我们决定撰写《实用干眼诊疗学》。本书由河南省人民医院干眼中心团队历时2年完成，详细讲解了干眼临床诊疗规范化流程，内容实用，针对性强，对从事干眼临床工作的医师、技师、护士及医学生具有较高的参考价值。

本书从临床工作需求出发，以实用为主，归纳总结干眼的定义、分类和诊断标准、流行病学、相关调查问卷及危险因素，详细阐述干眼检查及治疗操作流程，便于临床医师、技师及护士理解并进行规范化诊疗操作。同时，提出“精准诊断，个性化治疗，慢病管理”的干眼诊疗与管理理念，通过评估症状、分析危险因素，根据客观体征和检查结果，参考干眼诊断标准，从而对不同的患者进行精确诊断、分型、分度，并制定个性化的治疗方案及管理策略，最终形成一套完整的干眼诊疗与管理规范化流程，有助于临床医师干眼诊疗与管理工作的开展。此外，本书也分享了临床工作中的一些典型病例，以图文并茂的形式把每个病例的病史、检查、诊断、治疗方式和效果及病例特点展示出来，生动形象，由简入深，便于理解。

感谢所有编者；感谢孙声桃、常淑英、刘洁、王一凡、袁艺和王少佩的支持与帮助；感谢郑州市科学技术局“郑州市科技惠民计划项目”的资金支持；感谢郑州大学出版社对本书出版的大力支持。

由于知识在不断地更新变化，本书虽覆盖了目前国内外大部分干眼诊疗相关内容，但是还不能做到面面俱到，疏漏和不足在所难免，敬请广大读者、专家指正并提出宝贵意见，为进一步提升我国干眼诊疗水平做出贡献。

任胜卫　赵东卿

2022 年 11 月

目 录

第一章

绪 论

干眼是一种多因素引起的慢性眼表疾病，是以眼睛干涩为主要症状的泪液分泌障碍性疾病，其本质是由泪液的质、量及动力学异常引起的泪膜不稳定或眼表微环境失衡，常伴有眼部异物感、烧灼感、眼痒、疼痛、眼红、视疲劳、视物模糊、视力波动等不适症状。1995 年美国国立眼科研究所首次提出干眼，并指出其是由于泪液缺乏或蒸发过强引起的一种泪膜不稳定的疾病，可导致眼表损害，并伴有眼部不适症状。2007 年国际干眼工作组（Dry Eye Work Shop，DEWS）首次确认干眼为一种多因素的泪液和眼表疾病，强调了干眼的症状，但未阐明干眼发病机制，2017 年 DEWS Ⅱ 再次指出干眼为多因素眼表疾病，同时阐述了干眼的主要病理生理机制（泪膜不稳定、泪液渗透压升高、眼表炎性反应和损伤以及神经异常）。2014 年亚洲干眼协会亦认为干眼是一种多因素疾病，并首次提出干眼为一种慢性疾病，同时指出泪膜不稳定是干眼发生的核心病理机制。2013 年中华医学会眼科学分会角膜病学组发布了我国首个干眼专家共识，2020 年中国干眼专家共识指出干眼为多因素引起的慢性眼表疾病，并引入了“眼表微环境”和“神经异常”的概念。历经 25 年，国内外学者对干眼的认识逐渐深入，但干眼的病因至今尚未明确，这给干眼的诊疗带来极大的困难。

目前我国干眼患病人数达 3.6 亿，占眼科门诊患者的 30% 以上。干眼除引起眼部不适外，对患者视觉质量、生活质量和心理健康亦有重要的影响。在视觉质量方面，干眼患者泪膜不稳定，产生高阶像差，导致视觉质量下降；在生活质量方面，干眼可引起眼干、异物感、畏光和流泪等不适感，亦可引起疼痛和刺激感，这些不适感使患者生活和工作体验感下降，影响眼部及全身健康并对生活质量造成严重影响；在心理健康方面，干眼患者常因自觉视物不适而引起生活质量下降，且干眼可引起神经性疾病和慢性疼痛，对患者的生活质量、身体功能、日常活动和工作带来负面影响，最终导致抑郁和（或）焦虑。另外，干眼除对患者身心和日常生活造成影响，也显著影响社会经济，其中包括药物和门诊相关花费，治疗时间的增加和工作效率的降低均加重了干眼患者的经济负担。由于干眼患者的数量巨大，而且随着社会人口老龄化以及视频终端设备的广泛普及，干眼患病率呈快速增长状态，其总体对于社会发展和经济发展的影响不容忽视。

此外，我国虽然在一些重大慢性疾病的管理方面取得突破性进展，但是干眼慢病管理刚刚起步，其管理方法、流程以及结果评价标准等方面研究还基本处于空白阶段。

因此，基于我国干眼患病人口众多、发病机制复杂、个体差异大，且需要长期就医等临床特点，本书提出“精准诊断，个性化治疗，慢病管理”的干眼诊疗与管理理念，并整理一套完整的干眼诊疗与管理规范化流程，通过主观症状评估、危险因素分析以及客观体征检查，依据干眼诊断标准，对不同患者进行精确诊断、分型、分度，制定个性化的治疗方案和管理策略。

现结合大量的文献及专家共识，并结合临床实践推荐干眼精准诊断流程如下。

首先，症状评估和危险因素分析。通过问诊及干眼问卷调查（如中国干眼问卷、眼表疾病指数量表、干眼调查问卷-5、McMonnies 干眼调查问卷、干眼标准症状评估问卷等），评估患者主观症状；从患者既往史、个人史和家族史等方面询问危险因素，并从生活习惯和工作方式相关因素、环境因素、全身疾病因素、眼部疾病因素、眼部手术相关因素、药物相关因素和其他因素等维度分析主要危险因素，为下一步的诊断性检查提供思路。

其次，诊断性检查。干眼裂隙灯检查需重点关注眼睑、睫毛、睑缘、睑板腺、泪河高度、泪点、角膜和结膜等，发现疑似干眼的患者，应进一步完善干眼相关检查（泪膜破裂时间、泪液分泌试验及眼表活体染色）；发现睫毛根部有结痂、油脂状分泌物，睫毛易脱落甚至秃睫现象，行螨虫镜检进行确诊；发现睑缘和睑板腺开口异常，可行泪膜脂质层、睑缘和睑板腺拍照、睑板腺分泌功能评估、睑缘微生物检查等；必要时可行实验室检查（泪液渗透压、印迹细胞学和泪液蕨样变等）及特殊检查（角膜知觉、活体共聚焦显微镜、视觉质量和角膜地形图检查等）。此外，一些全身性疾病患者合并干眼，由于眼部病情重而首诊于眼科，需重点关注这类患者全身病情（如精神心理疾病、免疫性疾病、内分泌系统疾病等），必要时与相应专科联合诊治。

最后，干眼诊断与鉴别诊断、分型、分度。根据干眼诊断标准，综合症状评估和诊断性检查结果，行干眼诊断与鉴别诊断。由于干眼诊断需同时满足症状和体征两个标准，有症状无体征的主观表现和无症状有体征的眼表改变均不能满足干眼诊断。为了便于临床诊治，将上述两种类型归为干眼临床前期。干眼确诊后，依据患者的症状评估、危险因素分析及体征检查结果等，进一步分型（蒸发过强型、水液缺乏型和混合型干眼）、分度（轻度、中度和重度），为下一步的个性化治疗及慢病管理提供依据。

干眼防治目标是缓解症状，保护视功能，尽可能去除病因；干眼防治原则应根据干眼的类型和严重程度给予长期和个体化治疗；防治方案的选择应从单一到联合，从无创到有创。目前干眼防治方法有：干眼危险因素预防、药物治疗、物理治疗和手术治疗。根据严重程度把干眼防治分为四个阶段：第一阶段，干眼临床前期患者重在危险因素预防；第二阶段，轻度干眼患者在预防危险因素的基础上，可选择热敷等居家管理措施，缓解干眼症状，必要时行药物治疗；第三阶段，中度干眼患者建议到医院行药物联合物理治疗；第四阶段，重度干眼患者可考虑将危险因素预防、药物治疗和物理治疗等方法联合应用，必要时可行手术治疗。各阶段可选择一种或同时选择多种方法联合治疗。

干眼是一种慢性眼表疾病，其防治不仅需要提高医患的干眼慢病管理意识，还需全社会提升对干眼的认识。本书依据慢病管理的定义，参考其他慢病的管理模式，结合干眼防治的临床特点，提出干眼慢病管理模式，该模式包含九项任务，具体如下：诊断检出是实施慢病管理的前提条件；危险程度评估是实现有效管理与细化治疗方案的基础；分级管理决定医疗资源的分配情况；危险因素预防和医疗措施共同组成治疗方案的核心内容；常规随访是院外管理的主要手段；异常报警是及时发现患者不良事件的保证；依从度管理是保证长期高效管理的关键；健康教育则是提升患者健康意识的重要方式。

综上所述，由于干眼的长期性、复杂性、多变性的疾病特点，本书提出"精准诊断，个性化治疗，慢病管理"的干眼诊疗与管理理念，通过主观症状评估、危险因素分析以及客观体征检查，依据干眼诊断标准，对不同的患者进行精确诊断、分型、分度，制定个性化的治疗方案和管理策略，最终形成一套完整的干眼诊疗与管理规范化流程供予参考，方便大家开展干眼诊疗与管理工作。

参考文献

[1]刘祖国. 干眼[M]. 北京：人民卫生出版社，2017.

[2]CRAIG J P，NICHOLS K K，AKPEK E K，et al. TFOS DEWS Ⅱ definition and classification report[J]. Ocul Surf，2017，15(3)：276-283.

[3]亚洲干眼协会中国分会，海峡两岸医药卫生交流协会眼科学专业委员会眼表与泪液病学组，中国医师协会眼科医师分会眼表与干眼学组. 中国干眼专家共识：定义和分类(2020年)[J]. 中华眼科杂志，2020，56(6)：418-422.

[4]亚洲干眼协会中国分会，海峡两岸医药卫生交流协会眼科学专业委员会眼表与泪液病学组，中国医师协会眼科医师分会眼表与干眼学组. 中国干眼专家共识：检查和诊断(2020年)[J]. 中华眼科杂志，2020，56(10)：741-747.

[5]亚洲干眼协会中国分会，海峡两岸医药卫生交流协会眼科学专业委员会眼表与泪液病学组，中国医师协会眼科医师分会眼表与干眼学组. 中国干眼专家共识：治疗(2020年)[J]. 中华眼科杂志，2020，56(12)：907-913.

[6]亚洲干眼协会中国分会，海峡两岸医药卫生交流协会眼科学专业委员会眼表与泪液病学组，中国医师协会眼科医师分会眼表与干眼学组. 中国干眼专家共识：药物相关性干眼(2021年)[J]. 中华眼科杂志，2021，57(10)：734-742.

[7]亚洲干眼协会中国分会，海峡两岸医药卫生交流协会眼科学专业委员会眼表与泪液病学组，中国医师协会眼科医师分会眼表与干眼学组. 中国干眼专家共识：眼手术相关性干眼(2021年)[J]. 中华眼科杂志，2021，57(8)：564-572.

[8]亚洲干眼协会中国分会，海峡两岸医药卫生交流协会眼科学专业委员会眼表与泪液病学组，中国医师协会眼科医师分会眼表与干眼学组. 中国干眼专家共识：免疫性疾病相关性干眼(2021年)[J]. 中华眼科杂志，2021，57(12)：898-907.

[9]NELSON J D，CRAIG J P，AKPEK E K，et al. TFOS DEWS Ⅱ introduction[J]. Ocul Surf，2017，15(3)：269-275.

[10]JONES L，DOWNIE L E，KORB D，et al. TFOS DEWS Ⅱ management and therapy report[J]. Ocul Surf，2017，15(3)：575-628.

[11]孙旭光. 睑缘炎与睑板腺功能障碍[M]. 北京：人民卫生出版社，2015.

[12]汪哲宇. 数字化慢病管理系统的研究与实践[D]. 杭州：浙江大学，2021.

[13]刘祖国，王华. 关注干眼慢性疾病管理体系的建设[J]. 中华眼科杂志，2018，54(2)：81-83.

第二章

干眼定义、分类及诊断标准回顾

随着研究的不断深入，人们对干眼的认识不断更新：从既往的“办公室眼病综合征”“角结膜干燥症”“干眼症”到“眼干燥症”等不同名称，最终临床上统称为“干眼”。本章内容主要回顾了不同时期国际、亚洲和中国干眼专家共识的定义、分类和诊断标准。考虑到睑板腺功能障碍(meibomian gland dysfunction，MGD)是我国干眼常见病因之一，本章也对其进行相应介绍。

第一节　干眼定义

一、国际干眼专家共识定义

1995 年美国国立眼科研究所(National Eye Institute，NEI)/行业工作组首次将干眼正式定义为：干眼是由于泪液缺乏或蒸发过强引起的一种泪膜不稳定的疾病，可导致眼表损害，并伴有眼部不适症状。

此定义的提出为干眼的后续研究奠定了基础，但定义中缺乏对发病机制的描述。在此定义提出后的 10 年时间里，干眼的研究取得了重大进展。

2007 年国际泪膜与眼表协会(Tear Film and Ocular Surface Association，TFOS)国际干眼工作组(Dry Eye Work Shop，DEWS)发布了 TFOS DEWS Ⅰ干眼定义：干眼是一种多因素的泪液和眼表疾病，能引起眼部不适、视觉障碍和泪膜不稳定，可造成眼表损害。干眼常伴有泪液渗透压增加和眼表炎症。

此定义首次提出干眼为“一种多因素”的疾病，并再次强调症状的重要性，其症状不仅包括不适症状，还包括视觉障碍。定义对症状、泪膜不稳定以及疾病伴随的泪液渗透压增加和炎症进行了描述，但并未阐述干眼的发病机制。

自 2007 年至 2017 年，大量的研究表明泪膜稳态失衡和神经感觉异常在干眼的发生和发展过程中起着重要作用。

2017 年 TFOS DEWS 对干眼的定义进行了修订，发布 TFOS DEWS Ⅱ干眼定义：干眼是以泪膜稳态失衡为主要特征并伴有眼部不适症状的多因素眼表疾病，泪膜不稳定、泪液渗透压升高、眼表炎性反应和损伤以及神经异常是其主要病理生理机制。

二、亚洲干眼专家共识定义

2014 年亚洲干眼协会(Asia Dry Eye Society,ADES)(中国、日本、韩国专家共同组成)根据亚洲人群与区域环境等特点及其相关研究，首次提出亚洲的干眼定义：干眼是一种多因素慢性疾病，其特征是以泪膜不稳定所导致的一系列症状，伴有或不伴有视觉损害，并可能伴有眼表损伤。

此定义首次指出干眼是“一种慢性疾病”，并提出泪膜不稳定是引发干眼的核心病理机制，为干眼的精准诊疗提供了方向。

三、中国干眼专家共识定义

2013 年中华医学会眼科学分会角膜病学组将干眼定义为：干眼是由于泪液的量或质的异常引起的泪膜不稳定和(或)眼表损伤，从而导致眼部不适症状及视功能障碍的一类疾病。

此共识是我国首个干眼专家共识，对干眼临床诊疗工作具有指导意义。该定义强调了“泪膜不稳定和(或)眼表损伤”是干眼发病的核心，但定义未涉及泪液渗透压升高、眼表炎性反应及神经异常。

近年来我国在干眼发病机制、诊断技术和治疗方法等方面都取得了长足进展，参考 2013 年中国干眼专家共识及国际共识，在 2020 年中国干眼专家对干眼定义进行重新修订：干眼为多因素引起的慢性眼表疾病，是由泪液的质、量及动力学异常导致的泪膜不稳定或眼表微环境失衡，可伴有眼表炎症、组织损伤及神经异常，造成眼部多种不适症状和(或)视功能障碍。

此修订定义强调了干眼为“多因素”的“慢性”疾病，并引入了“眼表微环境”和“神经异常”的概念，为我国干眼临床实践提供重要的指导作用。

四、睑板腺功能障碍专家共识定义

2017 年我国干眼专家根据我国 MGD 的临床特点，并结合国内外的研究进展，制定出我国 MGD 的诊断和治疗专家共识，将 MGD 定义为：睑板腺功能障碍是一种以睑板腺终末导管阻塞和(或)睑酯分泌的质或量异常为主要特征的慢性、弥漫性睑板腺病变，临床上可引起泪膜异常和眼表炎性反应，从而导致眼部刺激症状，严重时可能损伤角膜而影响视功能。

定义指出 MGD 是“慢性”炎性反应，且为“弥漫性”睑板腺腺体受累的疾病，它不同于睑板腺囊肿等局限性的睑板腺异常；当睑板腺功能障碍时，睑板腺分泌功能紊乱，使“睑酯的质和(或)量”改变，从而导致泪膜稳定性下降，进一步造成眼表炎性反应和损伤。

第二节　干眼分类

一、国际干眼专家共识分类

1995 年 NEI/行业工作组将干眼分为泪液缺乏型和蒸发过强型两大主要类型(图 2-1)。

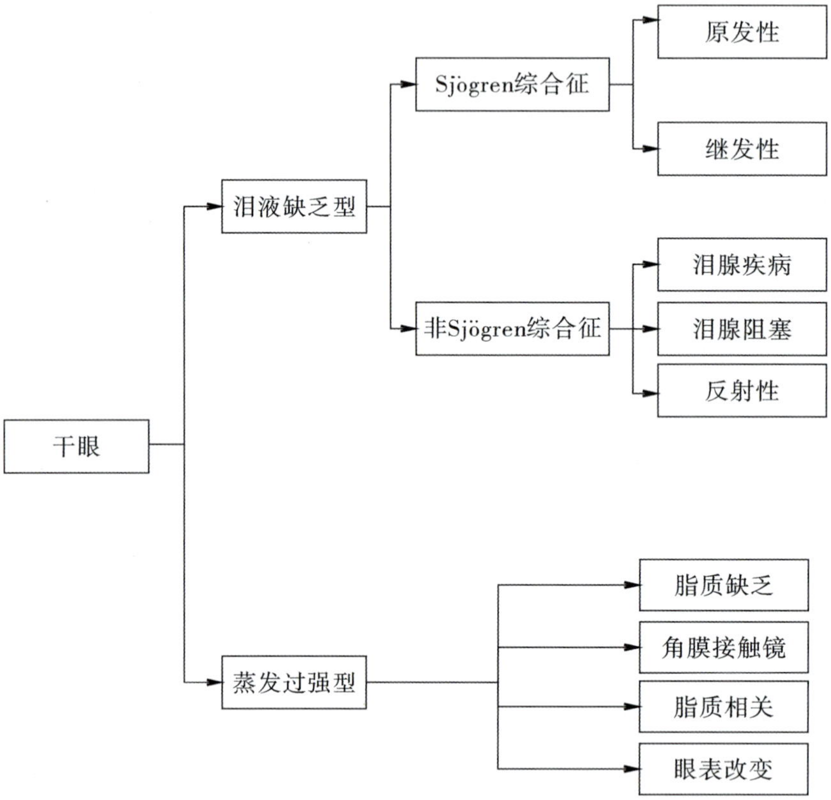

图 2-1　1995 年国际干眼专家共识分类

Sjögren 综合征(Sjögren syndrome,SS),即干燥综合征。

2007 年 TFOS DEWS Ⅰ对干眼的分类进行修订,引入了环境(即内环境和外环境)对干眼的影响,将干眼分为水液缺乏型和蒸发过强型两大类,其中非 Sjögren 综合征增加了全身药物应用后引起的泪腺分泌减少;将蒸发过强型干眼进一步细分为先天性和后天性两类(图 2-2)。

2017 年,DEWS Ⅱ又进一步修改了 DEWS Ⅰ的干眼分类,按照病因将干眼分为水液缺乏型、蒸发过强型以及具备两类型特征的混合型。

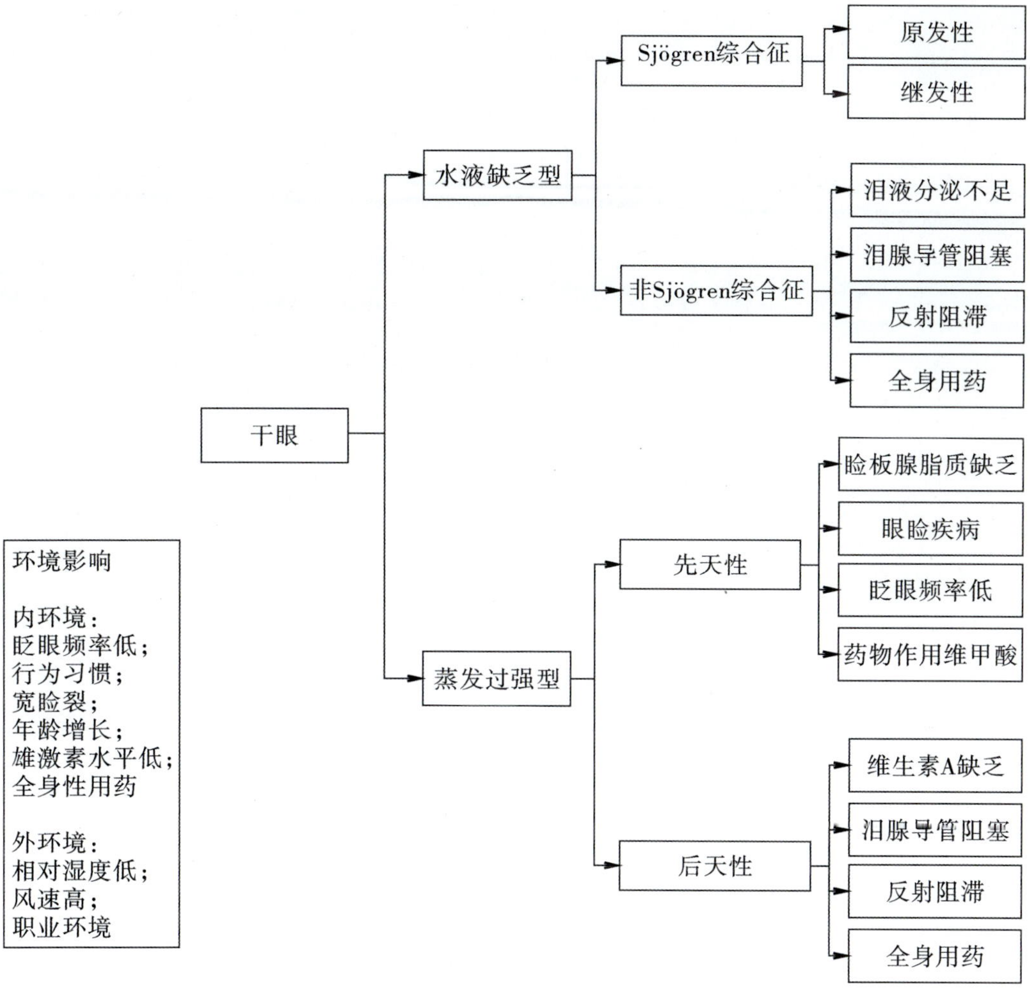

图 2-2 2007 年 TFOS DEWS Ⅰ对干眼的分类

二、亚洲干眼专家共识分类

2017 年亚洲干眼共识将干眼分为水液缺乏型、湿润度下降型(黏蛋白异常型)和蒸发过强型三大类型。通过荧光素染色泪膜破裂时间可了解泪膜的稳定性，因此，ADES 认为这种以泪膜为导向的干眼分类方法有助于干眼的临床诊疗，此种分类首次提出依据泪膜破裂模式对干眼进行分型。不同类型的干眼泪膜破裂模式不同：水液缺乏型干眼表现为线状或区域状泪膜破裂模式，湿润度下降型干眼表现为斑点状或酒窝状泪膜破裂模式，蒸发过强型干眼表现为随机泪膜破裂模式(图 2-3)。

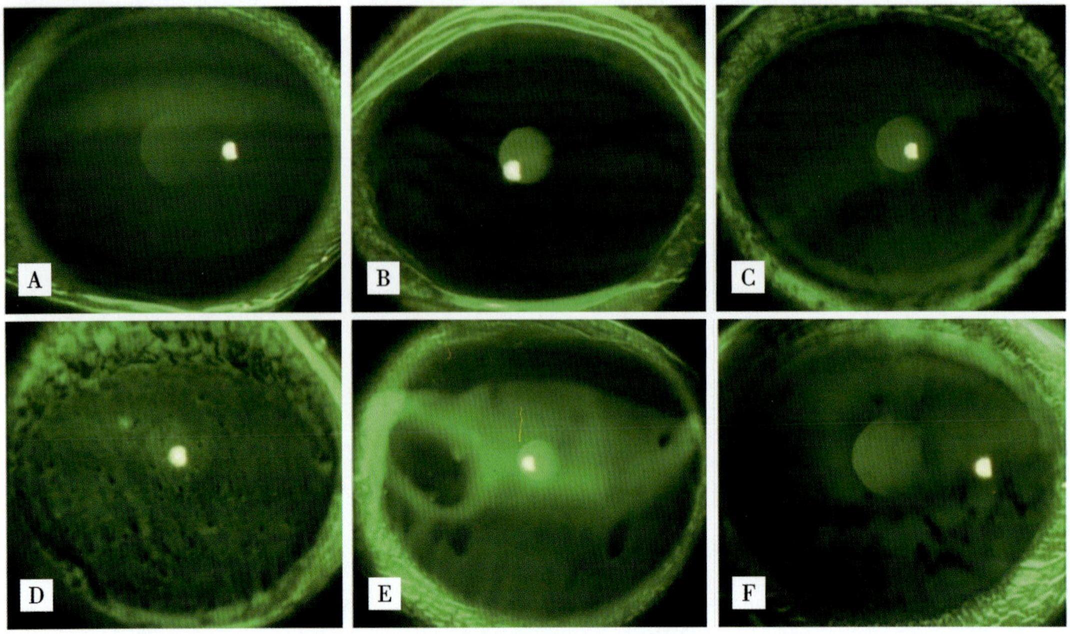

A：正常；B：线状；C：区域状；D：斑点状；E：酒窝状；F：随机状。

图 2-3　角膜荧光素染色泪膜破裂的形态

三、中国干眼专家共识分类

2013 年，中国干眼临床诊疗专家共识将干眼分为五类，即水液缺乏型、蒸发过强型、黏蛋白缺乏型、泪液动力学异常型和混合型。

1. 水液缺乏型干眼　由水液性泪液生成不足和（或）质的异常而引起，如 Sjögren 综合征和许多全身性因素引起的干眼。

2. 蒸发过强型干眼　由脂质层质或量的异常而引起，如睑板腺功能障碍、睑缘炎、视频终端综合征、眼睑缺损或异常引起蒸发增加等。

3. 黏蛋白缺乏型干眼　为眼表上皮细胞受损而引起，如药物毒性、化学伤、热烧伤对眼表的损害及角膜缘功能障碍等。

4. 泪液动力学异常型干眼　由泪液的动力学异常引起，如瞬目异常、泪液排出延缓、结膜松弛等。

5. 混合型干眼　是临床上最常见的干眼类型，为以上两种或两种以上原因所引起的干眼。通常情况下，即使患者是由单一因素引起单一类型干眼，如治疗不及时或治疗效果不佳将最终发展为混合型干眼。

2013 年中国干眼专家共识对干眼的严重程度也进行了分级，将干眼分为轻度、中度和重度三种（详见本章第三节中国干眼专家共识诊断标准部分）。

2020 年中国干眼专家共识将干眼的分类在 2013 年的基础上新增了干眼的病因和危险因素分类，同时又对原有的分类进行了修订，需要指出的是，泪膜结构和功能分类中原有的蒸发过强型干眼修订为脂质异常型，从泪膜组成成分对干眼进行分类，分类更加严谨和规范，使临床医师可在干眼病因和危险因素、泪液成分或功能异常和严重程度三个维度对干眼患者进行诊断，此次修订后的分类在指导精准诊断的同时还起到辅助临床治疗的目的。

（一）按照病因和危险因素分类

1. 全身因素性　很多全身性疾病，尤其免疫系统疾病及内分泌系统失衡会导致干眼，如 Sjögren 综合征、Stevens-Johnson 综合征、移植物抗宿主病、各种结缔组织和胶原血管病、严重的肝功能异常、甲状腺功能异常、糖尿病及痛风，更年期后的女性较易出现干眼，其他如维生素 A 缺乏、雄激素缺乏等疾病也易导致干眼。

2. 眼局部因素性　包括局部感染及免疫相关因素，如感染性结膜炎、变应性结膜炎、角膜上皮基底膜下神经纤维丛密度异常，泪腺、睑板腺、眼表上皮细胞（杯状细胞）及角膜神经功能异常，螨虫性睑缘炎、睑缘结构异常等；各种原因引起的泪液动力学异常，如眼睑皮肤及结膜松弛症、泪阜部增生、眼睑痉挛、眼型痤疮等。

3. 环境因素性　包括空气污染、光污染、射线、高海拔、低湿度及强风力等。

4. 生活方式相关因素性　如长时间操作视频终端、户外活动少、长时间近距离平面固视、睡眠不足、使用空调、吸烟、长期佩戴角膜接触镜、眼部化妆及长时间驾驶等。

5. 手术相关因素性　包括各种手术导致泪腺、副泪腺、睑板腺、眼表上皮细胞、角膜上皮基底膜下神经纤维丛损伤及缺失；各种手术引起泪液动力学异常，如眼表面光滑程度改变或曲率变化、泪道管径扩大、泪点位置异常、睑缘缺损等。激光角膜屈光手术、白内障摘除手术等导致干眼的发生率较高，大部分患者于术后 3 ~ 6 个月恢复，但少数患者可以持续较长时间。

6. 药物相关因素性　包括全身及局部用药。全身用药，如更年期补充激素，服用抗抑郁、抗组织胺、抗胆碱、抗精神病药物以及异维 A 酸药物、利尿剂、避孕药物、全身化疗药物等；局部用药，如眼部使用消毒剂、抗病毒药物、抗青光眼药物（受体阻滞剂等）及含防腐剂滴眼液、眼膏等。

7. 其他因素性　除以上因素，还有其他因素，如焦虑、抑郁等情绪也会导致干眼。

（二）按照泪液主要成分或功能异常分类

1. 水液缺乏型干眼　因水液性泪液生成不足和（或）质的异常而引起，如 Sjögren 综合征和许多全身疾病引发的干眼。

2. 脂质异常型干眼　由于脂质层的质和（或）量出现异常而引起，如睑板腺功能障碍、睑缘炎及各种引起泪液蒸发增加等因素造成的干眼。

3. 黏蛋白异常型干眼　由于各种因素造成眼表上皮细胞（尤其杯状细胞）受损而引起。结膜印迹细胞检查法以及进行泪液蕨样变试验可了解黏蛋白缺乏，但临床尚无直接检测黏蛋白缺乏的方法，丽丝胺绿和虎红染色可间接提示缺乏黏蛋白覆盖的区域。临床眼表药物的毒性损伤、化学性眼外伤、热烧伤及角膜缘功能障碍、长期佩戴接触镜等造成的干眼一般属于此种类型。

4. 泪液动力学异常型干眼　因泪液的动力学异常引起，包括瞬目异常（如瞬目频率降低、不完全瞬目等）、泪液排出异常、结膜松弛及眼睑异常等导致的干眼。部分视频终端综合征及各种原因导致的神经麻痹性或暴露性眼睑闭合不全所致的干眼也属于这一类型。

5. 混合型干眼　临床最常见的干眼类型，为以上两种或两种以上原因所引起的干眼。

（三）按干眼严重程度分类

详见本章第三节中国干眼专家共识诊断标准部分。

四、睑板腺功能障碍专家共识分类

根据睑板腺分泌状态的不同，我国睑板腺功能障碍专家共识将 MGD 分成两大类，即睑酯低排出型和睑酯高排出型。低排出型又进一步分为腺泡萎缩型和阻塞型（图 2-4），其中阻塞型是临床 MGD 最常见的类型。

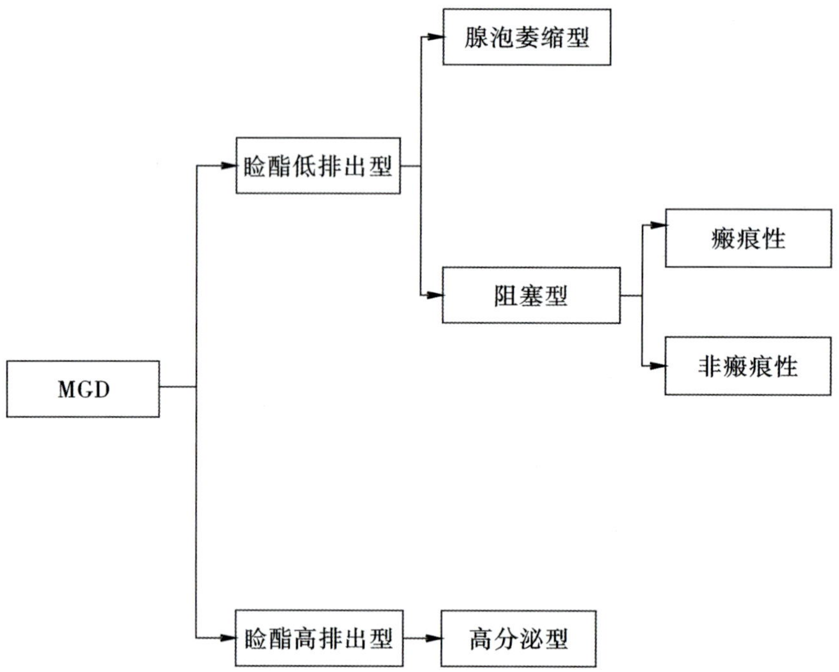

图 2-4　睑板腺功能障碍分类

第三节　干眼诊断标准

目前，国际干眼专家共识尚未给出明确的干眼诊断标准，只是提供了干眼的检查方法和（或）诊断思路。因此本节不再阐述国际共识的干眼诊断标准，仅对亚洲及中国干眼专家共识中的干眼诊断标准和 MGD 诊断标准进行介绍。

一、亚洲干眼专家共识诊断标准

亚洲干眼专家共识将干眼的症状（通过眼表疾病指数等量表进行症状评估）和泪膜不稳定作为干眼的诊断标准。仅给出荧光素染色泪膜破裂时间（fluorescein breakup time，FBUT）<5 s 作为干眼的诊断标准，但干眼症状中涉及的问卷并未给出具体的分值。

二、中国干眼专家共识诊断标准

中国干眼专家共识相较于亚洲干眼专家共识，在诊断标准方面更加细化和严谨，对有无干眼、干眼的病因及分类、诊断和严重程度均做出了明确的说明。

（一）2013 年中国干眼专家共识诊断标准

1. 诊断标准

（1）有干燥感、异物感、烧灼感、疲劳感、不适感、视力波动等主观症状之一和 FBUT<5 s 或 Schirmer Ⅰ试验（无表面麻醉）<5 mm/5 min 可诊断干眼。

（2）有干燥感、异物感、烧灼感、疲劳感、不适感、视力波动等主观症状之一和 FBUT>5 s 且<10 s 或 Schirmer Ⅰ试验结果（无表面麻醉）>5 mm/5 min 且≤10 mm/5 min 时，同时有角结膜荧光素染色阳性可诊断干眼。

2. 干眼严重程度诊断标准

（1）轻度　轻度主观症状，无角结膜荧光素染色。

（2）中度　中重度主观症状，有角结膜荧光素染色，但经过治疗后体征可消失。

（3）重度　中重度主观症状，角结膜荧光素染色明显，治疗后体征不能完全消失。

（二）2020 年中国干眼专家共识诊断标准

1. 诊断标准

（1）患者主诉有眼部干涩感、异物感、烧灼感、疲劳感、不适感、眼红、视力波动等主观症状之一，中国干眼问卷≥7 分或 OSDI≥13 分；同时，患者 FBUT≤5 s 或非干涉性泪膜破裂时间（noninvasive breakup time，NIBUT）<10 s 或 Schirmer Ⅰ试验（无表面麻醉）≤5 mm/5 min，可诊断干眼。

（2）患者有干眼相关症状，中国干眼问卷≥7 分或 OSDI≥13 分；同时，患者 FBUT>5 s 且≤10 s 或 NIBUT 为 10～12 s，Schirmer Ⅰ试验（无表面麻醉）>5 mm/5 min 且≤10 mm/5 min，则须采用荧光素钠染色法检查角结膜，染色阳性（≥5 个点）可诊断干眼。

2. 干眼严重程度分类

（1）轻度　裂隙灯显微镜下检查无明显眼表损伤体征（角膜荧光素染色点<5 个），泪膜破裂时间（TBUT）≥2 s。

（2）中度　裂隙灯显微镜下检查角膜损伤范围不超过 2 个象限和（或）角膜荧光素染色点≥5 个且<30 个，TBUT≥2 s。

（3）重度　裂隙灯显微镜检查角膜损伤范围 2 个象限及以上和（或）角膜荧光染色点≥30 个，TBUT<2 s。角膜荧光素染色点融合成粗点、片状或伴有丝状物。

泪液分泌量是判断水液缺乏型干眼严重程度的重要指标，由于 Schirmer 试验检查的稳定性及重复性不佳,故未将其结果作为干眼严重程度分类的指标。但是在有些情况下,其亦可作为参考指标,如 Schirmer 试验结果为 0,即可认为是重度干眼。

三、睑板腺功能障碍专家共识诊断标准

在介绍 MGD 的诊断标准之前,首先介绍 MGD 的临床症状和体征。

1. 症状　MGD 的症状无特异性,常与其他眼表疾病相似。主要包括以下临床症状。

(1)眼干涩,尤其晨起重,下午轻。此点可与水液缺乏型干眼相鉴别。

(2)眼痛、眼磨、眼痒、烧灼感、异物感、搔抓感。

(3)视物模糊,视力波动,晨起明显。

(4)眼部分泌物增多,晨起眼睑发黏、睁眼困难、睑缘发红。

2. 体征　常见典型体征包括睑缘改变、睑板腺分泌异常和睑板腺缺失。

(1)睑缘改变　以下变化可以单独或同时存在。

1)睑缘形态的变化:①睑缘充血及毛细血管扩张;②睑缘过度角化;③睑缘肥厚;④睑缘形态不规整;⑤睑缘部新生血管。

2)睑板腺口的变化:①睑板腺口异常,表现为脂帽、隆起和脂栓;②睑板腺口先天性缺乏;③睑板腺口狭窄和闭塞;④睑板腺开口移位。

(2)睑板腺分泌异常　包括睑板腺排出能力异常和分泌物性状异常。

1)睑板腺排出能力评分:可使用睑板腺检查器(meibomian gland evaluator,MGE)进行检测。用 MGE 的压力模拟人眨眼的恒定压力(0.8 ~ 1.2 g/mm^2),可标准化评估腺体功能。在每个眼睑检测 3 个位置(鼻侧、中间、颞侧),每个位置 5 条腺体,共计观察 15 条腺体的开口,评估每个开口分泌物的状况和类型,对分泌物排出难易程度进行观察。

评分标准:0 分,挤压眼睑,可见全部 5 条腺体均具有分泌物排出能力;1 分,挤压眼睑,3 ~4 条腺体具有分泌物排出能力;2 分,挤压眼睑,1 ~2 条腺体具有分泌物排出能力;3 分,挤压眼睑,无睑板腺腺体具有分泌物排出能力。每只眼的上、下睑分别进行评分记录,最高分为 9 分,3 分及以上为异常。

2)睑板腺分泌物性状评分:0 分,清亮、透明的液体;1 分,混浊的液体;2 分,混浊颗粒状分泌物;3 分,浓稠如牙膏状分泌物。每只眼的上、下睑分别进行评分记录,0 分为正常,1 分及以上为异常。

(3)睑板腺缺失　临床上主要通过睑板腺成像技术对睑板腺结构进行观察和评估。睑板腺成像仪可以检查睑板腺的状况,确定睑板腺组织的缺失范围和程度。

睑板腺缺失程度评分:根据睑板腺缺失范围进行评分。评分标准:0 分,睑板腺无缺失;1 分,睑板腺缺失比例<1/3;2 分,睑板腺缺失比例 1/3 ~2/3;3 分,睑板腺缺失比例>2/3。每只眼的上、下睑分别进行评分记录,0 分为正常,1 分及以上为异常。

(4)泪膜和眼表的检查　检测和分级标准按照我国《干眼临床诊疗专家共识(2013 年)》。①泪膜破裂时间;②眼表活体染色;③泪液分泌量。

(5)泪膜脂质层厚度的检查　应用专业的脂质层厚度检测仪器可定量检查泪膜脂质层的厚度。脂质层厚度>100 nm 为正常;60 ~ 100 nm 之间提示可疑 MGD;<60 nm 提示 MGD。

3. MGD 的诊断标准　具体来说，在临床上根据是否具有临床症状，又将 MGD 分为无症状 MGD 和有症状 MGD 两类。

(1)无症状 MGD 的诊断　①患者无自觉症状；②睑板腺分泌物的性状有轻度改变；③睑板腺分泌物减少；④患者睑缘部无明显异常。

无症状 MGD 通常被认为是 MGD 的临床早期阶段，在轻轻挤压睑板腺时，会发现睑板腺开口可流出清亮的油性液体，很少挤压出浓稠或牙膏状的物质。但加大挤压力度后，会有一些腺体排出乳酪样或牙膏样物质，或睑板腺分泌物减少的情况。临床亦表现为眼表的改变和泪膜脂质层变薄，通常不伴有泪液渗透压升高。在此阶段给予临床干预，阻止 MGD 病程进展，可减少 MGD 并发症的出现。

(2)有症状 MGD 的诊断标准　MGD 的诊断主要根据体征、参考症状和相应的辅助检查结果，进行综合评估。①睑缘和睑板腺开口异常；②睑板腺分泌物异常；③具有眼部症状；④睑板腺缺失；⑤脂质层厚度异常。

第①和②项中出现任何一项即可诊断睑板腺异常，结合第③项眼部症状，有症状者诊断为 MGD，无症状者诊断为睑板腺功能异常，这部分患者最终会发展为 MGD。第④和⑤项为加强诊断指标。单独出现第④或⑤项，仅说明睑板腺缺失和脂质层厚度变化及其程度，还需结合其他检查结果进行诊断。

4. MGD 的分度　见表 2-1。

表 2-1　MGD 分度

分度	症状	睑缘改变	睑酯性状	睑酯排出能力	睑板腺缺失	角膜染色
轻度	无或轻微，间断发生	睑缘正常或轻度充血，可有脂帽形成	混浊	轻压眼睑，3～4 条腺体分泌	<1/3	正常，无上皮损伤
中度	轻或中度，持续发生	睑缘变钝圆、增厚，睑板腺口阻塞、隆起	伴有颗粒	轻压眼睑，1～2 条腺体分泌	1/3～2/3	轻度至中度着色，位于周边，未累及视轴
重度	中或重度，影响生活或工作	睑缘肥厚，新生血管明显，睑板腺口有脂栓形成	呈固态、牙膏状	轻压眼睑无腺体分泌	>2/3	角膜上皮或浅基质损伤

注：睑板腺功能障碍程度划分以睑缘改变和分泌物形状为主要指标；分泌物排出能力评分以眼睑中央 5 个腺体为检查对象。

综上，国内外干眼专家共识对干眼的定义、分类及诊断标准尚不统一，导致临床医师在干眼诊疗实践中应用困难，本书将在后续章节结合国内外共识及临床实践经验，对临床实践困难进行探讨。

参考文献

[1]CRAIG J P, NICHOLS K K, AKPEK E K, et al. TFOS DEWS Ⅱ definition and classification report[J]. Ocul Surf, 2017, 15(3):276-283.

[2]WOLFFSOHN J S, ARITA R, CHALMERS R, et al. TFOS DEWS Ⅱ diagnostic methodology report[J]. Ocul Surf, 2017, 15(3):539-574.

[3]STAPLETON F, ALVES M, BUNYA V Y, et al. TFOS DEWS Ⅱ epidemiology report[J]. Ocul Surf, 2017, 15(3):334-365.

[4]TSUBOTA K, YOKOI N, SHIMAZAKI J, et al. New perspectives on dry eye definition and diagnosis: a consensus report by the Asia Dry Eye Society[J]. Ocul Surf, 2017, 15(1): 65-76.

[5]马佰凯,刘容均,齐虹. 基于国际干眼新共识的干眼研究进展[J]. 中华眼科医学杂志(电子版),2018,8(1):36-43.

[6]邵毅. 国际干眼新共识(TFOS DEWS Ⅱ)解读[J]. 眼科新进展,2018,38(1):1-12.

[7]TSUBOTA K, YOKOI N, WATANABE H, et al. A new perspective on dry eye classification: proposal by the Asia Dry Eye Society[J]. Eye Contact Lens, 2020, 46 Suppl 1(1): S2-S13.

[8]王华,刘祖国. 亚洲干眼协会干眼共识解读[J]. 中华实验眼科杂志,2020,38(10): 871-876.

[9]中华医学会眼科学分会角膜病学组. 干眼临床诊疗专家共识(2013 年)[J]. 中华眼科杂志,2013,49(1):73-75.

[10]亚洲干眼协会中国分会,海峡两岸医药卫生交流协会眼科学专业委员会眼表与泪液病学组,中国医师协会眼科医师分会眼表与干眼学组. 中国干眼专家共识:定义和分类(2020 年)[J]. 中华眼科杂志,2020,56(6):418-422.

[11]亚洲干眼协会中国分会,海峡两岸医药卫生交流协会眼科学专业委员会眼表与泪液病学组,中国医师协会眼科医师分会眼表与干眼学组. 中国干眼专家共识:检查和诊断(2020 年)[J]. 中华眼科杂志,2020,56(10):741-747.

[12]亚洲干眼协会中国分会,海峡两岸医药卫生交流协会眼科学专业委员会眼表与泪液病学组. 我国睑板腺功能障碍诊断与治疗专家共识(2017 年)[J]. 中华眼科杂志,2017,53(9):657-661

[13]刘祖国. 干眼[M]. 北京:人民卫生出版社,2017.

[14]孙旭光. 睑缘炎与睑板腺功能障碍[M]. 北京:人民卫生出版社,2015.

第三章

干眼流行病学

流行病学是研究特定人群疾病、健康状况的分布及其决定因素，并研究防治疾病及促进健康的策略和措施的科学，是预防医学的一个重要组成部分。干眼流行病学研究一般是对基于症状、基于体征与基于症状和体征的流行病学研究。干眼为常见的慢性疾病之一，在发生和发展过程中不仅影响患者健康及生活质量，也对社会经济造成严重负担。由于不同国家的国情不同，干眼对人民生活质量的影响程度也不同。因此，干眼流行病学的研究始终是一项挑战。本章节内容将对国内外干眼的患病率和发病率调查研究进行简要概述，并对干眼引起的社会、经济影响进行相应介绍。

第一节　干眼患病率和发病率

一、干眼患病率

患病率是指在某特定时间内总人口中患有某种疾病或症状的人口比例。由于干眼的诊断标准以及研究人群特征有较强的变异性，因此其患病率差异性较大。

1. 基于症状的患病率研究　以症状为主要诊断标准的群体性大样本研究报告提示干眼患病率呈多样化，其原因不仅在于人口特征，如年龄和性别的差异，亦与不同研究采用的干眼定义不同有关。通常使用以下 3 种不同的方法诊断症状性干眼。

（1）以症状出现的频率为主要诊断依据，若经常性或一直出现至少一种干眼症状，如异物感、干燥、刺激、瘙痒或灼烧感即可诊断。

（2）患者通过对干眼（包括几种症状）描述的认同而进行自我诊断。

（3）使用含 12 项眼表疾病指数（ocular surface disease index，OSDI）的症状调查问卷进行评估，高于临界值即可诊断为干眼。

但即使在这些子类别中，也可能出现数种不同的描述方法和诊断标准（表 3-1）。

全球有大量的干眼流行病学研究，采用的诊断标准并不一致。其中在东南亚进行的研究均采用了上述的诊断标准（1），这些研究报告的症状性干眼患病率相对偏高，范围在 20.0%～52.4% 之间。不过，在新加坡进行的两项研究的结果显示患病率不在此范围内，其中一项为 6.5%，另一项使用 McMonnies 干眼调查问卷的研究结果显示干眼患病率则为12.3%。在西班牙和美国进行的研究也采用相似的诊断标准,报告的患病率分别为18.4%和14.5%;英国和韩国的两项研究也采用了诊断标准(1),两国报告的症状性干眼患病率相似,约为20%。一项在法国开展的研究采用诊断标准(3),以OSDI评分22分为界,高于22分诊断为干眼,结果显示症状性干眼的患病率相对较高,为39.2%;而在伊朗进行的一项采用OSDI相同临界值的研究中,干眼的患病率仅为18.3%。在加纳进行的两项研究中,若单纯以OSDI评分13分为界,≥13分诊断为干眼,干眼的患病率高达69.3%;若同时满足OSDI评分≥13分且SPEED≥6分,干眼的患病率仅为44.3%。一项加拿大研究以DEQ-5分值>6分为诊断标准,干眼的患病率仅为21.3%,明显低于以OSDI评分13分为诊断标准的干眼患病率。在沙特阿拉伯和印度进行的干眼研究,使用完全相同的与干眼相关的眼部症状问卷进行调查,干眼患病率却存在较大差异,分别为32.1%和6.8%。在法国开展的一项分别基于症状、体征以及症状和体征的患病率研究中,报告了症状性干眼的患病率为34.4%。

大多数研究报告表明,女性干眼患病率显著高于男性,为男性的1.14~1.88倍,但在中国和蒙古进行的两项研究中,并未观察到显著性别差异,而在新加坡进行的另一项研究中发现,女性的患病率显著低于男性。

干眼的流行病学研究大部分在40岁及以上年龄人群中进行,只有两项研究报告了较低年龄组的独立调查结果。这两项研究的结果显示,在20~40岁人群中,症状性干眼的患病率为10%~20%,较高年龄组稍低,但无显著差别。尽管这些研究的多样性会使直接对比存在困难,但不难得出总体结论,即女性症状性干眼的患病率较男性更高,亚洲人较高加索人更易出现症状性干眼。

2. 基于体征的患病率研究　采用单项或多项临床体征进行流行病学调查时,不同调查研究的干眼患病率差异较大(表3-2)。一些选用单项临床体征的调查中,如选用泪膜破裂时间(tear breakup time,TBUT)时,干眼患病率为15.6%~85.6%;选用Schirmer试验时,患病率为19.9%~37.0%;选用荧光素染色时患病率为5.8%~77.0%。在多项临床体征的干眼患病率研究中,选用以下三种体征中的两种:角膜染色阳性,荧光素染色泪膜破裂时间(fluorescein breakup time,FBUT)<5 s,Schirmer Ⅰ试验<5 mm/5 min,干眼患病率为34.5%。

在以泪膜功能异常为体征的干眼流行病学研究中发现,干眼患病率存在种族差异。当诊断标准相同且受试者的年龄范围相似时,亚洲人的泪膜不稳定性和眼表染色阳性的发生率高于高加索人,这可能反映了地域差异和(或)亚洲人与其他种族的试验敏感性差异。性别与干眼的体征之间的关系仍存在争议,有两项研究报告称干眼的临床体征无显著性别差异。

在临床研究和社区群体性研究中,许多局部或全身用药以及MGD,均与干眼的阳性体征有关。临床研究表明,其他与干眼阳性体征有关的因素还包括翼状胬肉、睑裂斑和泪点阻塞,不过在社区群体性研究中未发现干眼阳性体征与这些因素的相关性。当研究纳入患有眼表疾病(如MGD或使用某些药物)的受试者时,可能会增加干眼的患病率,尤其会增加干眼体征的患病率。此外,一些研究发现年龄与干眼阳性体征之间存在相关性,正常人群和干眼患者之间的临床体征可能存在部分重叠。某些体征

（如角膜染色）并不是干眼的特异性体征，也可能反映其他病症；不过眼表染色程度往往与干眼严重性显著相关。

基于临床试验，如泪膜稳定性、泪液分泌和眼表染色为体征进行研究的干眼患病率与以单独基于症状的干眼患病率结果并不匹配。干眼自身表现形式的多样性，以及缺乏普适性的标准化诊断方法，可解释其体征和症状的不一致。

3. 基于症状和体征的患病率　有大量以症状和体征相结合为研究切入点的干眼流行病学调查，患病率范围为 8.7%～64.0%，但每项研究采用的诊断标准不同(表 3-3)，因此难以对干眼患病率得出具体结论。在中国进行的研究中，干眼患病率约为西班牙研究的 3 倍。在同时包含症状和体征为诊断标准的研究中，女性的患病率为男性的 1.3～1.5 倍。

4. MGD 的患病率　基于临床体征的流行病学研究报告显示 40 岁以上人群的 MGD 患病率范围为 26%～74%（表 3-4）。MGD 的临床体征包括睑缘充血、睑板腺分泌功能及分泌物的性状评价。与角膜损伤类似，睑缘充血并不是 MGD 的固有特征，也可能存在于其他疾病中。

MGD 患病率可能会受到性别、年龄及其他因素的影响。研究显示亚洲人群中男性和女性的整体患病率相似。在新加坡、西班牙、伊朗等国进行的研究显示，男性的 MGD 患病率较高；不过在西班牙进行的研究发现，性别的影响仅局限于无症状性 MGD，而对于有症状的 MGD，男性和女性的患病率相似。在西班牙、伊朗、日本等国进行的研究均发现 MGD 患病率与年龄有关，随着年龄的增加，MGD 的患病率增加。此外，在两项诊断标准相似的研究中，亚洲人的患病率高于高加索人。由于 MGD 临床体征和调查人群的选择存在差异，导致了研究结果的推广应用受到限制。

表 3-1　基于症状的患病率研究总结

年份	作者	国家	样本数	年龄(岁)	男女比例	诊断标准	患病率(%[95% CI])
2008	Lu 等	中国	2 632	≥40	56.0∶44.0	经常或一直发生 1 种或多种干眼症状	52.4[50.2,54.7];男性 52.1;女性 52.9
2008	Moss 等	美国	2 414	48~91	44.0∶56.0	对以下问题的肯定回答,“在过去的 3 个月或更长时间内,您是否患有干眼?”“是否出现与过敏无关的异物感,并伴有瘙痒、烧灼感、沙砾感?”	21.6[19.9,23.3];男性 17.2;女性 25.0
2009	Jie 等	中国	1 957	40~84	43.2∶56.8	经常或一直发生 1 种或多种干眼症状	21[19.2,22.8]
2009	Tian 等	中国	1 085	20~95	38.6∶61.4	在以下 6 种干眼症状中(眼干、眼刺激、眼烧灼感、眼睛发红、分泌物、眼睑沉重感),经常或持续出现 1 种或多种症状	32.81[30.08,35.66]
2009	Tong 等	新加坡	3 280	40~80	48.0∶52.0	在列出的 6 种干眼症状中,经常或一直发生 1 种或多种症状	6.5[5.7,7.4];男性 8.2[6.9,9.7];女性 4.9[3.9,6.0]
2010	Guo 等	中国	1 816	≥40	53.3∶46.7	在列出的 6 种干眼症状中,经常或一直发生 1 种或多种症状	50.1[47.8,52.4];男性 49.9[46.8,53.1];女性 50.2[46.8,53.6]
2011	Han 等	韩国	657	65~95	48.2∶51.8	经常或一直发生一种或多种干眼症状(干燥、沙石感/沙砾感、烧灼感、眼睑黏着感、含泪/流泪、眼睛发红)	30.3[26.9,33.9];男性 25.6;女性 34.7
2019/2011	Viso 等	西班牙	654	40~96	37.2∶62.8	经常或一直出现症状	18.4[15.4,21.3];男性 12.5;女性 21.8
2014	Hashemi 等	伊朗	1 008	40~64	41.0∶59.0	OSDI 分值≥23 分	18.3[15.9,20.6]
2014	Malet 等	法国	915	73~94	38.7∶61.3	OSDI 分值>22 分	所有人 39.2[36.1,42.4];男性 30.5[25.9,35.5];女性44.7[40.7,48.9]

续表 3-1

年份	作者	国家	样本数	年龄(岁)	男女比例	诊断标准	患病率(%[95% CI])
2014	Paulsen 等	美国	3 275	21~84	45.4 : 54.6	有时或更常出现症状,并对患者造成中度或更大影响(眼干、沙砾感或烧灼感),或至少每日一次使用干眼治疗药物的患者	14.5[13.29,15.71];21~49 岁:14.1[12.48,15.72];>50 岁:15.2[13.39,17.01];男性 10.5[8.94,12.06];女性 17.9[16.12,19.68]
2014	Vehof 等	英国	3 824	20~87	100% 女性	在过去的 3 个月或更长时间里,您是否发生与过敏无关的异物感,并伴有眼痒、眼烧灼感和沙砾感?	20.8[19.5,22.1]
2015	Na 等	韩国	6 655	≥19	100% 女性	最近易发生眼干、眼异物感,并伴有眼痒、眼烧灼感或沙砾感	20[19.01,20.99]
2015	Tan 等	新加坡	1 004	15~83	44.1 : 55.9	McMonnies 干眼调查问卷,在 5 种自述症状中(眼痛、眼痒、眼干、眼沙砾感、眼烧灼感),至少经常或持续出现 1 种症状	12.3[10.3,14.4];男性 9.0[6.5,12.1];女性 14.8[12.0,18.0]
2017	Alshamrani A A 等	沙特阿拉伯	1 858	16~66	48.0 : 52.0	使用了一份经过验证的与干眼相关的眼部症状问卷,包括以下问题:①你曾经觉得眼睛干涩吗?②你有没有觉得眼睛里有沙砾感?③你的眼睛有灼热感吗?④你的眼睛曾经红过吗?⑤你注意到你的睫毛上有很多结痂吗?⑥早上你的眼睛有没有闭上过?症状的出现被进一步划分为罕见(至少 3~4 个月一次),有时(2~4 周一次),经常(至少一周一次),或总是(一直)	32.1[30.0,34.3]
2017	Asiedu K 等	加纳	650	18~34	66.6 : 33.4	OSDI 分值≥13 分和 SPEED≥6	44.3[40.6,48.2]

续表 3-1

年份	作者	国家	样本数	年龄(岁)	男女比例	诊断标准	患病率(%[95% CI])
2018	Ferrero A 等	法国	1 045	≥65	37.8∶62.2	基于症状的干眼为"主观"干眼,基于临床体征的干眼为"客观"干眼。对数据进行分析,以确定出现以下情况之一的参与者:OSDI 评分>22 分,每天使用人工泪液超过 3 次,或自我报告的干眼。符合其中一项标准的受试者被认为患有"主观"干眼。要被认为患有"客观"干眼,受试者必须有以下三种迹象中的两种:角膜染色阳性,TBUT<5 s,Schirmer Ⅰ试验<5 mm/5 min。最后,被分为主观和客观干眼的受试者被认为是"明确的干眼"	根据症状、体征或两者的患病率分别为 34.4[31.5,37.2]、34.5[31.6,37.3]和 13.0[10.9,15.0]
2019	Caffery B 等	加拿大	5 163	≥18	40.4∶59.6	干眼被定义为 DEQ-5 评分>6 分(总分 22 分)	21.3[19.8,23.2]
2021	Kobia-Acquah E 等	加纳	1 316	18～90	50.2∶49.8	OSDI 分值≥13 分	69.3[66.7,71.7]
2021	Chatterjee S 等	印度	2 378	20～89	58.7∶41.3	问卷包括以下问题:①你曾经感到眼睛干涩吗?②你有没有觉得眼睛里有沙砾感?③你的眼睛曾经有灼热感吗?④你的眼睛曾经红过吗?⑤你注意到你的睫毛上有很多结痂吗?⑥你的眼睛会被卡住吗?这些回答被分为"从不"、"很少"(至少 3～4 个月一次)、"有时"(2～4 周一次)、"经常"(至少每周一次)或"一直"。如果经常或一直报告这种症状,就被认为是阳性的	6.8[5.8,7.8]

表 3-2 基于体征的患病率研究总结

年份	作者	国家	样本数	年龄(岁)	男女比例	诊断标准	患病率(%[95% CI])
2006	Uchino 等	日本	113	>60 (67.5±5.7)	44.2∶55.8	眼表面荧光素或孟加拉玫瑰红染色以及基础 Schirmer 试验<5 mm/5 min 或 TBUT<5 s	干眼阳性:73.5[65.3,81.6];基础 Schirmer 试验<5 mm/5 min:39.8[30.8,48.9];TBUT<5 s:79.6[72.2,87.1];荧光素染色≥1:77.0[69.2,84.8]
2008	Lu 等	中国	2 632	≥40 (56.3±12.3)	56.0∶44.0	TBUT≤10 s;基础 Schirmer 试验≤5 mm/5 min(表麻下);荧光素得分≥1	TBUT≤10 s:35.3[33.1,37.5];基础 Schirmer 试验≤5 mm/5 min(表麻下):24.7[22.8,26.7];荧光素得分≥1:5.8[4.7,6.9]
2009	Jie 等	中国	1 957	40~84 (56.5±9.3)	43.2∶56.8	定义 1:TBUT≤10 s、基础 Schirmer 试验≤5 mm/5 min、荧光素得分≥1 或毛细血管扩张;或腺管口堵塞 定义 2:TBUT≤10 s、基础 Schirmer 试验≤5 mm/5 min、荧光素得分≥1、毛细血管扩张且腺管口堵塞 定义 3:TBUT≤4 s、基础 Schirmer 试验≤4 mm/5 min 或荧光素得分≥2 定义 4:TBUT≤4 s、基础 Schirmer 试验≤4 mm/5 min 且荧光素得分≥2 定义 5:不考虑其他体征,TBUT≤4 s 或基础 Schirmer 试验≤4 mm/5 min 定义 6:不考虑其他体征,TBUT≤4 s 且基础 Schirmer 试验≤4 mm/5 min(表麻下)	定义 1:98.5[97.92,98.59] 定义 2:6.1[5.12,7.08] 定义 3:97.6[91.13,100] 定义 4:1.5[0.91,2.09] 定义 5:36.9[34.74,39.06] 定义 6:4.1[3.32,4.88]

续表 3-2

年份	作者	国家	样本数	年龄(岁)	男女比例	诊断标准	患病率(%[95% CI])
2010	Guo 等	中国	1 816	≥40 (54.9±11.7)	53.3∶46.7	体征:TBUT≤10 s;基础 Schirmer 试验≤5 mm/5 min(表麻);荧光素得分≥1	TBUT≤10 s:37.7[33.5,35.9];基础 Schirmer 试验≤5 mm/5 min(麻醉):19.9[18.4,22.1];荧光素得分≥1:6.0[4.9,7.1]
2011	Han 等	韩国	657	65～95 (72±5.9)	48.2∶51.8	Schirmer Ⅰ试验≤5 mm/5 min;TBUT≤10 s;荧光素得分≥1	Schirmer Ⅰ试验≤5 mm/5 min:27.2;TBUT≤10 s:85.6;荧光素得分≥1:36.0
2009/2011	Viso 等	西班牙	654	40～96 (63.6±14.4)	37.2∶62.8	TBUT≤10 s;基础 Schirmer 试验≤5 mm/5 min(表麻);荧光素得分≥1;RB 得分≥3	TBUT≤10 s:15.6[12.7,18.5];基础 Schirmer 试验≤5 mm/5 min(麻醉):37.0[33.2,40.7];角膜染色≥1:7.0[4.9,8.9];RB 得分≥3:13.0[10.3,15.6]
2014	Malet 等	法国	915	73～94 (80.1±4.4)	38.7∶61.3	TBUT<5 s	44.9[41.3,48.5]
2018	Ferrero A 等	法国	1 045	≥65	37.8∶62.2	基于症状的干眼为“主观”干眼,基于临床体征的干眼为“客观”干眼。对数据进行分析,以确定出现以下情况之一的参与者:OSDI 评分>22 分,每天使用人工泪液超过 3 次,或自我报告的干眼。符合其中一项标准的受试者被认为患有“主观”干眼。要被认为患有“客观”干眼,受试者必须有以下三种迹象中的两种:角膜染色阳性,FBUT<5 s,Schirmer Ⅰ试验<5 mm/5 min。最后,被分为主观和客观干眼的受试者被认为是“明确的干眼”	根据症状、体征或两者的患病率分别为 34.4[31.5,37.2]、34.5[31.6,37.3]和 13.0[10.9,15.0]

注:TBUT,泪膜破裂时间;RB,虎红染色(孟加拉红染色);表麻,表面麻醉。

表 3-3　基于症状和体征的患病率研究总结

年份	作者	国家	样本数	年龄(岁)	男女比例	诊断标准	患病率(%[95% CI])
2009	Tian 等	中国	1 085	20～95 (51±18)	38.6∶61.4	在6种干眼症状中(眼干、眼刺激、眼烧灼感、眼睛发红、分泌物、眼睑沉重感),经常/持续出现1种或多种症状且在以下临床评估中至少存在2种情况:TBUT≤5 s或≤10 s(+);基础Schirmer试验≤5 mm/5 min(++)或≤10 mm/5 min(+);角膜染色≥1级(+)	30.1[27.4,32.8];男性24.1[20.3,28.4];女性33.8[30.3,37.5]
2009/2011	Viso 等	西班牙	654	40～96 (63.6±14.4)	37.2∶62.8	TBUT≤10 s;基础Schirmer试验≤5 mm/5 min(麻醉);荧光素得分≥1;RB得分≥3	11.0[8.6,13.3];男性9.0[5.3,12.6];女性11.9[8.8,15.1]
2014	Hashemi 等	伊朗	1 008	40～64	41.0∶59.0	OSDI分值≥23分	8.7[6.9,10.6]
2014	Malet 等	法国	915	73～94 (80.1±4.4)	38.7∶61.3	TBUT<5 s	10.7[8.7,13.1];男性8.4[5.8,12.0];女性12.3[9.6,15.8]
2014	Vehof 等	英国	3 824	20～87	100%女性	在过去的3个月或更长时间里,您是否发生与过敏无关的异物感,并伴有眼痒、烧灼感和沙砾感?存在经临床医生诊断为干眼的疾病特征,并使用人工泪液治疗	症状的患病率为20.8[19.5,22.1];诊断+泪液的患病率为9.6[8.7,10.6]

续表 3-3

年份	作者	国家	样本数	年龄(岁)	男女比例	诊断标准	患病率(%[95%CI])
2018	Ferrero A 等	法国	1 045	≥65	37.8∶62.2	基于症状的干眼为“主观”干眼，基于临床体征的干眼为“客观”干眼。对数据进行分析，以确定出现以下情况之一的参与者：OSDI 评分>22 分，每天使用人工泪液超过 3 次，或自我报告的干眼。符合其中一项标准的受试者被认为患有“主观”干眼。要被认为患有“客观”干眼，受试者必须有以下三种迹象中的两种：角膜染色阳性，TBUT<5 s，Schirmer Ⅰ试验<5 mm/5 min。最后，被分为主观和客观干眼的受试者被认为是“明确的干眼”	根据症状、体征或两者的患病率分别为 34.4[31.5,37.2]、34.5[31.6,37.3]和 13.0[10.9,15.0]
2020	Shanti Y 等.	巴勒斯坦	769	18～90	47.3∶52.7	OSDI 评分为 13 分或以上的受试者被认为有干眼的症状，如果 OSDI 评分≥13 分，较差的眼睛至少伴有以下体征之一：TBUT≤10 s，基础 Schirmer 试验≤5 mm/5 min，角膜荧光素染色≥1 级，则定义为干眼	64.0[60.6,67.3]
2021	Li M 等	中国	1 849	18～45	/	①患者有主观症状且 TBUT≤5 s 或基础 Schirmer 试验≤5 mm/5 min，则诊断为干眼；②患者报告主观症状，眼表染色阳性，5 s<TBUT≤10 s 或基础 Schirmer 试验≤10 mm/5 min。只需要一只眼睛满足上述标准就可以诊断为干眼	41.43[14.72,63.64]

表 3-4 基于 MGD 的患病率研究总结

年份	作者	国家	样本数	年龄(岁)	男女比例	诊断标准	患病率(%[95% CI])
2006	Uchino 等	日本	113	>60 (67.5±5.7)	44.2∶55.8	按照 Bron 分类,MGD 为 1 级或以上	42.5[33.4,51.6]
2009	Jie 等	中国	1 957	40～84 (56.5±9.3)	43.2∶56.8	毛细血管扩张或腺管口堵塞	68.3[66.2,70.3]
2009	Tian 等	中国	1 085	20～95 (51±18)	38.6∶61.4	等级≥1 级;0 级,无堵塞;1 级,带有压力的澄清、轻度乳状分泌物;2 级,带有压力的厚的、乳状至膏状分泌物;3 级,无分泌物,有明显堵塞物。对每只眼睛的最高级别受损情况进行分析	53.2[50.2,56.1];男性 53.5[48.7,58.2];女性 53.0[49.2,56.8]
2011	Han 等	韩国	657	65～95 (72±5.9)	48.2∶51.8	MGD 定义:存在腺管口堵塞(等级≥1 分)	51.8[43.6,60.0]
2009/2011	Viso 等	西班牙	654	40～96 (63.6±14.4)	37.2∶62.8	可见黏性或蜡状分泌物	30.5[26.9,34.1]
2012	Siak 等	新加坡	3 271	40～80 (58.7±11.0)	48.1∶51.9	至少一只眼睛可见睑缘毛细血管扩张或腺管口堵塞	年龄标准化患病率 56.3[53.3,59.4];男性 62.9[58.3,67.8];女性 50.5[46.8,54.6]
2012	Viso 等	西班牙	619	40～96 (63.4±14.5)	37.0∶63.0	一种或多种:①不存在分泌物、黏性或蜡状白色分泌物;②存在 2 处或多处睑缘毛细血管扩张;③存在 2 处或多处腺管口堵塞。症状(干燥、烧灼感、眼睛发红、睫毛根部结痂和上下睑缘粘连)的报告频率为"经常"(至少 1 周 1 次)和"一直"(至少每天出现)	男性 35.3[29.4,41.7];男性无症状 26.5[21.2,32.7];男性有症状 9.0[5.9,13.3] 女性 27.5[23.3,21.1];女性无症状 19.1[15.5,23.4];女性有症状 8.4[6.1,11.3]

续表 3-4

年份	作者	国家	样本数	年龄(岁)	男女比例	诊断标准	患病率(%[95% CI])
2017	Hassan H 等	伊朗	4 700	45～69	41.1∶58.9	根据国际 MGD 研讨会诊断小组委员会报告，MGD 在临床上可分为：①无症状 MGD；②MGD 伴眼表损伤；③与 MGD 相关的蒸发性干眼；④与其他眼部疾病相关的 MGD。本研究中上述定义的所有亚型都被认为是 MGD	单侧和双侧 MGD 的患病率分别为 26.3%[24.5,28.1]和 26.1%[24.3,27.9]
2017	Amano S 等	日本	510	50～93	40.2∶59.8	当至少一只眼出现以下一种或多种症状时，可诊断 MGD：出现黏稠或蜡白色分泌物，存在 2 个或多个眼睑缘毛细血管扩张，和(或)2 个或多个腺管口堵塞	总 MGD：74.5[70.5,78.2]，症状 MGD：11.2[8.6,14.2]
2019	Eballé A O 等	喀麦隆	340	50～96	38.5∶61.5	MGD 在临床上可分为：①无症状 MGD；②MGD 伴眼表损伤；③MGD 相关的蒸发性干眼；④MGD与其他相关眼部疾病。本研究中上述定义的所有亚型都被认为是 MGD	71.8
2021	Hashemi H 等	伊朗	3 284	60～97	42.5∶57.5	第 1 期的特点是无症状和角膜染色，睑板腺的表达和分泌质量变化很小。第 2 期患者症状轻微至轻度，无或有限的角膜染色，睑板腺的表达和分泌质量轻度改变。第 3 期的定义是出现轻度至中度症状，通常为角膜周围染色。此外，睑板腺的表达能力和分泌质量也发生了中度改变。在第 4 期，症状很明显。本研究中定义为 MGD 2 级及以上	MGD 总患病率为 71.2[68.3,74.1]，MGD 2 期、3 期、4 期患病率分别为 38.1[8.35,40.4]、30.3[27.4,33.2]、2.8[2.0,3.6]

二、干眼发病率

疾病的发病率是指在一段时间内新发或伴发的疾病百分比。干眼发病率的流行病学研究相对有限。基于48~91岁的高加索人群的研究显示，随访5年的干眼发病率为13.3%，10年的干眼发病率为21.6%，且校正年龄因素后，随访10年的女性干眼发病率（25%）明显高于男性（17.3%）。针对美国代表性人群（美国国防部服务人员、退休人员和家属，年龄在2~80岁）的研究发现，2008—2012年间干眼总体年发病率从0.6%增加到0.9%，其中女性从0.8%增加到1.2%，男性从0.3%增加到0.6%。此外，不同年龄亚组分析发现干眼年发病率从18~39岁（0.2%~0.3%）到50岁以上（1.0%~1.6%）逐渐增加。一项在德国进行的研究显示，诊断一次及以上的成年干眼患者的总体发病率为6.24/1 000人风险年（2008—2015年），且发病率随着年龄的增长而增加，在女性中更高。

第二节　干眼社会和经济影响

一、干眼对视觉质量的影响

泪膜具有重要的光学作用，是人眼中可以动态变化的屈光介质。当干眼发生时，眼表泪膜不稳定，产生高阶像差，导致视觉质量下降。但多数患者视力正常，需要借助视觉质量检测工具评估患者视觉质量，如OQAS Ⅱ客观视觉质量分析系统、角膜地形图检查仪等。

多伦多西部医院应用DEQ-5干眼问卷对Sjögren综合征患者进行评估，发现有10%的非Sjögren综合征患者自觉视力受损，有42%~80%的原发性Sjögren综合征患者在日常生活中受到了视觉障碍的影响。在日常生活中，干眼患者常因自觉视物不适而引起生活质量下降，这些变化常可导致抑郁和焦虑。

二、干眼对生活质量的影响

干眼可引起眼干、眼异物感、眼红、畏光、流泪、眼疼等不适，这些症状使患者生活和工作体验感均下降并影响眼部及全身健康，对生活质量造成严重影响。

Galor等人调查显示，干眼患者中高眼痛组比低眼痛组的失眠现象更严重，这表明眼部疼痛是导致干眼患者患有睡眠障碍的可能原因之一。干眼患者的睡眠特点是睡眠时间短、睡眠潜伏期长和主观睡眠差，且在女性中更为普遍。研究显示，42.1%的干眼患者存在睡眠障碍。视频终端相关干眼患者中睡眠障碍的患病率为45.0%。睡眠障碍是干眼患者的突出问题，应引起充分重视。

此外，新加坡大样本研究显示，干眼患者的生活质量远低于正常对照组。

三、干眼对心理健康的影响

以人群为基础的研究结果表明,抑郁和(或)焦虑和干眼之间存在相关性。2006 年 Labbe 等研究者对 1 957 例受试者进行干眼相关评估检查,5 年后使用抑郁量表对其中 1 456例干眼患者再次进行评估,结果发现干眼患者的抑郁表现较健康受试者更显著,且抑郁症状与干眼症状有关,而与干眼严重程度无关。韩国的一项以 65 岁以上老年人为研究对象的研究中发现干眼患者中抑郁的发病率(33.3%)显著高于非干眼人群(18.1%)。我国台湾省的一项研究也表明干眼患者中抑郁的患病率(7.20%)高于正常对照组(3.55%),与美国国立眼科研究所在 2015 年进行的一项研究的结果一致。

研究认为 Sjögren 综合征相关性干眼可影响心理健康状态,但仍缺乏更为全面的研究。除了干燥相关症状外,Sjögren 综合征患者还会出现疲劳、自主神经功能障碍及过度嗜睡症状。研究认为,这些症状对机体功能的影响,可导致患者产生显著的负面心理问题。

干眼可能通过引起神经性疾病和慢性疼痛对患者的生活质量、功能、日常活动和工作带来负面影响,最终导致抑郁和(或)焦虑。

四、干眼经济负担

干眼既对患者身心和日常生活造成影响,也显著影响社会经济,其中包括药物和门诊相关花费,治疗时间的增加和工作效率的降低均加重了干眼的经济负担。

尽管各国的医疗保险费用和卫生保健系统各不相同,但所有报告均一致认为,干眼显著增加了医疗资源的利用率。在美国,干眼治疗的年度总成本估计为 38.4 亿美元,1 000例欧洲干眼患者经眼科医生治疗所需的年度总成本为 27 万美元(法国)~110 万美元(英国)不等。在日本,每例患者的年度健康预算约为 323 美元,而美国为 375 美元。在日本,每例确诊干眼患者因年度工作生产效率降低所造成的损失约为 6 160 美元。

由于各国的治疗方式和医疗保险不尽相同,因此,干眼治疗成本的评估具有挑战性。干眼的治疗手段包括处方药、泪点栓塞和手术治疗等。Fiscella 团队的研究显示,局部使用环孢素治疗时,每例患者的平均治疗成本为 336 美元,而使用泪点栓塞治疗时,费用为 375 美元。Mizuno 等人于 2012 年发表的研究显示,每例干眼患者每年的处方药总费用约为 323 美元,而泪点栓塞费用为 42 美元。干眼患者的医疗资源使用率较高,且 60 岁以上患者的医疗资源使用和相关费用最高,主要是由于患者合并其他疾病如白内障。

研究发现,工作生产效率降低导致的间接成本在干眼防治成本中所占比例最高。虽然成本分析无法为特定疾病的治疗策略推荐资源分配,但其可为特定疾病的资源使用模式提供信息,从而能够对做出资源分配决定的框架有更深入的了解。

参考文献

[1]ROUEN P A, WHITE M L. Dry eye disease: prevalence, assessment, and management[J]. Home Healthc Now, 2018, 36(2): 74-83.

[2]BURCKART G J, FIGG W D, BROOKS M M, et al. Multi-institutional study of outcomes after pediatric heart transplantation: candidate gene polymorphism analysis of ABCC2[J]. J Pediatr Pharmacol Ther, 2014, 19(1): 16-24.

[3]LU P, CHEN X, LIU X, et al. Dry eye syndrome in elderly Tibetans at high altitude: a population-based study in China[J]. Cornea, 2008, 27(5): 545-551.

[4]JIE Y, XU L, WU Y Y, et al. Prevalence of dry eye among adult Chinese in the Beijing Eye Study[J]. Eye (Lond), 2009, 23(3): 688-693.

[5]TIAN Y J, LIU Y, ZOU H D, et al. Epidemiologic study of dry eye in populations equal or over 20 years old in Jiangning District of Shanghai[J]. Zhonghua Yan Ke Za Zhi, 2009, 45: 486-491.

[6]GUO B, LU P, CHEN X, et al. Prevalence of dry eye disease in Mongolians at high altitude in China: the Henan eye study[J]. Ophthalmic Epidemiol, 2010, 17(4): 234-241.

[7]HAN S B, HYON J Y, WOO S J, et al. Prevalence of dry eye disease in an elderly Korean population[J]. Arch Ophthalmol, 2011, 129(5): 633-638.

[8]TONG L, TONGG L, SAW S M, et al. A questionnaire-based assessment of symptoms associated with tear film dysfunction and lid margin disease in an Asian population[J]. Ophthalmic Epidemiol, 2009, 16(1): 31-37.

[9]TAN L L, MORGAN P, CAI Z Q, et al. Prevalence of and risk factors for symptomatic dry eye disease in Singapore[J]. Clin Exp Optomet, 2015, 98(1): 45-53.

[10]VISO E, RODRIGUEZ-ARES M T, GUDE F. Prevalence of and associated factors for dry eye in a Spanish adult population (the Salnes Eye Study)[J]. Ophthalmic Epidemiol, 2009, 16(1): 15-21.

[11]PAULSEN A J, CRUICKSHANKS K J, FISCHER M E, et al. Dry eye in the beaver dam offspring study: prevalence, risk factors, and health-related quality of life[J]. Am J Ophthalmol, 2014, 157(4): 799-806.

[12]VEHOF J, KOZAREVA D, HYSI P G, et al. Prevalence and risk factors of dry eye disease in a British female cohort[J]. Br J Ophthalmol, 2014, 98(12): 1712-1717.

[13]NA K S, HAN K, PARK Y G, et al. Depression, stress, quality of life, and dry eye disease in Korean women: a population-based study[J]. Cornea, 2015, 34(7): 733-738.

[14]MALET F, LE GOFF M, COLIN J, et al. Dry eye disease in French elderly subjects: the Alienor Study[J]. Acta Ophthalmol, 2014, 92(6): e429-e436.

[15]HASHEMI H, KHABAZKHOOB M, KHEIRKHAH A, et al. Prevalence of dry eye syn-

drome in an adult population[J]. Clin Exp Ophthalmol,2014,42(3):242-248.

[16]KOBIA-ACQUAH E,ANKAMAH-LOMOTEY S,OWUSU E,et al. Prevalence and associated risk factors of symptomatic dry eye in Ghana: a cross-sectional population-based study[J]. Cont Lens Anterior Eye,2021,44(6):101404.

[17]ASIEDU K,KYEI S,BOAMPONG F,et al. Symptomatic dry eye and its associated factors:a study of university undergraduate students in Ghana[J]. Eye Contact Lens,2017,43(4):262-266.

[18]CAFFERY B,SRINIVASAN S,REAUME C J,et al. Prevalence of dry eye disease in Ontario,Canada:a population-based survey[J]. Ocul Surf,2019,17(3):526-531.

[19]ALSHAMRANI A A,ALMOUSA A S,ALMULHIM A A,et al. Prevalence and risk factors of dry eye symptoms in a Saudi Arabian Population[J]. Middle East Afr J Ophthalmol,2017,24(2):67-73.

[20]CHATTERJEE S,AGRAWAL D,SANOWAR G,et al. Prevalence of symptoms of dry eye disease in an urban Indian population[J]. Indian J Ophthalmol,2021,69(5):1061-1066.

[21]FERRERO A,ALASSANE S,BINQUET C,et al. Dry eye disease in the elderly in a French population-based study (the Montrachet study: maculopathy, optic nerve, nutrition,neuro-vascular and heart diseases):prevalence and associated factors[J]. Ocul Surf,2018,16(1):112-119.

[22]OZDEMIR M,TEMIZDEMIR H. Age- and gender- related tear function changes in normal population[J]. Eye (Lond),2010,24(1):79-83.

[23]SULLIVAN B D,CREWS L A,MESSMER E M,et al. Correlations between commonly used objective signs and symptoms for the diagnosis of dry eye disease:clinical implications[J]. Acta Ophthalmol,2014,92(2):161-166.

[24]LEKHANONT K,ROJANAPORN D,CHUCK R S,et al. Prevalence of dry eye in Bangkok,Thailand[J]. Cornea,2006,25(10):1162-1167.

[25]BUKHARI A,AJLAN R,ALSAGGAF H. Prevalence of dry eye in the normal population in Jeddah,Saudi Arabia[J]. Orbit,2009,28(6):392-397.

[26]VISO E,GUDE F,RODRÍGUEZ-ARES M T. The association of meibomian gland dysfunction and other common ocular diseases with dry eye:a population-based study in Spain[J]. Cornea,2011,30(1):1-6.

[27]BARTLETT J D,KEITH M S,SUDHARSHAN L,et al. Associations between signs and symptomms of dry eye disease:a systematic review[J]. Clin Ophthalmol,2015,9:1719-1730.

[28]BAUDOUIN C,ARAGONA P,VAN SETTEN G,et al. Diagnosing the severity of dry eye:a clear and practical algorithm[J]. Br J Ophthalmol,2014,98(9):1168-1176.

[29]SHANTI Y,SHEHADA R,BAKKAR M M,et al. Prevalence and associated risk factors of dry eye disease in 16 northern West bank towns in Palestine: a cross-sectional

study[J]. BMC Ophthalmol,2020,20(1):26.

[30]LI M,ZENG L,MI S,et al. A multicenter study of the prevalence of dry eye disease in Chinese refractive surgery candidates[J]. Ophthalmic Res,2021,64(2):224-229.

[31]VISO E,RODRíGUEZ-ARES M T,ABELENDA D,et al. Prevalence of asymptomatic and symptomatic meibomian gland dysfunction in the general population of Spain[J]. Invest Ophthalmol Vis Sci,2012,53(6):2601-2606.

[32]SIAK J J,TONG L,WONG W L,et al. Prevalence and risk factors of meibomian gland dysfunction:the Singapore Malay eye study[J]. Cornea,2012,31(11):1223-1228.

[33]HASHEMI H,RASTAD H,EMAMIAN M H,et al. Meibomian gland dysfunction and its determinants in Iranian adults:a population-based study[J]. Cont Lens Anterior Eye,2017,40(4):213-216.

[34]AMANO S,INOUE K. Clinic-based study on meibomian gland dysfunction in Japan[J]. Invest Ophthalmol Vis Sci,2017,58(2):1283-1287.

[35]EBALLÉ A O,ELLONG A,WANG R E,et al. Meibomian glands dysfunction and ocular surface in black people[J]. J Fr Ophtalmol,2019,42(2):127-132.

[36]HASHEMI H,ASHARLOUS A,AGHAMIRSALIM M,et al. Meibomian gland dysfunction in geriatric population:tehran geriatric eye study[J]. Int Ophthalmol,2021,41(7):2539-2546.

[37]MOSS S E,KLEIN R,KLEIN B E. Long-term incidence of dry eye in an older population[J]. Optom Vis Sci,2008,85(8):668-674.

[38]DANA R,BRADLEY J L,GUERIN A,et al. Estimated prevalence and Incidence of dry eye disease based on coding analysis of a large,all-age United States health care system[J]. Am J Ophthalmol,2019,202:47-54.

[39]SIFFEL C,HENNIES N,JOSEPH C,et al. Burden of dry eye disease in Germany:a retrospective observational study using German claims data[J]. Acta Ophthalmol,2020,98(4):e504-e512.

[40]UCHINO M,UCHINO Y,DOGRU M,et al. Dry eye disease and work productivity loss in visual display users:the Osaka study[J]. Am J Ophthalmol,2014,157(2):294-300.

[41]YAMADA M,MIZUNO Y,SHIGEYASU C. Impact of dry eye on work productivity[J]. Clinicoecon Outcomes Res,2012,4:307-312.

[42]YU J,ASCHE C V,FAIRCHILD C J. The economic burden of dry eye disease in the United States:a decision tree analysis[J]. Cornea,2011,30(4):379-387.

[43]FISCELLA R G,LEE J T,WALT J G,et al. Utilization characteristics of topical cycolsporine and punctal plugs in a managed care database[J]. Am J Manag Care,2008,14(3 Suppl):S107-S112.

[44]WLODARCZYK J,FAIRCHILD C. United States cost-effectiveness study of two dry eye ophthalmic lubricants[J]. Ophthalmic Epidemiol,2009,16(1):22-30.

[45]ABETZ L,RAJAGOPALAN K,MERTZANIS P,et al. Development and validation of the

impact of dry eye on everyday life (IDEEL) questionnaire, a patient-reported outcomes (PRO) measure for the assessment of the burden of dry eye on patients[J]. Health Qual Life Outcomes, 2011, 9:111.

[46] UCHINO M, SCHAUMBERG D A. Dry eye disease: impact on quality of life and vision[J]. Curr Ophthalmol Rep, 2013, 1(2):51-57.

[47] WADUTHANTRI S, YONG S S, TAN C H, et al. Cost of dry eye treatment in an Asian clinic setting[J]. PLoS One, 2012, 7(6):e37711.

[48] MIZUNO Y, YAMADA M, SHIGEYASU C. Annual direct cost of dry eye in Japan[J]. Clin Ophthalmol, 2012, 6:755-760.

[49] MCDONALD M, PATEL D A, KEITH M S, et al. Snedecor SJ. Economic and humanistic burden of dry eye disease in Europe, north America, and Asia: a systematic literature review[J]. Ocul Surf, 2016, 14(2):144-167.

[50] AHN J M, LEE S H, RIM T H, et al. Prevalence of and risk factors associated with dry eye: the Korea national health and nutrition examination survey 2010—2011[J]. Am J Ophthalmol, 2014, 158(6):1205-1214.

[51] HACKETT K L, NEWTON J L, FRITH J, et al. Impaired functional status in primary Sjögren's syndrome[J]. Arthritis Care Res (Hoboken), 2012, 64(11):1760-1764.

[52] BELENGUER R, RAMOS-CASALS M, BRITO-ZERÓN P, et al. Influence of clinical and immun-eological parameters on the healthrelated quality of life of patients with primary Sjögren's syndrome[J]. Clin ExpRheumatol, 2005, 23(3):351-356.

[53] MIZUNO Y, YAMADA M, MIYAKE Y, et al. Association between clinical diagnostic tests and health-related quality of life surveys in patients with dry eye syndrome[J]. Jpn J Ophthalmol, 2010, 54(4):259-265.

[54] DENOYER A, RABUT G, BAUDOUIN C. Tear film aberration dynamics and vision-related quality of life in patients with dry eye disease[J]. Ophthalmology, 2012, 119(9):1811-1818.

[55] LI M, GONG L, CHAPIN W J, et al. Assessment of vision-related quality of life in dry eye patients[J]. Invest Ophthalmol Vis Sci, 2012, 53(9):5722-5727.

[56] VEHOF J, KOZAREVA D, HYSI P G, et al. Prevalence and risk factors of dry eye disease in a British female cohort[J]. Br J Ophthalmol, 2014, 98(12):1712-1717.

[57] GALOR A, FEUER W, LEE D J, et al. Depression, post-traumatic stress disorder, and dry eye syndrome: a study utilizing the national United States veterans affairs administrative database[J]. Am J Ophthalmol, 2012, 154(2):340-346.

[58] LABBÉ A, WANG Y X, JIE Y, et al. Dry eye disease, dry eye symptoms and depression: the Beijing eye study[J]. Br J Ophthalmol, 2013, 97(11):1399-1403.

[59] VAN DER VAART R, WEAVER M A, LEFEBVRE C, et al. The association between dry eye disease and depression and anxiety in a large population based study[J]. Am J Ophthalmol, 2015, 159(3):470-474.

[60] HALLAK J A, TIBREWAL S, JAIN S. Depressive symptoms in patients with dry eye disease: a case-control study using the beck depression inventory[J]. Cornea, 2015, 34(12): 1545-1550.

[61] LIYUE H, CHIANG P P, SUNG S C, et al. Dry eye-related visual blurring and irritative symptoms and their association with depression and anxiety in eye clinic patients[J]. Curr Eye Res, 2016, 41(5): 590-599.

[62] SABOO U S, AMPARO F, ABUD T B, et al. Vision related quality of life in patients with ocular graft-versus-host disease[J]. Ophthalmology, 2015, 122(8): 1669-1674.

[63] LE Q, GE L, LI M, et al. Comparison on the vision related quality of life between outpatients and general population with dry eye syndrome[J]. Acta Ophthalmol, 2014, 92(2): e124-e132.

第四章

干眼问卷及危险因素

第一节　干眼问卷

干眼是受主观症状影响较大的一种疾病，问诊尤为重要，但在大规模人群中进行干眼筛查及干眼症状严重程度评估时，问诊相对困难。为方便干眼症状量化及干眼流行病学调查，干眼问卷被广泛应用于临床及流行病学研究。目前国际上报道的可用于干眼的问卷有17份，其中经泪膜和眼表协会（Tear Film and Ocular Surface Society，TFOS）流行病学小组委员验证的问卷共有12份，余下5份调查问卷尚未得到验证。TFOS DEWS Ⅱ推荐问卷有眼表疾病指数问卷和干眼调查问卷-5，在实际临床应用中，干眼标准症状评估问卷也常被用到。由于问卷中的内容会受到设计者所在国家、民族、文化和地域等因素的影响，刘祖国等人针对我国干眼人群特点设计了中国干眼问卷量表。

本章将介绍18种干眼调查问卷，为方便临床医师根据具体情况选择合适的调查问卷，各问卷调查表介绍如下。

一、国际干眼问卷

（一）已验证的国际调查问卷

1. 眼表疾病指数　眼表疾病指数（ocular surface disease index，OSDI）问卷内容分3组，共12个问题（附录1）。主要评估过去1周内受评估者的眼表症状、视功能以及环境诱发因素。对受试者进行评估时需将问题逐个向受试者解释清楚，保证受试者准确理解问题含义，并根据受试者的回答记录相应分值。若受试者不能理解问题含义或无法回答问题，评估者也应将该情况如实记录。

OSDI分值=所有问题总分值×25/受试者回答的问题数，根据总分及答案问题数可将受试者分为正常、轻度干眼、中度干眼以及重度干眼。划分标准为：0～12分为正常，13～22分为轻度干眼，23～32分为中度干眼，>33分为重度干眼。

2. 干眼调查问卷　干眼调查问卷（dry eye questionnaire，DEQ）于2001年由Begley C G等研制，主要用于干眼诊断和干眼严重程度评价。共由21个部分组成，包括角膜接触镜佩戴、年龄和性别等问题。该问卷的分类量表回忆过去1周内每天症状的发生率、频率、日间严重程度和症状干扰，并对各症状的频率（从不、不频繁、频繁、持续）和强度（0～5，0为无，5为非常强烈）进行评估。相关症状包括眼干、眼痒、视物模糊、眼痛、沙砾感、烧灼感、异物感、畏光。此外，DEQ还包括干眼病情恶化时间，对日常生活活动的影响，既往用药史、过敏史和治疗史，口腔、鼻腔及阴道干燥情况等相关问题。

简短版本的DEQ-5由5个问题组成（附录2），仅针对干眼的严重程度进行调查，主要用于评估1个月内眼部干涩和流泪症状以及睡前2 h症状的严重程度，由Rajagopalan K等在2005年公开发表，用于干眼症状的快速评估和流行病学调查。该问卷是TFOS DEWS Ⅱ诊断方法报告中推荐的两种问卷评估方法之一，较推荐的OSDI问卷更简短易懂。

DEQ-5问卷总分值>6分提示干眼，分值>12分提示可能伴有Sjögren综合征等导致干眼的全身疾病。

3. 干眼标准症状评估　干眼标准症状评估（standard patient evaluation of eye dryness，SPEED）问卷是由Korb和Blackie设计，用于检测干眼症状动态变化的量表，对患者过去3个月内干眼症状发生频率、症状变化和病情严重程度进行量化，包含4个问题，总分28分（附录3）。其评价症状包括眼干、沙砾感、烧灼感、针刺感、瘙痒、流泪、疼痛以及眼部疲劳感。同时，该量表还进一步评估这些症状是否对受试者生活造成困扰以及严重程度。适用于干眼流行病学调查及睑板腺功能障碍相关干眼的症状评估，得分>1分时建议咨询医生。研究证实，与DEQ-5、McMonnies干眼调查问卷、OSDI和干燥症状的主观评价（subjective evaluation of symptom of dryness，SESoD）调查问卷相比，SPEED问卷表现出良好的有效性、单维性、客观性和一致性。

4. McMonnies干眼调查问卷　McMonnies干眼调查问卷（McMonnies' questionnaire）共包括12个问题，且多数问题为两分制（是/否），除常规询问年龄、性别、既往有无干眼及治疗外，主要针对干眼症状（症状包括眼痛、眼痒、干涩感、异物感或沙砾感、烧灼感）及频率（频率包括从不、有时、经常、持久）、触发因素（包括环境、游泳、饮酒）及相关危险因素（全身或局部用药史，有无关节炎、口干、甲状腺异常）等问题进行询问，并根据临床经验将不同回答赋予不同分值，其总分在0～45分之间，一般认为>14.5分为干眼，其分值越高，则表示干眼的可能性越大（附录4）。

该问卷问题简单、易懂，对干眼的影响因素涉及较多，但未将症状和频率一一对应，也不涉及干眼对视觉功能的影响，并且未指定回忆期，受试者容易将很久之前的症状与目前的症状进行叠加，同时容易混淆症状和影响因素，故在确定为干眼后分析其影响因素时则显得比较困难。

5. 干眼流行病学项目调查问卷　干眼流行病学项目（dry eye epidemiology projects，DEEP）调查问卷由Oden N L等人于1998年开发设计，主要用于干眼的流行病学调查。DEEP调查问卷由19个问题组成，适用于电话随访干眼筛查。研究显示，调查结果具有较高的敏感性和特异性（60%和94%）。问卷调查了洗眼液、敷眼贴、滴眼液的使用情况及症状（如瘙痒、疼痛、眼干、异物感、灼烧感、刺激感、流泪、畏光、眼红、黏性分泌物）的发生频率（从不、有时、经常、持续）。此外，其还对受试者有无口干、眼部过敏，佩戴角膜接触镜情况，干眼是否确诊等问题进行了调查。

6. 干眼对日常生活的影响问卷　干眼对日常生活的影响(impact of dry eye on everyday life,IDEEL)问卷由 Rajagopalan K 等在 2005 年公开发表,主要用于调查干眼患者的生活质量,包含 57 项调查内容,主要回忆近 2 周内的情况。问卷包括 3 个方面:①干眼症状的困扰;②对日常生活的影响,包括对日常活动、情绪和工作的影响;③治疗满意度,包括治疗的有效性和治疗相关麻烦或不便。问卷中两项内容与视觉障碍有关,用于评估患者视力情况以及光、眩光和风等因素对视力的影响程度。

IDEEL 问卷的优点是其涵盖干眼相关领域,并且还对干眼的严重程度进行了区分,缺点是测试时间较长(通常需要 30 min),因此,在日常临床实践中不常使用。

7. 国家眼科研究所-视觉功能调查问卷　国家眼科研究所-视觉功能调查问卷(National Eye Institute Visual Function Questionnaire-25, NEI-VFQ-25)于 1998 年由 Mangione C M 等为缩短填写时间,方便临床实践,以 51 条目美国国家眼科研究所视功能调查表(NEI-VFQ-51)为蓝本缩减设计而成,由 25 条项目组成,主要用于干眼患者视功能相关的生存质量分析。关注眼部健康的调查问卷由 25 项调查内容组成,评价了各种眼部疾病对生活质量的影响,问卷主要调查眼周疼痛、不适以及视功能对生活质量的影响,因此,可用该问卷对干眼的症状进行评估。研究显示,干眼患者的 NEI-VFQ-25 眼部疼痛评分低于其他 8 种眼病(即青光眼、糖尿病视网膜病变、年龄相关性黄斑变性、白内障和巨细胞病毒视网膜病变、2 种低视力和视神经炎)。在 Sjögren 综合征的患者中,NEI-VFQ-25 眼部疼痛评分量表与 OSDI 的结果具有最强的整体相关性,因此一些研究人员建议,对于 NEI-VFQ-25 眼部疼痛分值较低的患者,应进一步行干眼检查。然而,NEI-VFQ-25 具有一定的局限性,首先其缺乏疾病特异性,在干眼研究中需要更有效、可靠的试验加以验证;其次,缺乏指定调查时间范围,且需要 10 min 才能完成调查。

NEI-VFQ-25 并非针对干眼而开发,适用于对多种眼部疾病患者进行视觉相关的生活质量分析,可以分析视力健康情况与相关生活质量之间的影响。就干眼而言,NEI-VFQ-25 与 OSDI 均能较好地评价干眼患者的生活质量。NEI-VFQ-25 评分范围为 0～100 分,分数越高表明视觉功能越好。

8. 干眼症状评估问卷　干眼症状评估(symptom assessment in dry eye,SANDE)问卷是在视觉模拟量表(visual analogue scale,VAS)的基础上研制的一项简短问卷调查,可对干眼症状发生的频率和病情的严重程度进行量化。该问卷由两部分组成,分别对干眼症状的频率和严重程度进行评估,这两个项目均使用 100 mm VAS 和 0～100 分值进行评价,由两项分值的平方根计算 SANDE 总分,范围为 0～100 分,分值越高表明干眼越重。

OSDI 与 SANDE 问卷在临床患者中进行了对比验证,结果显示,SANDE 问卷评分与 OSDI 问卷评分没有差异,这表明在临床实践中,SANDE 问卷可作为一种简短、快速、可靠的干眼相关症状的评估方法。

9. 干眼相关生活质量评分调查问卷　2013 年,日本研制并验证了一种干眼相关生活质量评分(dry eye related quality of life score, DEQS)调查问卷,符合日本干眼学会在 2006 年制定的干眼诊断标准。该调查问卷包括一个总体概要量表(①患者基本信息,如年龄、性别;②干眼诊断指标,如荧光素染色评分、泪膜破裂时间和 Schirmer 试验;③疾病调查,如 Sjögren 综合征、糖尿病等情况)和两个多项目分量表(即日常生活的影响和眼部症状干扰相关的问题 15 项。日常生活的影响包括：睁眼困难，视物模糊，对强光刺激敏感，阅读时眼部不适，看电视、电脑或手机时眼部不适，因眼部症状分散注意力、影响工作、不想外出、感到抑郁；眼部症状包括：异物感、眼干、眼疼、视疲劳、眼睑沉重感、眼红）。

问卷与 NEI-VFQ-25 的四个亚分类（眼痛、近视力、远视力和精神健康）具有强相关性。与 SF-8（一般生活治疗调查问卷）和 NEI-VFQ-25 结果相比，DEQS 调查问卷有效、可靠地评价了干眼对患者日常生活（包括心理健康）的多方面影响。这表明，DEQS 调查问卷可在临床实践中用于评估干眼，但问卷耗时久，且仅在日本使用，缺乏对其他人群普遍适用的相关报道。

10. 女性健康研究调查问卷　女性健康研究（women's health study，WHS）调查问卷于 2003 年 Schaumberg D A 等人为研究美国妇女患病率而研制，目前 WHS 调查问卷已被广泛应用于干眼研究中，该问卷由以下 3 个部分组成。

（1）之前是否已被医生诊断为干眼？（是或否）

（2）眼睛出现干燥（不够湿润）的频率？（持续、经常、有时或从不）

（3）眼睛感觉刺激的频率？（持续、经常、有时或从不）

当患者经常出现眼部干燥和刺激症状和（或）已确诊为干眼时，则认为该受试者可被诊断为干眼。因该问卷只有 3 道题，简洁明了，适用于干眼的大规模横断面调查。

11. 北卡罗来纳州干眼治疗量表　北卡罗来纳州干眼治疗量表（UNC dry eye management scale，UNC DEMS）仅由 1 个部分组成（图 4-1），分值为 1～10 分，对近 1 周干眼症状的严重程度（疼痛、烧灼感、流泪、沙砾感、异物感和畏光）及症状对日常生活的影响程度进行调查，便于患者轻松地回忆起自身的症状和对生活质量的影响。问卷简洁，患者填表所用时间短，便于在繁忙的临床工作中应用。但因其为单项问卷，不能替代 OSDI 问卷或 IDELL 问卷。

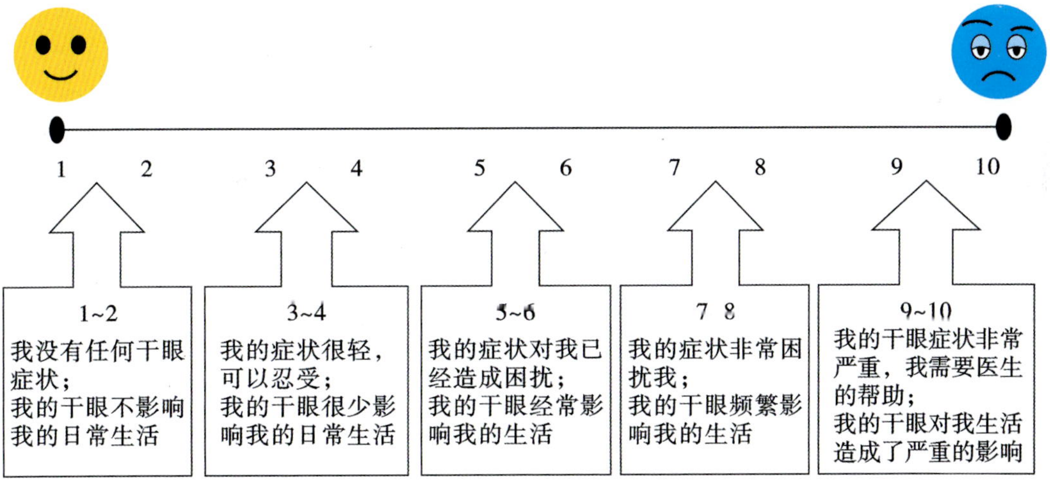

图 4-1　北卡罗来纳州干眼治疗量表

注：您的干眼症状可能包括疼痛、烧灼感、流泪、沙砾感、异物感和畏光。我们想知道您的干眼症状严重程度，它们如何影响您的日常生活以及您想做的事情，比如阅读、使用电脑、看电视或做您喜欢的事情。请圈出最能描述您的干眼症状的数字（1～10），以及它们如何影响您过去 1 周的日常生活。

12. 干燥症状的主观评价问卷　干燥症状的主观评价(subjective evaluation of symptom of dryness,SESoD)问卷由 Bowman S J 等人于 2003 年设计,主要用于 Sjögren 综合征的流行病学研究,评估 Sjögren 综合征患者眼干、口干、皮肤干燥等症状的严重程度。SESoD 由 3 个调查问题组成,关键问题为症状发生的频率、存在的不适感以及对日常活动的干扰。SESoD 问卷使用 5 分量表(0 ~ 4)进行评价,其中,0 = 无干燥,4 = 严重干燥。目前已使用 SPEED、OSDI、DEQ 和 McMonnies 干眼调查问卷对该调查问卷进行了验证。SESoD 问卷简洁,可以快速区分有无干燥症状的人群。

(二)尚未被验证的国际调查问卷

1. 加拿大干眼流行病学问卷　加拿大干眼流行病学(Canada dry eye epidemiology study,CANDEES)问卷由 Doughty M J 等人于 1994 年设计,用于加拿大干眼患病率的流行病学研究。CANDEES 问卷包含 13 项问题,将干眼症状发生频率和病情严重程度相结合进行评估,评价分为 5 个等级:偶发且轻度、偶发且中度、持久且轻度、持久且中度、重度。其他问题涉及使用药物情况,有无变态反应疾病,眼睑有无红、肿、痛、痒,及有无口干等。

CANDEES 问卷主要用于对干眼患病率的流行病学研究,Doughty M J 等人用该问卷对加拿大大样本人群进行了调查,发现每 4 人中就有 1 人存在不同程度的干眼症状。问卷中涉及较多干眼相关因素,便于临床分析。但由于该问卷未指定回忆期,受试者容易将症状强度叠加,并且未涉及环境因素和对视功能的影响。

2. Salisbury 眼部评价问卷　Salisbury 眼部评价问卷(Salisbury eye evaluation questionnaire,SEEQ)由 Schein O D 等设计提出,最初设计用于老年人干眼的流行病学研究,主要问及眼部的 6 个症状和体征,包括干涩感、沙砾感或异物感、烧灼感、眼红、睫毛根部鳞屑、晨起睁眼困难等,按发生频率(从无、很少、有时、经常、持续)回答。若该症状发生频率为经常或持续,则计为 1 分,否则为 0 分,评分 ≥1 分即至少一个症状经常或持续发生,考虑为干眼。

SEEQ 由于简洁明了,答题所需时间少,因此常用于大规模人群干眼的流行病学研究。但由于问卷简单,仅涉及眼部症状,不涉及干眼影响因素,容易遗漏眼部症状不明显的干眼患者,临床分析困难。

3. 墨尔本视觉障碍项目问卷　墨尔本视觉障碍项目问卷(Melbourne visual impairment project questionnaire)由 McCarty 等人于 1998 年设计提出,主要用于干眼的流行病学研究。墨尔本视力损害项目中采用访谈式调查问卷,是由访问者引导的对被访者进行的干眼症状的自我评估报告。眼部症状包括:不适、干燥、异物感、瘙痒、流泪和畏光,将各种症状的程度进行 0 ~ 3 分分级(0 = 无,1 = 轻度,2 = 中度,3 = 重度),并问及是否有"干草热""风湿性关节炎""Sjögren 综合征",其他问及的问题有:更年期绝经情况、性激素替代治疗情况、吸烟饮酒情况及接触镜佩戴情况。

4. Bjerrum 调查问卷　Bjerrum 调查问卷(Bjerrum questionnaire,BQ)是由 Bjerrum K 于 1996 年公开发表,主要用于干眼的初步诊断和 Sjögren 综合征的流行病学研究,并可用于评估 Sjögren 综合征相关干眼对生活质量的影响。该问卷表包括 3 部分,其中涉及眼科共有 14 个问题,包括:是否眼部干涩 3 个月以上,是否感觉有沙砾感、烧灼感、异物感、对烟雾敏感、畏光、分泌物、眼红、空调环境不适、阅读或看电视后视疲劳、眼痒以及是否曾戴角膜接触镜，是否曾发现自己泪腺肿大，是否滴用人工泪液每天 3 次以上等。

Bjerrum K 利用该问卷对干眼症状及临床检查试验的相关性进行了研究，发现眼部检查试验如泪液分泌试验、泪膜破裂时间等相较干眼症状问卷调查表，其特异性较低，建议至少检查两次以免漏诊。

5. 日本干眼意识研究问卷　日本干眼意识研究问卷（Japanese dry eye awareness questionnaire）由 Shimmura S 等人于 1997 年设计应用，该问卷主要调查干眼症状及人们对干眼的认识和处理方式。主要包含 30 个问题，除问及干眼症状外，还问及是否知道有“干眼”这一疾病和了解该病的途径，并问及人们在治疗该疾病时的处理方式。其他还包括屈光状态、生活习惯（如阅读、使用终端显示器、驾驶等）以及是否患有过敏性疾病等。因此该问卷可用于干眼的自我诊断，并提高人群对干眼疾病的认知。

二、中国干眼问卷

中国干眼问卷是基于我国人群的生活习惯和疾病背景研制开发的干眼问卷，由12 项内容组成，总分值 0 ~ 48 分（附录 5），具有内容简洁、易理解、评估全面等优点。调查内容包括角膜接触镜的佩戴、角膜屈光手术、睡眠质量、环境影响、全身疾病、局部及全身药物使用等相关问题，问卷题干通俗易懂，增加了问卷的人群适用性，提高了应答率。研究显示，当问卷得分≥7 分时，诊断干眼的灵敏性和特异性分别为 83.33% 和 70.73%，在中国干眼人群中诊断价值优于 OSDI 问卷。

虽然用问卷调查的方法比较简单，但常常受到评估者对受试者表述理解的限制，同时还受到受试者主观因素的影响，为方便大家应用，对 18 个问卷量表进行汇总（表 4-1）。

表 4-1　问卷量表汇总

编号	调查问卷类型	描述	分类	项目数	抽样领域	回忆频率	实用性
1	OSDI 问卷	眼表疾病指标	症状和 HRQL*	12	①症状；②视觉功能；③环境诱发因素	近 1 周	临床研究
2	DEQ	干眼调查问卷	症状和困扰	21	①患病率；②频率、日间严重性和侵扰性	未指定	流行病学和临床研究
3	SPEED 问卷	干眼的标准患者评价	症状	4	症状（类型、频率、严重程度）	3 个月	流行病学研究和临床实践
4	McMonnies 干眼调查问卷	干眼病史的关键问题	症状和危险因素	15	①症状；②环境；③系统审查	未指定	临床研究
5	DEEP 调查问卷	干眼流行病学项目	症状	19	症状（频率）	未指定	筛选
6	IDEEL 问卷	干眼对日常生活的影响	症状和 HRQL*	57	①日常活动；②治疗满意度；③症状困扰	近 2 周	流行病学和临床研究
7	NEI-VFQ-25	国家眼科研究所-视觉功能调查问卷	视觉功能和 HRQL*	25	症状（频率和严重程度）及影响	未指定	临床研究
8	SANDE 问卷	干眼症状评估	症状	2	症状（频率和严重程度）	未指定	临床实践
9	DEQS 调查问卷	干眼相关生活质量评分调查问卷	症状和 HRQL*	15	症状（频率和严重程度）	近 1 周	临床实践
10	WHS 调查问卷	女性健康研究调查问卷	症状	3	①眼部症状；②干眼病史	未指定	流行病学研究
11	UNC DEMS	北卡罗来纳州干眼治疗量表	HRQL*	1	症状困扰	近 1 周	临床研究
12	SESoD	干燥症状的主观评价	症状	3	症状	未指定	临床实践
13	CANDEES 问卷	加拿大干眼流行病学研究	症状	13	①症状严重程度；②风险因素	未指定	患病率研究
14	SEEQ	Salisbury 眼部评价	症状	6	症状（频率）	未指定	患病率研究

续表 4-1

编号	调查问卷类型	描述	分类	项目数	抽样领域	回忆频率	实用性
15	墨尔本视觉障碍项目问卷	墨尔本视觉障碍项目	症状	6	症状(严重程度)	未指定	流行病学研究
16	Bjerrum 调查问卷		症状	14	症状	未指定	临床实践
17	日本干眼意识研究		症状	30	症状	未指定	流行病学研究;临床实践(自我诊断)
18	中国干眼问卷	中国干眼问卷量表	症状	12	①病史;②症状	未指定	临床研究

* HRQL:与健康相关的生活质量。

第二节　干眼危险因素

大量证据表明，干眼是由多种因素导致的慢性眼表疾病，引起干眼的病因十分复杂，常见的危险因素有不健康的生活习惯和工作方式、环境污染、全身因素、眼部因素、眼科手术、全身和局部用药等。此外，老年人、女性以及黄种人等因素亦被证实是引起干眼的高危因素，本节内容将对干眼的危险因素进行详细介绍。

一、生活习惯和工作方式相关因素

1. 有效眨眼次数减少　眨眼，是一种生理需要的快速的闭眼动作，又称为瞬目反射。眨眼通常分为两种：①不自主的眨眼运动，通常没有外界刺激因素，在正常情况下，人平均每分钟眨眼 15～20 次。眨眼时眼睑带动泪液均匀地涂布在眼球表面，保持眼表湿润状态，同时清除眼睛表面的灰尘及细菌。若眨眼次数减少，泪液蒸发加快，引起眼睛干涩、疼痛、流泪等不适症状，长期可导致干眼。②反射性闭眼运动，是因外界刺激如风沙入眼等产生的反射性眨眼，可保护眼睛免受异物的侵袭。眨眼又可分为完全眨眼和不完全眨眼，完全眨眼指眨眼时上下眼睑相互接触，眼睛达到完全闭合，泪液可均匀涂布整个眼球；不完全眨眼指眨眼时上下眼睑未接触或未完全接触，一部分眼表组织不能被泪膜涂布，导致眼球表面泪膜不稳定，泪液蒸发加快，继而出现干眼。因此，干眼和不自主的眨眼运动减少有关，眨眼次数减少和不完全眨眼的增多都会引起干眼。

人们在集中注意力时，眨眼次数减少，若这种状态长期持续，便可引起干眼，因此，电脑编程者、财务人员、精细手工艺制作者、文学创作者、外科医生、长途汽车司机等为干眼的高危人群。此外，黑暗环境下，注视电子屏幕可引起眨眼间隔期暴露的眼表面积增大、眨眼次数减少，泪液蒸发加速而导致干眼。

2. 户外活动减少　随着科技的进步，人们的生活劳作场地由传统的户外逐渐转移至室内。同时，更多的手机、电脑等娱乐方式逐渐进入人们的生活，占据较多的业余时间，这些均阻碍着人们参加户外活动的步伐，户外活动减少是干眼危险因素之一。

3. 睡眠障碍　近年来发现睡眠障碍与干眼发生呈正相关，是干眼的危险因素之一。睡眠障碍可增加干眼的发病风险，睡眠时间短和睡眠质量不佳均可引起干眼。睡眠时间越短，睡眠质量越差，干眼的患病率就越高。与睡眠时间超过 6 h 的人相比，睡眠时间少于 5 h 的人患干眼的可能性高出 20%，睡眠时间≥9 h/d 可能为干眼的保护性因素。睡眠质量不佳是干眼发生的独立危险因素。

4. 吸烟、饮酒　烟草的烟雾中含有许多氧化物和有毒物质，对人体健康危害极大。全球吸烟人数达 11 亿，每年因吸烟死亡的人数约有 500 万。通常认为，眼表长期或慢性暴露于烟草的烟雾中，会加速泪液蒸发，降低泪膜稳定性，减少结膜杯状细胞数量，降低黏蛋白分泌量，导致泪膜质或量的异常，最终引起干眼。吸烟与干眼的发病呈正相关，有吸烟史的人群干眼的患病率更高。在动物实验中也证实，长期接触香烟会发生角结膜上皮损伤，杯状细胞密度降低，出现干眼症状。

大量的研究表明，饮酒尤其是长期饮酒，会引起一系列的眼部疾病，如白内障、青光眼、视网膜血管性疾病、视神经病变等。饮酒可能是干眼的危险因素之一，饮酒可增加泪液渗透压，缩短泪膜破裂时间。据一项针对 77 145 人的大型流行病学调查研究结果显示，饮酒增加干眼患病率，此现象在女性饮酒者中尤为显著。一项针对男性每天饮酒超过 4 杯的病例对照研究报告观察到，Schirmer 试验和泪膜破裂时间结果均下降，结膜印迹细胞学检查发生改变。

5. 佩戴角膜接触镜　佩戴角膜接触镜会引起干眼，目前考虑的原因如下。

（1）角膜接触镜佩戴在角膜表面将泪膜分隔成两部分，破坏了泪膜的稳定性，引发干眼。

（2）研究发现，长期佩戴角膜接触镜可影响基础泪液分泌功能，导致基础泪液分泌量下降。

（3）正常情况下角膜与泪液会发生物质交换，角膜接触镜可阻碍角膜与泪液的交换，导致角膜出现缺水、缺氧，加重干眼，严重者可引起角膜损伤。

在佩戴过程中若有验配不当、佩戴不当、护理不当等情况，均可加速干眼发生或加重干眼。

6. 眼部化妆　眼周使用色素性美容产品如粉末状眼影、眼线笔和睫毛膏后，短期即可导致泪膜稳定性发生改变，诱发干眼。如这些色素性美容产品在使用后清洗不彻底，残留在眼周，长期可积聚在泪道系统和结膜囊内，进而影响眼部健康。

此外，具有抗皱功效的眼霜，配方中含有的维 A 酸可对睑板腺功能产生不良影响，长期应用于眼周可能引起干眼。

7. 医疗美容　随着医疗技术水平的发展，提升个人形象，尤其是改善面部形象的方法层出不穷，眼部整形美容技术（如文眼线、睫毛接种、肉毒素眼周注射等）的应用被发现与干眼相关。

（1）文眼线　文眼线是使用一些不易被人体吸收的色素性物质，在上下眼睑睫毛根部绘出一条粗细适当、美观大方的装饰线，以达到视觉美感的目的，同时避免每日画眼线和卸眼妆的麻烦。然而，近年来研究发现文眼线可诱导炎症反应，导致睑板腺功能异常，引起眼表稳态失衡，严重者可导致干眼。

（2）睫毛接种　目前较为常见的眼睫毛美容方式多为睫毛嫁接，其方法是使用胶水把假睫毛粘到真睫毛上，在视觉上达到睫毛浓密的效果。在睫毛嫁接的过程中，若胶水不慎进入眼睛，可对眼睛产生一定程度的刺激，严重者会出现眼红、流泪、怕光、视物模糊等不适，加重干眼的症状。

睫毛种植则是通过取头枕部健康的毛囊组织，分离后移植至睫毛根部毛囊部位。毛囊组织成活后，长出的新睫毛保持原有毛发的一切特性，是真正意义上的睫毛种植，可用于眼睑缺失或化学烧伤后的修复手术中。

无论是嫁接睫毛还是种植睫毛，若日常眼部清洁护理不彻底，睫毛根部均容易滋生病菌和螨虫，引起睑缘炎症，最终可引起或加重干眼。

（3）肉毒素眼周注射　肉毒杆菌毒素简称肉毒素，是肉毒杆菌在繁殖过程中分泌的细菌外毒素，结构为 150 kD 的多肽，有剧烈的神经毒性，是毒性最强的天然物质之一，也是世界上最毒的蛋白质之一。少量的局部肉毒素注射，通过阻断引起肌肉收缩过度的神经冲动，使肌肉松弛，降低肌肉张力，被广泛应用于医学美容中，以达到除皱、瘦脸、瘦腿等目的。此外，肉毒素亦可用于治疗面部痉挛性疾病如眼睑痉挛。

近些年来发现，肉毒素眼周使用可诱发干眼，可能是因为肉毒素作用后，眼轮匝肌力量减弱，导致肌张力减弱和眨眼次数减少，延缓泪液的清除，降低泪腺和睑板腺分泌功能。个别患者可能出现轻度眼睑闭合不全，使泪液蒸发速度加快，引起干眼。

(4)睫毛增长液的使用　比马前列素/贝美前列素(Bimatoprost)是一种合成的前列腺素结构类似物，最初被用于青光眼治疗，观察发现其具有促进睫毛增长的作用，被批准用于少毛症患者，来增加睫毛长度、密度和使睫毛颜色加深。一些化妆品厂家为增强使用效果，在睫毛增长液中添加此类物质，在促进睫毛增长的同时，可能引起一些眼部不适(如眼部瘙痒、眼红、眼周色素沉着等)和眼部疾病(如干眼、病毒性角膜炎和葡萄膜炎等)。

(5)面部填充物　面部填充术是通过移植自体组织或埋置人工材料到受术者面部，以达到治疗或美容目的。面部填充物的应用可以在视觉上使面部更加饱满，具有立体感，但面部尤其是眼周填充在术后可能会出现一些并发症，如面神经麻痹等，可间接导致眼睑闭合不全，进而诱发干眼。

二、环境因素

1. 空气污染

(1)大气污染　随着日常发电、工业生产等过程中燃烧产生的残留物和汽车尾气的大量排放，呼吸道疾病的发病率逐年增高，大气污染的问题越来越受到关注。近期研究发现，长期暴露在大气污染环境中可能会导致泪膜出现异常，进而引发干眼。研究已证实，大气中的污染物(如 PM10、PM2.5、二氧化硫、二氧化氮和一氧化碳)与干眼的发生存在显著相关性。此外，大气污染与干眼之间也呈现显著的年龄、季节相关性，21～40 岁人群干眼的发病率与空气污染存在明显相关性，温度较低季节空气污染与干眼相关性明显强于温度较高季节。

(2)室内污染　大多数人每天 60%～90% 的时间在室内度过，因此，室内空气质量的优劣与人体健康息息相关。室内装修的盛行，使室内污染的问题凸显，甲醛已成为室内危害人体健康的主要污染物之一。甲醛又称蚁醛，是一种有机化合物，化学式是 HCHO 或 CH_2O，是无色有刺激性气体，易溶于水和乙醇，对人眼、鼻等器官有刺激作用。甲醛、丙烯醛和颗粒物质等室内污染物可诱导氧化应激反应，改变泪膜和眼表的细胞因子水平，导致眼部炎症和干眼。

2. 空调、暖气环境　长期在空调开放、空气不流通的环境里工作可引起干眼症状，导致“大楼病综合征”“办公室眼病综合征(又称为‘视频终端综合征’)”。空调和暖气长时间使用引起室内空气干燥和室内温度改变，不仅加速皮肤水分的蒸发，同时也增加泪液的蒸发，降低泪膜稳定性，导致干眼的发生或加重。

3. 高海拔　由于缺氧、风沙大、紫外线强等客观环境因素影响，高原地区居住人群更易患干眼，在一项印度高海拔(海拔 3 300 m；温度：18～24 ℃)本土居民、驻地官兵与低海拔(海拔 218 m;温度:19 ~24 ℃)人群的对照研究中发现,试验组(高海拔人群)干眼患病率(本土居民 54%、官兵 26%)明显高于对照组(低海拔人群)干眼患病率(9%)。我国西藏地区于 2006 年 10 月—2006 年 12 月进行了一项调查研究,采用分层、聚类、随机抽样方法,选择 2 632 名年龄≥40 岁的藏族土著人进行研究,结果发现其人群中的干眼患病率高达 52.4%。高海拔地区气候寒冷、干燥,导致泪膜稳定性降低、泪液渗透压增加,可能是干眼患病率增高的原因,而丘陵地区人群干眼患病率相对较低,推测高海拔可能为干眼的独立危险因素。

4. 光污染

(1)紫外线　暴露在阳光下,或在紫外线辐射下,被认为与干眼的发生有关。研究发现,眼表在受到紫外线辐射后,眼表丙二醛(脂质过氧化的标志物)和硝基酪氨酸(氧化应激的标志物)的表达出现在角结膜细胞中,可引起干眼的一系列临床表现。接受较多的紫外线照射会导致泪膜稳定性下降,出现眼部干涩、眼痒、异物感、烧灼感、视物模糊和疲劳感等症状。此外,长期紫外线照射还可导致翼状胬肉、睑裂斑和角膜炎等眼表疾病的患病率升高。

(2)短波蓝光　短波蓝光是波长 400 ~460 nm、相对能量较高、波长较短的可见光线,为紫色光、靛蓝色光和高能短波蓝光的统称,常见于 LED 灯、电子显示屏等。目前,已有研究表明,短波蓝光对角膜和晶状体上皮细胞、视网膜的视杆细胞、视网膜色素上皮细胞均有损伤。角膜上皮细胞经过一定时间的短波蓝光照射后,存活率降低,角膜中的活性氧含量、白细胞介素-1β 的分泌增加,进一步介导细胞的氧化损伤和炎症反应,最终导致干眼等炎症性眼表疾病。

三、全身因素

许多全身性疾病与干眼的发生有关,尤其是精神心理疾病、免疫性疾病、内分泌系统疾病等,是一类重要的干眼危险因素,尤其是重度干眼。其他的全身性危险因素还包括:维生素 A、维生素 D 缺乏和严重的肝功能异常等疾病。

1. 精神心理疾病　大量的研究证实,焦虑和抑郁可增加干眼发病率。焦虑和抑郁是干眼患者较为常见的两种心理障碍类型。综合既往的干眼相关心理障碍流行病学调查结果,有 20% ~40% 的干眼患者合并有焦虑或抑郁。

2. 免疫性疾病　由免疫性疾病引起的干眼称为免疫性疾病相关性干眼,引起干眼的全身免疫性疾病主要包括类风湿关节炎、Sjögren 综合征和系统性红斑狼疮等,这些疾病可以造成泪膜稳定性下降及眼表损伤,以眼表的免疫性损伤及炎症反应为重要特征,病程迁延。免疫性疾病是重度干眼的常见危险因素。

免疫性疾病相关性干眼常见症状:眼部干涩感、畏光、异物感、烧灼感、眼痒、疼痛、眼红、视疲劳、视物模糊、视力波动等,后期可能出现视功能减退,甚至出现角膜溃疡、角膜感染,严重者可发生角膜穿孔。与其他原因引起的干眼相比,此类干眼患者主观症状往往更重,对油烟、干燥环境及空调房间耐受性更差,部分患者可出现纤维素性或黏液性丝状分泌物增多。

免疫性疾病相关性干眼患者常见体征较其他原因引起干眼体征更重,表现为

Schirmer Ⅰ试验结果明显减小，泪膜破裂时间显著缩短，泪河高度明显下降，眼表染色检查见角膜、结膜阳性率较高，着染面积较大；睑缘充血、新生血管形成及鳞状上皮化生明显。由于患者眼表炎症反应较重，在活体共聚焦显微镜下可见角膜树突状细胞浸润增加，神经密度降低且迂曲程度加重。睑板腺成像可见部分患者睑板腺导管萎缩、闭塞。

免疫性疾病相关性干眼最常见的是水液缺乏型干眼，水液缺乏型干眼分为Sjögren综合征干眼(Sjögren syndrome，SS)和非Sjögren综合征干眼，引起Sjögren综合征干眼相关的全身性疾病包括类风湿关节炎、系统性红斑狼疮、结节性多动脉炎、Wegener肉芽肿、系统性硬化病、原发性胆汁性肝硬化和混合性结缔组织疾病等；引起非Sjögren综合征干眼相关的全身性疾病包括Stevens-Johnson综合征、移植物抗宿主病、黏膜类天疱疮、瘢痕类天疱疮、天疱疮等。

Sjögren综合征干眼和非Sjögren综合征干眼的症状和体征相似，眼部表现为干涩感、异物感、视物模糊、少泪或哭时无泪等不适症状，体征包括泪膜不稳定、角膜和结膜着染、杯状细胞丢失和上皮细胞化生，部分患者出现角膜炎、结膜炎等。

以下部分内容是对几种能够引起免疫性疾病相关性干眼的常见疾病及其临床表现进行的简要介绍，以便于临床医生提早发现此类免疫性疾病，尽早确定干眼病因。

(1)Sjögren综合征　Sjögren综合征即干燥综合征，是一种以外分泌腺功能障碍为特征的慢性自身免疫性疾病，常累及唾液腺和泪腺。Sjögren综合征患者经常自觉口干，需频繁饮水，吃固体食物时必须以水伴送，甚至有时需夜间起床饮水；多个牙齿逐渐变黑，而后小片脱落，最终只有残根存留，形成“猖獗性龋齿”；还会出现间歇性交替性的腮腺疼痛，累及单侧或双侧，可伴发热等。除唾液腺和泪腺受损外，还可造成其他外分泌腺及腺体外其他器官受累，表现为多系统损害的体征。Sjögren综合征分为原发性Sjögren综合征和继发性Sjögren综合征两种，原发性Sjögren综合征指患者无其他任何结缔组织病，有口干、眼干的症状和体征，符合血清学或组织病理学标准；继发Sjögren综合征指同时伴有其他结缔组织病的Sjögren综合征，如系统性红斑狼疮、类风湿关节炎、混合结缔组织病、多发性肌炎和皮肌炎、硬皮病等。无论是原发性Sjögren综合征还是继发性Sjögren综合征，眼部临床表现的症状体征相似，均有Sjögren综合征干眼表现。

(2)类风湿关节炎　类风湿关节炎是一种病因未明的慢性，以炎性滑膜炎为主的系统性疾病，一般女性好发，发病率为男性的2～3倍；可发生于任何年龄，好发年龄为40～60岁。其特征是手、足小关节的多关节、对称性、侵袭性关节炎症，经常伴有关节外器官受累及血清类风湿因子阳性，可导致关节畸形及功能丧失；早晨起床时可有关节活动不灵活的主观感觉，即为“晨僵”，其持续时间与炎症的严重程度成正比。由类风湿关节炎引起的继发性Sjögren综合征与原发性Sjögren综合征的干眼表现相似。

(3)系统性红斑狼疮　系统性红斑狼疮是一种累及多脏器的自身免疫性炎症性结缔组织病，早期、轻型和不典型的病例日渐增多，好发于20～40岁女性，男女之比为1∶(7～9)，幼儿或老人也可发病；常表现疲乏无力、发热、体重下降、光过敏、脱发、口腔溃疡、关节疼痛和特异性皮损(蝶形红斑、亚急性皮肤红斑狼疮、盘状红斑)等，还可伴有心血管系统、呼吸系统、神经系统、消化系统等多系统受累。由系统性红斑狼疮引起的继发性Sjögren综合征与原发性Sjögren综合征的干眼表现相似。

(4)Stevens-Johnson 综合征和中毒性表皮坏死松解症 Stevens-Johnson 综合征(Stevens-Johnson syndrome, SJS)和中毒性表皮坏死松解症(toxic epidermal nectolysis, TEN)是对一组由于药物、病毒感染等不良反应所导致的、累及皮肤和黏膜的同一种类疾病,根据严重程度所致不同致病阶段的命名。Stevens-Johnson 综合征是一种累及皮肤和黏膜的急性水疱病变,病因较复杂,可发生在某些感染或口服某些药物后出现皮肤及黏膜的损害,表现为红斑或丘疹、水疱等。急性期以结膜充血和假膜形成的卡他性结膜炎为特征,可累及睑板腺,导致睑板腺开口阻塞。急性期眼部炎症反应若迁延不愈,则进入慢性期,长期的炎症反应刺激促使泪腺导管闭锁、眼表鳞状上皮化生,最终形成瘢痕,表现为睑内翻或外翻、倒睫和睑球粘连等眼表结构和功能异常。根据疾病累及的皮肤黏膜面积分类:脱离范围<体表面积的 10%,诊断为 Stevens-Johnson 综合征;脱离范围>体表面积 30%,诊断为中毒性表皮坏死松解症;脱离范围介于体表面积 10%~30%,诊断为 Stevens-Johnson 综合征/中毒性表皮坏死松解症重叠型。

(5)移植物抗宿主病 移植物抗宿主病(graft versus host disease, GVHD)是指将含有免疫活性细胞的组织(骨髓、胸腺等)植入有免疫缺陷的受体时,移植物不排斥但对宿主细胞产生免疫损伤所致的疾病。造血干细胞移植后的 GVHD 是一种全身性、多器官的免疫性疾病,主要是供体与受体之间次要组织相容性位点不同所致。其发生率为 10%~90%,发生率的高低取决于供体细胞的来源、年龄、女性供体移植给男性受体、潜在疾病、白血病的严重程度以及匹配型等。GVHD 主要受累的器官是皮肤、胃肠道系统、肝脏、口腔黏膜和眼睛。双眼表现常不对称,特征表现为结膜纤维化,包括纤维血管组织形成、穹隆缩短、睑球粘连及角膜缘干细胞缺乏等,可出现分泌物增多,且分泌物多为白色丝状物,多伴有睑板腺功能障碍。

3. 内分泌系统疾病 研究发现,某些内分泌系统疾病在影响全身情况时,也会造成眼部损害,引起干眼。

(1)糖尿病 糖尿病是一组由多病因引起以慢性高血糖为特征的代谢性疾病,是由于胰岛素分泌和(或)利用缺陷所引起,长期碳水化合物以及脂肪、蛋白质代谢紊乱可引起多系统损害,导致眼、肾、神经、心脏、血管等组织器官慢性进行性病变、功能减退及衰竭。

糖尿病患者更易出现干眼,症状更为严重,糖尿病相关干眼与血糖控制水平、角膜和视网膜病变程度密切相关。糖尿病早期泪液分泌量减少,时间早于角膜病变,主要与泪腺萎缩有关;糖尿病晚期干眼受泪腺、角膜、结膜、神经等综合因素影响。

(2)雄激素缺乏 睑板腺中存在雄激素受体,雄激素与睑板腺内的雄激素受体结合,调节多种基因表达,促进睑板腺生成、分泌脂质,维持泪膜稳定。当雄激素缺乏时,睑板腺分泌的脂质成分发生改变,泪膜稳定性下降,引发干眼。

在绝经女性、更年期妇女、老年人、睾丸切除术后及应用抗雄激素药物的人群中,干眼的患病率增加。

(3)甲状腺功能异常 甲状腺功能异常可伴有甲状腺眼部病变,最常见的是甲状腺相关眼病,也称 Graves 眼病,是一种器官特异性自身免疫性疾病,典型临床表现为眼睑退缩、眼球突出、复视及眼球运动受限。其中 65.2% 的甲状腺相关眼病患者有不同程度的异物感、眼痛、眼红、畏光、流泪、视疲劳等干眼相关表现，主要与眼球暴露增加、眼表炎症反应、泪液蒸发加速有关。

研究发现，还有一些甲状腺功能异常但不伴有甲状腺相关眼病的患者也会有异物感、干涩、眼红等眼表不适症状。

(4)痛风　痛风是一种常见且复杂的关节炎类型，各个年龄段均可能发病，多见于男性和绝经后女性。痛风患者经常会在夜晚出现突然性的关节疼，关节部位出现疼痛、水肿、红肿和炎症，疼痛感常持续几天或几周不等。痛风发作与体内尿酸浓度有关，会在关节腔等处形成尿酸盐沉积，进而引发急性关节疼痛。

痛风增加了干眼发生的风险，干眼是痛风患者的常见眼部疾病，眼部不适表现在痛风病人中并不常见，眼睛不同部位的尿酸盐沉积临床表现亦不同，眼部尿酸盐沉积部位包括眼睑、结膜、角膜、虹膜、巩膜和眼眶。无症状患者中也有不同程度的尿酸盐沉积，而大多数沉积后的部位是有症状的。痛风患者最常见的眼部表现是眼红，通常是双侧，由结膜和巩膜血管充血引起。其他眼部异常包括葡萄膜炎、青光眼和白内障等。研究显示，痛风患者泪膜破裂时间缩短、泪液分泌量减少，OSDI 问卷得分和印迹细胞学等级均高于正常人群。

4. 其他疾病因素

(1)维生素缺乏和营养问题　维生素是人和动物为维持正常的生理功能而必须从食物中获得的一类微量有机物质，在人体生长、代谢、发育过程中发挥着重要的作用。一旦身体所需维生素摄入量减少即会诱发疾病，如机体内维生素 A 缺乏时，可引起暗适应能力下降，导致夜盲。研究发现，维生素 A、维生素 D 缺乏可导致眼表细胞数量减少或丢失，影响蛋白质合成，泪液分泌的质和量改变，泪膜稳定性下降而发生干眼。

此外，类似的干眼表现可能还与其他营养性疾病有关，如厌食症、贪食症和吸收不良综合征等。

(2)严重的肝功能异常　慢性丙型肝炎是因感染丙型肝炎病毒所致，通过体液途径感染。由于肝脏的巨大代偿能力，大部分人在感染丙型肝炎病毒后没有任何症状，常在体检时或者多年后出现不适症状时发现。大约 85% 的人在感染丙型肝炎病毒后发展成慢性肝炎。研究发现，慢性丙型肝炎患者，尤其是肝纤维化晚期患者，更容易表现出严重的眼表损伤和干眼症状，抗病毒药物治疗后可改善这种眼部症状。

(3)放射治疗　恶性肿瘤的放射治疗是利用放射线治疗局部肿瘤的一种方法。在治疗头、颈部肿瘤尤其是在眼周部进行放射治疗时，不可避免地会损伤周围正常组织，引起一些并发症，包括干眼、视网膜病变、视神经病变、白内障及新生血管性青光眼等。

放射治疗相关干眼是放疗引起的一种迟发性并发症，与头、颈部癌症以及甲状腺相关眼病的放射治疗相关，放射损伤到睑板腺和泪腺组织，引发干眼，常在 1 个月到数年后发生。

四、眼部因素

与干眼相关的眼部因素最常见的是睑板腺功能障碍，此外还有睑缘炎、变应性结膜炎等，均可诱发干眼。

1. 睑板腺功能障碍　睑板腺是全身最大的皮脂腺，位于睑板组织内，腺体走向垂直于睑缘，呈平行排列。上睑的睑板腺腺体细长，下睑腺体粗短。睑板腺的功能是分泌睑酯，眨眼时睑酯被均匀涂布在眼球的表面，对眼球起着润滑、保湿的作用。

睑板腺功能障碍的特点是睑板腺开口阻塞和(或)睑板腺睑酯分泌的质或量异常，睑板腺功能障碍可引起泪液的脂质层异常，进而引起泪液水液层蒸发速度加快，从而引起蒸发过强型干眼。睑板腺功能障碍是蒸发过强型干眼最主要的原因。

能够导致睑板腺功能障碍发生的危险因素可分为内部因素和外部因素两个方面，其中内部因素主要包括眼部、全身及药物因素等。①眼部因素：前部睑缘炎、佩戴角膜接触镜、蠕形螨感染以及干眼等眼表长期慢性炎症反应；②全身因素：雄激素缺乏、女性停经、高龄、Sjögren 综合征、胆固醇水平高、牛皮癣、过敏性疾病、Stevens-Johnson 综合征、红斑痤疮等；③药物相关因素：包括抗雄激素药物、降血压药物、抗组胺药物、抗抑郁药物以及维 A 酸药物的长期应用等。外部因素主要是长时间注视电脑、手机屏幕以及高油、高糖的饮食习惯等。

2. 睑缘炎　睑缘炎是指睑缘部皮肤黏膜、睫毛毛囊及睑板腺等组织的亚急性或慢性炎症，为临床常见疾病，一般双眼发病，呈慢性、复发性临床过程。由于炎症累及睑缘部位的不同，睑缘炎可分为前睑缘炎、后睑缘炎(主要表现为睑板腺功能障碍)和混合型睑缘炎。

睑缘炎的症状没有特异性，常双眼发病，可出现眼红、刺激、烧灼感、流泪、眼痒、分泌物增多、不能耐受角膜接触镜、畏光、瞬目增多等症状，上述症状往往在晨起时较重。体征是睑缘炎临床诊断的主要依据。①睑缘充血：各种睑缘炎均会有睑缘充血，是睑缘炎临床诊断的必要体征，也可表现为睑缘毛细血管扩张；②睑缘形态的改变：睑缘增厚、鳞屑、结痂、溃疡、不规则、切迹及瘢痕形成、角化、睫毛脱失、乱生等，睑板腺开口隆起、阻塞、狭窄等；③睑酯排出的改变：挤压睑缘后睑酯排出障碍等；④睑酯性状的改变：脂栓形成，睑酯由正常透明液态变为污浊、颗粒状或牙膏状；⑤睑板腺改变：红外线分析仪观察到睑板腺数量的减少、缺失或萎缩。

睑缘炎、睑板腺功能障碍与干眼三种疾病互为因果，相互影响。睑缘炎常伴有睑板腺缺失和睑板腺功能障碍，泪膜脂质层的质和量下降，泪液蒸发速度增加，导致干眼，但长期的干眼也会导致泪液中溶菌酶和免疫球蛋白缺失，降低泪膜的抗菌能力，从而诱发睑缘炎。

3. 变应性结膜炎　变应性结膜炎即过敏导致的结膜炎，主要由变应原刺激产生，常见的变应原有：花粉、灰尘、尘螨、动物毛发、动物皮屑等。典型不适症状为眼痒、眼红、异物感及分泌物增多，表现为揉眼或眨眼频繁。典型的变应性结膜炎有明显眼痒的临床表现，还有结膜水肿、眼睑水肿和结膜乳头等。

变应性结膜炎患者因眼表释放出多种炎症介质和嗜酸性粒细胞活化，导致结膜杯状细胞以及上皮细胞出现丢失、损伤的情况，黏液层缺乏，降低泪膜的稳定性，最终形成干眼。

五、眼手术相关因素

眼手术相关性干眼是指眼部手术后出现的以泪膜稳态失衡为特点的干眼，包括术后出现干眼和术前干眼术后加重两种情况。各种眼表手术或经眼表手术，包括眼睑手术、翼状胬肉切除术、屈光手术、斜视矫正术、白内障摘除术、角膜移植术、抗青光眼手术、玻璃体视网膜手术等，术后均可造成不同程度眼表损伤，导致干眼的产生。

如果在术前存在相关危险因素，可能导致眼部手术后出现干眼或加重已存在的干眼，这些危险因素如下。

1. 眼局部因素　术前已患有干眼、睑板腺功能障碍、结膜松弛、翼状胬肉及睑缘炎等眼表疾病，长期佩戴角膜接触镜、文眼线。

2. 围手术期用药因素　如抗菌药、非甾体抗炎药、糖皮质激素、扩瞳药等联合应用以及药物中的防腐剂毒性，术中使用的聚维碘酮浓度过高或消毒时间过长，频繁点用眼表麻醉剂以及使用丝裂霉素和5-氟尿嘧啶等。

3. 全身因素　老年人、女性，具有糖尿病史、玫瑰痤疮病史、全身免疫性疾病史等。

4. 环境因素　空气干燥、环境污染等。

5. 心理因素　患有焦虑或抑郁等。

6. 其他　术中使用开睑器使角膜及结膜暴露时间过长、高强度或长时间手术显微镜下灯光照射、大量液体冲洗眼表等。

眼手术相关性干眼多为轻、中度干眼，具有自限性，症状及体征无特异性。尽管多数眼部手术后发生的干眼将随着角膜神经和眼表损伤等致病因素的消除逐渐缓解，但恢复速度较慢。术后干眼的自然病程通常为术后 1 周内发生，2 ~ 4 周表现最为明显，之后开始逐渐恢复。白内障摘除手术后干眼多在 3 ~ 6 个月内缓解，角膜屈光手术后干眼在 6 ~ 12 个月才恢复至术前水平，小梁切除术后长期存在的功能性滤泡可持续影响泪膜的稳定性，因此术后干眼的持续时间更长。少数术前已患干眼者或术后干眼加重者，若未得到及时治疗，干眼会持续存在，甚至造成不可逆损伤。一般认为术后 6 个月可以痊愈的干眼为暂时性干眼，超过 6 个月者为慢性干眼。

六、药物相关因素

药物相关性干眼是指眼局部用药或全身用药而导致的干眼，包括由于患者个体因素、药物自身因素以及药物不合理使用等造成的泪膜稳定性下降及眼表损伤，引起干眼。

根据用药方式不同，可将其分为眼局部药物相关性干眼和全身药物相关性干眼。

1. 眼局部药物

(1)防腐剂　眼局部药物中添加的防腐剂是引起干眼的最常见因素。防腐剂对人角膜和结膜上皮细胞均有一定毒性。目前最常用的防腐剂为季铵盐类化合物如苯扎氯铵，通过损伤眼表细胞及神经、改变泪膜性质、诱导局部炎症反应等多种机制引起干眼。

(2)抗青光眼药物　眼局部长期使用抗青光眼药物可能引起干眼，治疗期间多种药物联合应用会增加发生干眼的概率，且干眼的发生与药物中含有的防腐剂成分及患者眼压水平具有明显的相关性。抗青光眼药物如毛果芸香碱和噻吗洛尔对睑板腺上皮细胞有直接的影响，使睑板腺形态改变，并影响腺体存活和（或）增殖能力，从而促进睑板腺功能障碍的形成。

（3）抗生素类药物　眼局部长期应用抗生素类药物可能对眼表细胞造成一定影响。部分患者可出现轻度灼烧感、瘙痒或短暂红肿等症状，也可偶见角膜沉积物。

（4）抗病毒药物　长期大量使用非选择性核苷类似物抗病毒药物，对角膜上皮细胞有一定的毒性作用，目前已较少使用。选择性核苷类似物抗病毒药物，如阿昔洛韦、更昔洛韦等，引起眼表损伤较为少见。

（5）抗胆碱药物　长期局部使用抗胆碱药物可能影响泪腺、睑板腺功能及泪膜稳定性，导致发生干眼。目前低浓度阿托品滴眼液被推广用于青少年近视眼防控，长期局部使用，因其浓度较低，观察发现在使用初期有轻微干眼症状，3 个月后可逐渐缓解。

（6）非甾体抗炎药物　眼局部频繁、长期应用非甾体抗炎药，可影响神经敏感性，并对角膜和结膜上皮细胞产生一定的毒性作用，可能引起干眼。

（7）其他　眼科手术消毒剂或麻醉剂的不合理使用，也可能破坏眼表环境，引起干眼。

2. 全身用药

（1）抗胆碱药物　抗胆碱药物可以阻碍乙酰胆碱与泪腺腺泡细胞和结膜杯状细胞表面的毒蕈碱受体结合，从而导致泪液分泌量和黏蛋白分泌量下降，造成泪液成分和量的变化，影响泪膜稳定性。

（2）抗组胺类药物　抗组胺类药物的自身化学结构与乙酰胆碱相似，对外周的胆碱受体有抗胆碱作用，可通过阻断泪腺腺泡细胞和结膜杯状细胞表面的胆碱受体，影响泪液和黏蛋白分泌，导致干眼。第 1 代 H1 受体拮抗剂较第 2 代的胆碱亲和力更高，更易造成干眼。

（3）抗精神病和抗抑郁类药物　抗精神病和抗抑郁类药物同样具有抗胆碱药物的不良反应，可引起泪液分泌减少。使用典型抗精神病药物者的干眼发生率高于使用非典型抗精神病药物者，使用传统抗抑郁药物者的干眼发生率高于使用新型抗抑郁药物者。选择性 5-羟色胺再摄取抑制剂可通过激活核因子-κB 通路加重干眼。此外，抑郁与干眼的发生密切相关，在应用抗抑郁类药物时要注意其对干眼的影响，并与抑郁本身引起的干眼进行鉴别。

（4）性激素类药物　干眼在女性群体中患病率更高，证明干眼的发生与性激素有密切联系。睑板腺是雄激素的靶器官，雌激素或雄激素拮抗剂可拮抗雄激素的作用，调控睑板腺基因表达，抑制脂质合成，导致睑板腺功能障碍，引起干眼。绝经后性激素治疗被证明与干眼的发生有关，单纯接受雌激素治疗者较接受雌孕激素联合治疗者发病率更高。

（5）维 A 酸类药物　维 A 酸类药物作用于睑板腺，可抑制睑板腺上皮细胞增殖，导致睑板腺腺体萎缩，脂质分泌减少，引起睑板腺功能障碍，造成干眼。异维 A 酸还可以导致结膜杯状细胞减少，造成泪液黏蛋白层缺乏和泪膜不稳定。

（6）化疗药物　全身化疗药物同样可造成眼表损伤。甲氨蝶呤、丝裂霉素 C 等可对泪膜稳定性造成影响，导致干眼。靶向化学治疗药物——表皮生长因子受体抑制剂和抗人表皮生长因子受体-2抑制剂，可通过阻碍眼表上皮细胞与生长因子结合，抑制眼表正常上皮细胞增殖和存活，造成眼表损伤。

（7）其他　部分全身应用药物与干眼具有相关性，但其具体机制尚不十分明确，如抗高血压药物、利尿剂、全身非甾体抗炎药、抗溃疡药物、抗麻风药物、抗疟疾药物、镇痛药物等。

七、其他因素

1. 年龄　干眼与年龄因素显著相关，大量研究显示，干眼的患病率随年龄的增长而增加。49岁以下各年龄层患者的干眼患病率变化较小，50岁以后逐渐增加，80岁以后增加更显著。

2. 性别　干眼有明显的性别特征，女性患病率更高，尤其以围绝经期女性居多，国内围绝经期女性干眼的患病率接近89.5%，可能与围绝经期女性体内性激素水平变化有关，尤其与雄激素水平的降低直接相关。随着年龄的增长，干眼患病率的性别差异逐渐显著，女性的患病率为男性的1.3～1.5倍。

3. 种族　亚洲人是干眼发病的危险因素。研究发现，亚洲人的泪膜不稳定性和眼表染色检查阳性的发生率高于高加索人，种族可能是一个混杂因素。

参考文献

[1] SCHIFFMAN R M, CHRISTIANSON M D, JACOBSEN G, et al. Reliability and validity of the ocular surface disease index[J]. Arch Ophthalmol, 2000, 118(5): 615-621.

[2] RAJAGOPALAN K, ABETZ L, MERTZANIS P, et al. Comparing the discriminative validity of two generic and one disease-specific health-related quality of life measures in a sample of patients with dry eye[J]. Value health, 2005, 8(2): 168-174.

[3] MANGIONE C M, LEE P P, PITTS J, et al. Psychometric properties of thenational eye Institute visual function questionnaire (NEI-VFQ). NEI-VFQ field test investigators[J]. Arch Ophthalmol, 1998, 116(11): 1496-1504.

[4] SCHAUMBERG D A, GULATI A, MATHERS W D, et al. Development and validation of a short global dry eye symptom index[J]. Ocul Surf, 2007, 5(1): 50-57.

[5] POSA A, SEL S, DIETZ R, et al. Updated incidence of dry eye syndrome in Germany[J]. Klin Monbl Augenheilkd, 2014, 231(1): 42-46.

[6] ODEN N L, LILIENFELD D E, LEMP M A, et al. Sensitivity and specificity of a screening questionnaire for dry eye[J]. Adv Exp Med Biol, 1998, 438: 807-820.

[7] SAKANE Y, YAMAGUCHI M, YOKOI N, et al. Development and validation of the dry eye-related quality-of-life score questionnaire[J]. JAMA Ophthalmol, 2013, 131(10): 1331-1338.

[8]MCMONNIES C W. Key questions in a dry eye history[J]. J Am Optom Assoc,1986,57(7):512-517.

[9]NICHOLS J J, MITCHELL G L, NICHOLS K K. An assessment of self-reported disease classification in epidemiological studies of dry eye[J]. Invest Ophthalmol Vis Sci,2004,45(10):3453-3457.

[10]SCHAUMBERG D A, SULLIVAN D A, BURING J E, et al. Prevalence of dry eye syndrome among US women[J]. Am J Ophthalmol,2003,136(2):318-326.

[11]BEGLEY C G, CHALMERS R L, ABETZ L, et al. The relationship between habitual patient-reported symptoms and clinical signs among patients with dry eye of varying severity[J]. Invest Ophthalmol Vis Sci,2003,44(11):4753-4761.

[12]GRUBBS J JR, HUYNH K, TOLLESON-RINEHART S, et al. Instrument development of the UNC dry eye management scale[J]. Cornea,2014,33(11):1186-1192.

[13]SIMPSON T L, SITU P, JONES L W, et al. Dry eye symptoms assessed by four questionnaires[J]. Optom Vis Sci,2008,85(8):692-699.

[14]ASIEDU K, KYEI S, MENSAH S N, et al. Ocular surface disease index (OSDI) versus the standard patient evaluation of eye dryness (SPEED): a study of a nonclinical sample[J]. Cornea,2016,35(2):175-180.

[15]DOUGHTY M J, FONN D, RICHTER D, et al. A patient questionnaire approach to estimating the prevalence of dry eye symptoms in patients presenting to optometric practices across Canada[J]. Optom Vis Sci,1997,74(8):624-631.

[16]SCHEIN O D, TIELSCH J M, MUNÕZ B, et al. Relation between signs and symptoms of dry eye in the elderly. A population-based perspective[J]. Ophthalmology. 1997,104(9):1395-401.

[17]BANDEEN-ROCHE K, MUOZ B, TIELSCH J M, et al. Self- reported assessment of dry eye in a population-based setting[J]. Invest Ophthalmol Vis Sci,1997,38(12):2469-2475.

[18]MCCARTY C A, BANSAL A K, LIVINGSTON P M, et al. The epidemiology of dry eye in Melbourne, Australia[J]. Ophthalmology,1998,105(6):1114-1119.

[19]SHIMMURA S, SHIMAZAKI J, TSUBOTA K. Results of a population-based questionnaire on the symptoms and lifestyles associated with dry eye[J]. Cornea,1999,18(4):408-411.

[20]MANGIONE C M, LEE P P, PITTS J, et al. Psychometric properties of the National Eye Institute Visual Function Questionnaire (NEI-VFQ). NEI-VFQ Field Test Investigators[J]. Arch Ophthalmol,1998,116(11):1496-1504.

[21]NICHOLS K K, MITCHELL G L, ZADNIK K. Performance and repeatability of the NEI-VFQ-25 in patients with dry eye[J]. Cornea,2002,21(6):578-583.

[22]VITALE S, GOODMAN L A, REED G F, et al. Comparison of the NEI-VFQ and OSDI questionnaires in patients with Sjögren's syndrome-related dry eye[J]. Health Qual Life

Outcomes,2004,2:44.

[23]VEHOF J,KOZAREVA D,HYSI P G,et al. Prevalence and risk factors of dry eye disease in a British female cohort[J]. Br J Ophthalmol,2014,98(12):1712-1717.

[24]TAN L L,MORGAN P,CAI Z Q,et al. Prevalence of and risk factors for symptomatic dry eye disease in Singapore[J]. Clin Exp Optomet,2015,98(1):45-53.

[25]FIONA,STAPLETON,MONICA,et al. TFOS DEWS Ⅱ Epidemiology Report[J]. The ocular surface,2017,15(3):334-365.

[26]LI J,ZHANG G,NIAN S,et al. Dry eye induced by exposure to cigarette smoke pollution: an in vivo and in vitro study[J]. Free Radic Biol Med,2020,153:187-201.

[27]KIM J H,KIM J H,NAM W H,et al. Oral alcohol administration disturbs tear film and ocular surface[J]. Ophthalmology,2012,119(5):965-971.

[28]MAGNO M S,DANIEL T,MORTHEN M K,et al. The relationship between alcohol consumption and dry eye[J]. Ocul Surf,2021,21:87-95.

[29]CUMURCU T,GUNDUZ A,CUMURCU B E,et al. The changes in tear film parameters and impression cytology in heavily drinking men[J]. Cornea,2013,32:237-241.

[30]亚洲干眼协会中国分会,海峡两岸医药卫生交流协会眼科学专业委员会眼表与泪液病学组,中国医师协会眼科医师分会眼表与干眼学组. 中国干眼专家共识:定义和分类(2020 年)[J]. 中华眼科杂志,2020,56(6):418-422.

[31]KOJIMA T,DOGRU M,KAWASHIMA M,et al. Advances in the diagnosis and treatment of dry eye[J]. Prog Retin Eye Res,2020,29:100842.

[32]亚洲干眼协会中国分会,海峡两岸医药卫生交流协会眼科学专业委员会眼表与泪液病学组,中国医师协会眼科医师分会眼表与干眼学组. 中国干眼专家共识:生活方式相关性干眼(2022 年)[J]. 中华眼科杂志,2022,58(8):573-583.

[33]KAWASHIMA M,UCHINO M,YOKOI N,et al. The association between dry eye disease and physical activity as well as sedentary behavior: results from the Osaka study[J]. J Ophthalmol,2014,2014:943786.

[34]SANO K,KAWASHIMA M,TAKECHI S,et al. Exercise program improved subjective dry eye symptoms for office workers[J]. Clin Ophthalmol,2018,12:307-311.

[35]PEART D J,WALSHE I H,SWEENEY E L,et al. The effect of acute exercise on environmentally induced symptoms of dry eye[J]. Physiol Rep. 2020,8(2):e14262.

[36]赵丁梦,杨嘉玮,朱思泉. 干眼与睡眠障碍关系的研究进展[J]. 国际眼科杂志,2021,21(5):814-817.

[37]中国健康管理协会接触镜安全监控与视觉健康专业委员会. 中国接触镜不良反应诊断和治疗专家共识(2021 年)[J]. 中华眼科杂志,2021,57(8):573-579.

[38]LI Z,LIU R,MA Q,et al. Eyeliner tattoos disturb ocular surface homeostasis[J]. Ocul Surf,2022,23:216-218.

[39]LU P,CHEN X,LIU X,et al. Dry eye syndrome in elderly Tibetans at high altitude: a population-based study in China[J]. Cornea,2008,27(5):545-551.

[40] UM S I, KIM N H, LEE H K, et al. Spatial epidemiology of dry eye disease: findings from South Korea[J]. Int J Health Geogr, 2014, 13: 31.

[41] 王晓慧, 李志坚. 短波蓝光对眼部损伤的研究进展[J]. 医学综述, 2021, 27(1): 116-120.

[42] ZHAO Z C, ZHOU Y, TAN G, et al. Research progress about the effect and prevention of blue light on eyes[J]. Int J Ophthalmol, 2018, 11(12): 1999-2003.

[43] TANDON R, VASHIST P, GUPTA N, et al. Association of dry eye disease and sun exposure in geographically diverse adult (≥40 years) populations of India: the SEED (sun exposure, environment and dry eye disease) study - second report of the ICMR - EYE SEE study group[J]. Ocul Surf, 2020, 18(4): 718-730.

[44] 杜向红, 梁庆丰. 干眼患者心理障碍的研究进展[J]. 中华眼科杂志, 2016, 52(3): 226-230.

[45] 中华医学会风湿病学分会. 系统性红斑狼疮诊断及治疗指南中华医学会风湿病学分会[J]. 中华风湿病学杂志, 2010, 14(5): 342-346.

[46] 亚洲干眼协会中国分会, 海峡两岸医药卫生交流协会眼科学专业委员会眼表与泪液病学组, 中国医师协会眼科医师分会眼表与干眼学组. 中国干眼专家共识: 免疫性疾病相关性干眼(2021 年)[J]. 中华眼科杂志, 2021, 57(12): 898-907.

[47] 胡静, 李红, 蔡善君. 糖尿病性干眼发病机制及治疗进展[J]. 国际眼科杂志, 2022, 22(4): 583-586.

[48] 张鹏, 接英. 雄激素与干眼[J]. 国际眼科纵览, 2022, 46(1): 51-54.

[49] 张红娟, 张遵城, 毛春洁. 不伴有甲状腺相关眼病的甲状腺功能异常与眼表损害的关联性分析[J]. 中华实验眼科杂志, 2017, 35(1): 58-63.

[50] LEE C Y, CHEN H C, SUN C C, et al. Gout as a risk factor for dry eye disease: a population-based cohort study[J]. J Clin Med, 2019, 8(1): 62.

[51] 冯文文, 崔岱, 杨涛.《中国高尿酸血症与痛风诊疗指南(2019)》要点解读[J]. 临床内科杂志, 2020, 37(7): 528-531.

[52] GUMUS K, YURCI A, MIRZA E, et al. Evaluation of ocular surface damage and dry eye status in chronic hepatitis C at different stages of hepatic fibrosis[J]. Cornea, 2009, 28(9): 997-1002.

[53] AL-WASSIA R, DALPRA A, SHUN K, et al. Stereotactic fractionated radiotherapy in the treatment of juxtapapillary choroidal melanoma: the McGill University experience[J]. Int J Radiat Oncol Biol Phys, 2011, 81(4): 455-462.

[54] PRABHU R S, KANDULA S, LIEBMAN L, et al. Association of clinical response and long-term outcome among patients with biopsied orbital pseudotumor receiving modern radiation therapy[J]. Int J Radiat Oncol Biol Phys, 2013, 85(3): 643-649.

[55] 亚洲干眼协会中国分会, 海峡两岸医药卫生交流协会眼科学专业委员会眼表与泪液病学组. 我国睑板腺功能障碍诊断与治疗专家共识(2017 年)[J]. 中华眼科杂志, 2017, 53(9): 657-661.

[56]孙旭光. 睑缘炎与睑板腺功能障碍[M]. 北京:人民卫生出版社,2015.

[57]亚洲干眼协会中国分会,海峡两岸医药卫生交流协会眼科学专业委员会眼表与泪液病学组. 我国蠕形螨睑缘炎诊断和治疗专家共识(2018 年)[J]. 中华眼科杂志,2018,54(7):491-495.

[58]亚洲干眼协会中国分会,海峡两岸医药卫生交流协会眼科学专业委员会眼表与泪液病学组,中国医师协会眼科医师分会眼表与干眼学组. 中国干眼专家共识:眼手术相关性干眼(2021 年)[J]. 中华眼科杂志,2021,57(8):564-572.

[59]亚洲干眼协会中国分会,海峡两岸医药卫生交流协会眼科学专业委员会眼表与泪液病学组,中国医师协会眼科医师分会眼表与干眼学组. 中国干眼专家共识:药物相关性干眼(2021 年)[J]. 中华眼科杂志,2021,57(10):734-742.

[60]SULLIVAN D A, ROCHA E M, ARAGONA P, et al. TFOS DEWS Ⅱ sex, gender, and hormones report[J]. Ocular Surface,2017,15(3):284-333.

第五章

干眼检查

第一节　裂隙灯检查

裂隙灯全称为裂隙灯活体显微镜，是眼科必不可少的检查仪器，由照明系统和双目显微镜两部分组成。照明系统可对检查部位进行照射，与周边形成强烈明暗对比，同时配合双目显微放大镜，清晰观察浅表组织，如干眼需要重点关注的几个眼前节部位：眼睑、睑缘、睫毛根部、泪点、结膜及角膜等；还可通过不同的照明法形成光学切面，从而清晰显示前部屈光间质（介质）不同层次以及深部组织的细微病变，以提高检查精准度；并可配合使用检测试纸，观察泪膜稳定性指标及眼表损伤情况。裂隙灯检查对于眼部疾病的诊断至关重要。

裂隙灯检查主要的使用方法有：弥散光线照射法、直接焦点照射法、后部反光照射法、镜面反光照射法、角膜缘分光照射法和间接照射法，基于各组织的位置和检查目的等不同，可将不同的检查方法联合应用或者交替使用。

1. 弥散光线照射法　以裂隙灯弥散宽光为光源，在低倍镜下将光源以较大角度斜向投向眼前部组织，进行直接观察。适合在浅层组织和大体观察时使用。

2. 直接焦点照射法　最常用，将灯光焦点与显微镜焦点重合光线投射在结膜、巩膜或虹膜上，可见一境界清楚的照亮区，以便细微地观察病变区域。可分辨不同的角膜层次，裂隙越窄，观察层次越清楚，能全面观察角膜的弯曲度改变、厚度，有无角膜浸润、角膜溃疡、角膜异物等。

3. 后部反光照射法　将显微镜聚焦到检查部位，再将裂隙灯光线照射到所要观察组织的后方，借助后方组织形成的反光屏将光线反射回来，利用反射回来的光线检查透明、半透明、正常或病变组织。此方法常用于观察角膜组织的新生血管、上皮水疱、角膜后沉着物、角膜深层异物、晶状体等。

4. 镜面反光照射法　将光线从角膜颞侧照射，在角膜光带的颞侧有一反光区，将光学平行六面体与此反光区重合，即可出现镜面反光。此方法常用于了解角膜内皮细胞的大小、形态及细胞密度。

5. 角膜缘分光照明法　利用光线通过角膜组织的全反射，将光线从侧面照射角膜缘，使对侧角膜缘出现明亮环形光晕，以检查角膜的细微变化，此方法常用于检查角膜沉淀物、角膜浸润、角膜水疱、角膜血管、角膜水肿和角膜瘢痕等病变。

6. 间接照射法　将裂隙灯光线聚焦在所观察目标的旁侧，借光线的折射观察目标。本质上为角膜缘分光照射法和后部反光照射法的联合应用，此方法常用于检查角膜上皮、新生血管及细小异物等。

此外，裂隙灯还可配备其他辅助工具，以便完成更多眼科检查，如调节滤光片在钴蓝光下观察荧光素钠染色后的角膜，检查是否存在角膜上皮损伤、观察角膜溃疡大小及了解角膜术后恢复情况等；还可外接测量工具，用于眼压、泪河高度等的测量；借助前置镜观察前房角、玻璃体及眼底等。

一、裂隙灯检查过程与内容

（一）干眼裂隙灯的检查过程

（1）裂隙灯检查常在其他干眼检查之前进行。

（2）受检者坐于裂隙灯前，双眼平视前方，下颌紧贴下颌托，额部紧贴额托，调整高度，使受检者睑裂位与仪器睑裂位处于同一水平。

（3）检查原则：从右眼到左眼；从健眼到患眼；先整体后局部。

（4）推荐干眼检查顺序如下：眼睑→睫毛→睑缘→泪河高度→泪点→角膜→角膜缘→结膜→前房→虹膜→瞳孔→晶状体→眼底。

（5）选择裂隙灯弥散光，光照强度中等，光源角度左右各 45°，裂隙灯 10 倍、16 倍镜或者更高倍镜下观察，必要时可嘱受检者眨眼或闭眼。

（二）检查内容

1. 眼睑　观察眼睑皮肤松弛程度、眼睑退缩情况、瞬目次数，有无闭合不全、瘢痕、肿物（图 5-1）、睑内翻或外翻等。

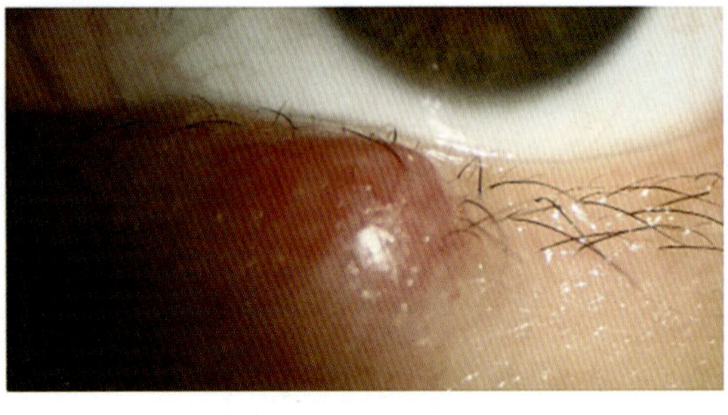

图 5-1　睑板腺囊肿

2. 睫毛　观察是否存在倒睫、秃睫，睫毛根部有无鳞屑（图 5-2）、结痂、脂样袖套状分泌物包绕或虫卵附着（图 5-3）等。

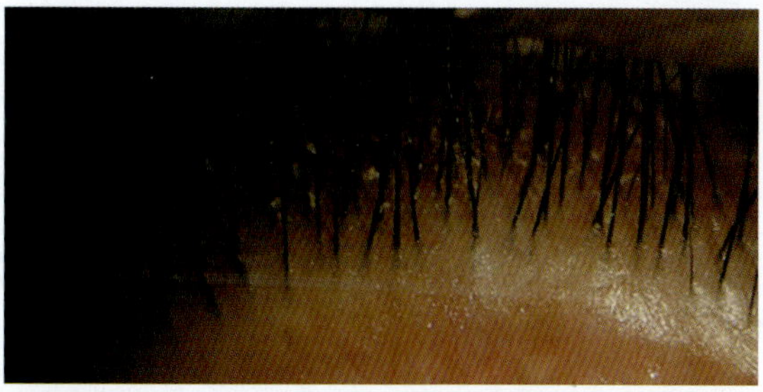

图 5-2　睫毛根部鳞屑

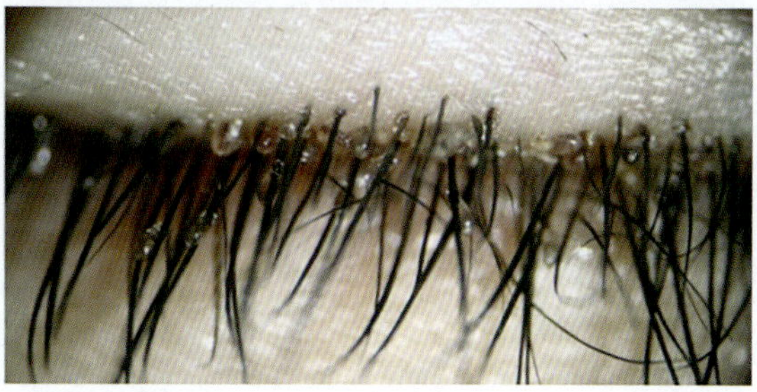

图 5-3　睫毛根部虫卵(阴虱)

3. 睑缘

(1)睑缘改变　观察睑缘形态(图 5-4A),有无钝圆、增厚、充血、毛细血管扩张、角化、瘢痕、溃疡;观察睑板腺开口的形态、大小和位置等。

①早期改变:睑缘毛细血管扩张或充血,睑板腺开口的脂帽形成(图 5-4B);②进展期表现:睑缘钝圆、增厚、新生血管形成,睑缘切迹瘢痕及睑缘形态不规则等;睑板腺开口堵塞(突出)或消失(凹陷)(图 5-4C 和图 5-4D)。

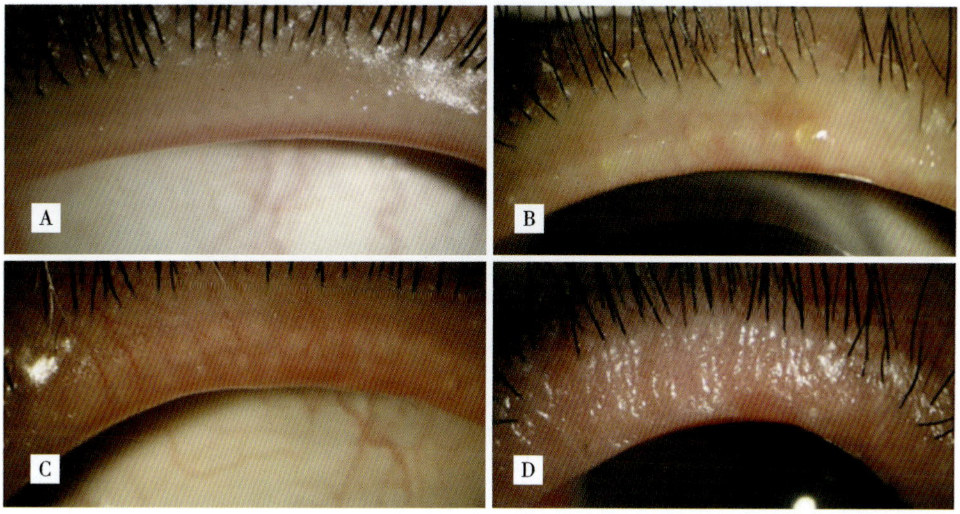

A:正常;B:睑板腺开口堵塞,可见脂栓;C:睑缘增厚,新生血管形成,睑板腺开口堵塞;D:睑缘肥厚,黏膜角质化,腺体开口消失。

图 5-4　睑缘形态改变

(2)睑板腺分泌物性状评估　详见本章第二节(睑缘拍照及睑板腺分泌功能评估)。

(3)皮肤黏膜交界处变化　皮肤黏膜交界处(mucocutaneous conjunctiva junction, MCJ)位于睑缘后缘与睑板腺开口后缘之间。此区域内存在角化不全的上皮细胞,可被活体染料染色,构成临床上常见的 Marx 线。

1)MCJ 前移:睑板腺功能障碍患者皮肤黏膜交界处的黏膜向前移位,睑板腺开口似乎位于结膜组织中(图 5-5)。

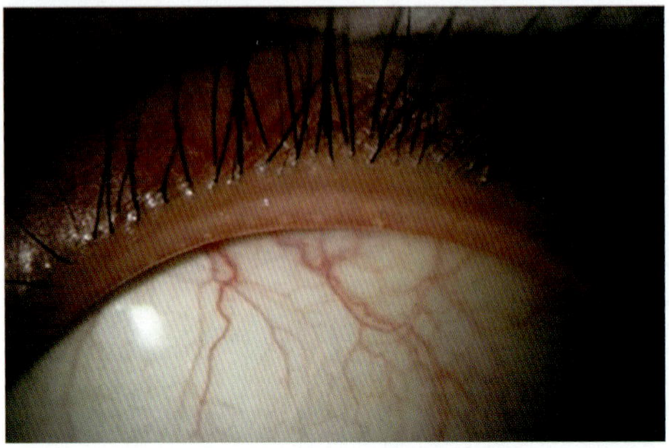

图 5-5　MCJ 前移及睑板腺开口堵塞

2)MCJ 后移:随着睑缘后缘的角化、鳞状化生和扩张使 MCJ 向后移,进入睑板区域,睑板腺开口的位置决定了油脂成分能否被释放到泪膜的表面(图 5-6)。

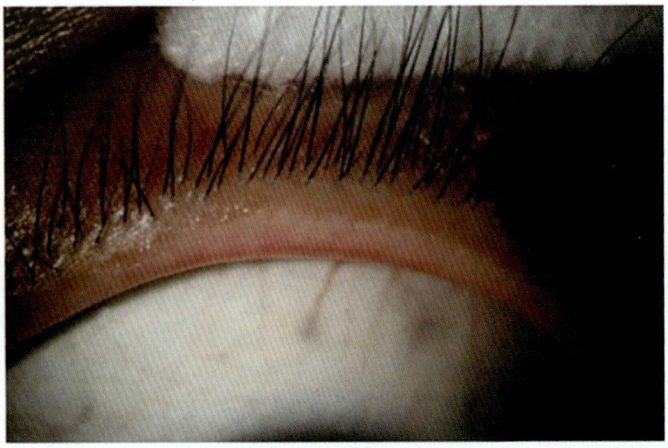

图 5-6　MCJ 后移,睑缘轻度充血

3)MCJ 区黏膜萎缩:黏膜萎缩时,MCJ 和睑板腺开口可能并未移位,但视觉上更接近睑缘后缘。

4)MCJ 嵴皱:指在睑板腺开口之间的组织,或 MCJ 像肋骨一样地抬高(图 5-7)。

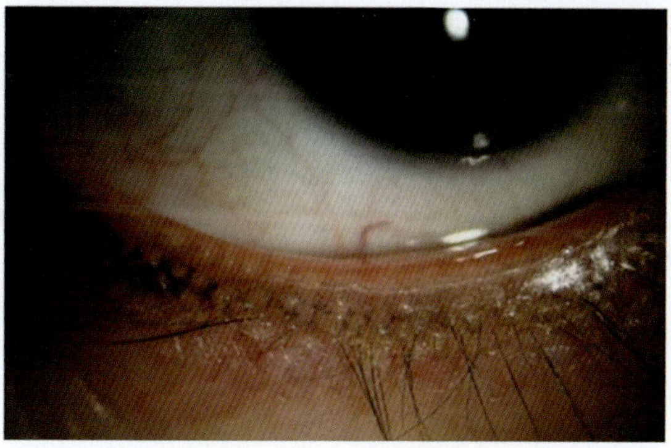

图 5-7　MCJ 嵴皱

(4) Marx 线位置的改变　推测 Marx 线与泪膜外缘相邻，可能是由泪液与睑缘上皮细胞相互作用形成，具有引导泪液沿睑缘到达泪点的作用。裂隙灯下观察 Marx 线与睑板腺开口位置的关系是评估睑板腺功能简便、有效的方法（图 5-8，图 5-9）。正常的 Marx 线染色后位于睑板腺开口的结膜面。

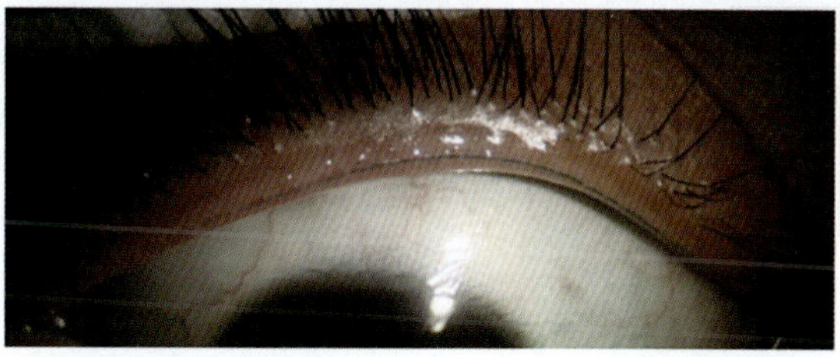

图 5-8　丽丝胺绿染色的 Marx 线位于睑板腺开口的结膜面

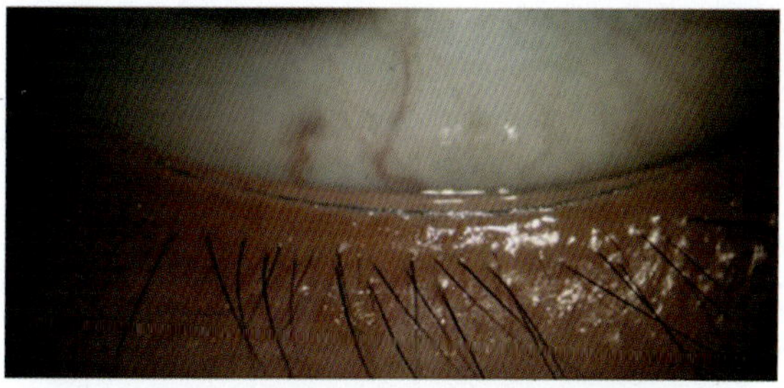

图 5-9　丽丝胺绿染色的 Marx 线穿过睑板腺开口

(5) 睑缘刷　睑缘刷位于睑缘内缘处，与皮肤黏膜交界处及 Marx 线相邻，且与眼球表面相接触，其主要功能是涂布泪液使之形成泪膜，维持眼表微环境平衡。睑缘刷上皮病变（lid wiper epitheliopathy，LWE）是睑缘刷上皮层发生的病变，可以通过活体染料染色确定（图 5-10）。

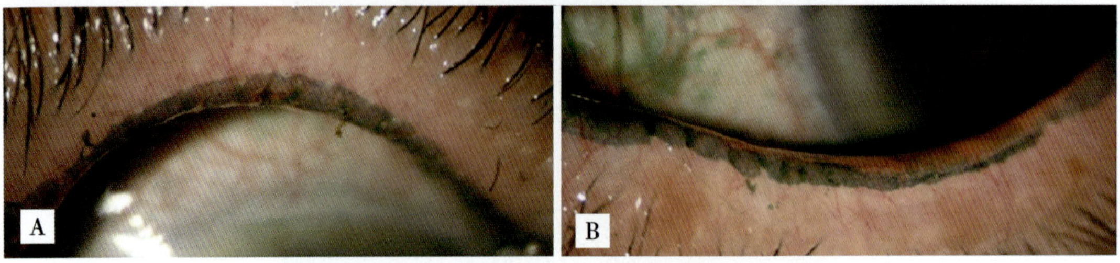

A：上睑缘；B. 下睑缘。

图 5-10　丽丝胺绿染色的睑缘刷

4. 泪河高度　是瞳孔中心正下方的角结膜表面的光带和下眼睑睑缘光带的交界处的液平高度，裂隙灯弥散光下可直接观察，使用荧光素钠染色后更便于观察（图 5-11）。

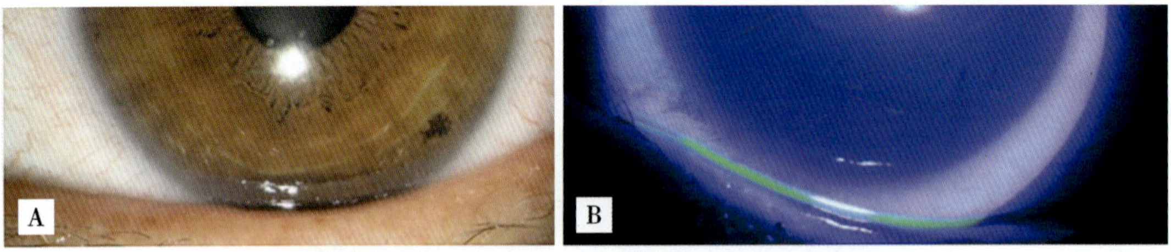

A：弥散光；B：钴蓝光。

图 5-11　泪河高度

5. 泪点　观察上、下泪点的位置、大小、形态。观察有无泪点位置异常（如泪点外翻）、狭窄、扩张、阻塞等。

6. 角膜　观察角膜是否有丝状物、上皮缺损、黏液斑块、角化、新生血管、浸润、溃疡、瘢痕及肿物等（图 5-12，图 5-13）。必要时行荧光素钠染色。

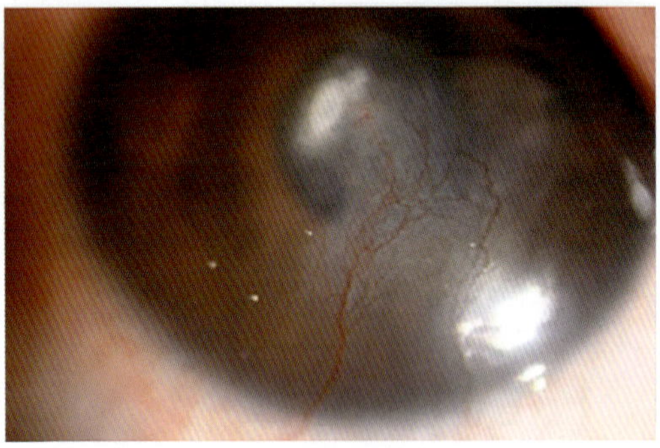

图 5-12　角膜新生血管

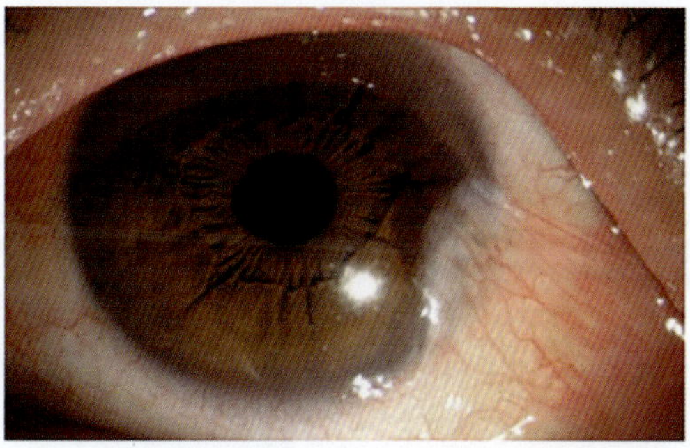

图 5-13　翼状胬肉

（1）角膜丝状物　由黏液条和上皮一起组成的丝状物，一端连接在角膜表面，另一端游离，眨眼时可移动。多见于水液缺乏型干眼（图 5-14）。

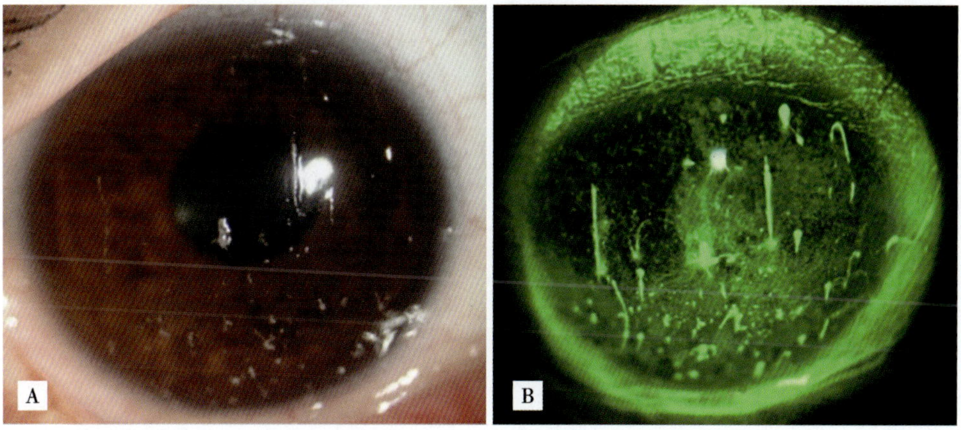

A：弥散光；B：钴蓝光。

图 5-14　角膜丝状物

（2）黏液斑块　由不同大小轻微隆起的半透明灰白色病灶组成，可见于重度干眼（图 5-15）。

7. 角膜缘　观察角膜缘有无血管翳及其他病变。

8. 结膜　先观察结膜是否有充血、水肿、瘢痕、松弛、粘连等；必要时观察睑缘平行的结膜皱褶（lid-parallel conjunctival folds，LIPCOF）；再观察睑结膜是否有充血、乳头增生、滤泡形成、瘢痕、角化、睑球粘连等；必要时行荧光素、丽丝胺绿或虎红染色（图 5-16，图 5-17）。

睑缘平行的结膜皱褶是指与下睑缘平行的下象限结膜皱褶，利用裂隙灯可以在下睑缘鼻侧和颞侧角膜缘正下方对应点进行测量，以泪河为参照物来评估下睑上方的结膜皱褶数量。睑缘平行的结膜皱褶可被视为干眼诊断性体征之一，见于有干眼症状、泪膜不稳定和眼表染色阳性患者（图 5-18）。

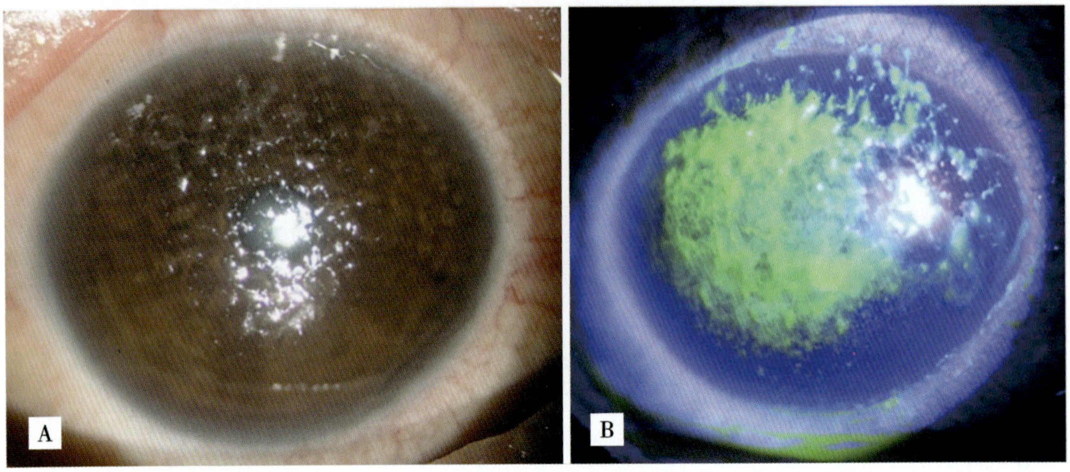

A：弥散光；B：钴蓝光。

图 5-15　黏液斑块

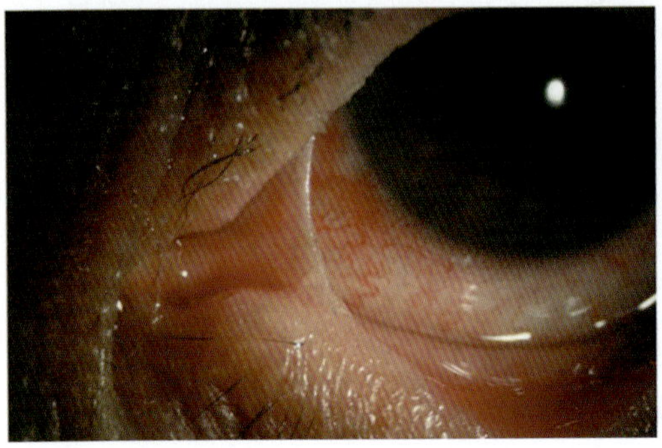

图 5-16　睑球粘连

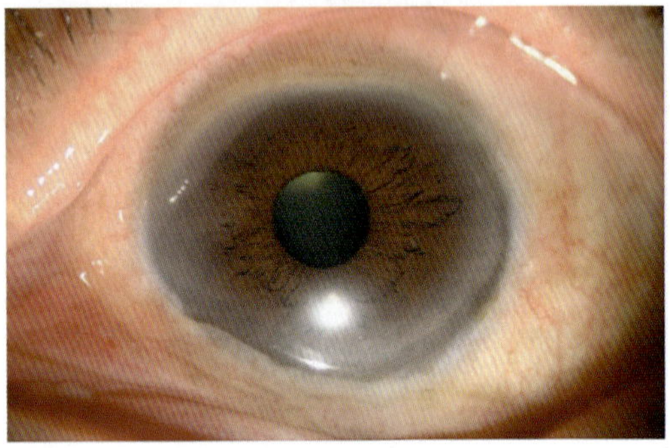

图 5-17　结膜松弛

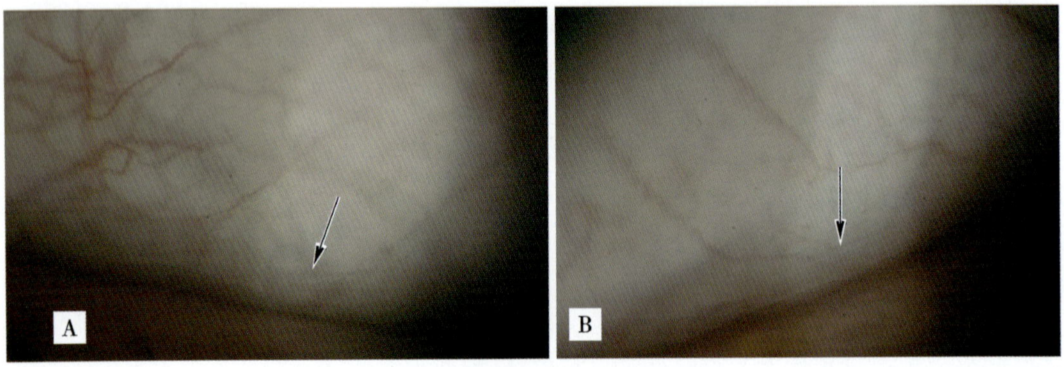

A：鼻侧（25×）；B：颞侧（25×）。

图 5-18　睑缘平行的结膜皱褶

二、裂隙灯相关辅助检查内容

(一)泪河试纸

泪河试纸(strip meniscometry tube,SMTube)是一种简易非侵入性泪液测量试纸,用于评估眼表泪液量,其组成结构简单、操作简便,可在5 s内完成单眼泪液测量。2004年首次报道了该试纸及其测量方法。泪河试纸的组成结构可分为三层,即顶层、中层和底层,分别由聚氨酯带、聚氨酯背衬和聚酯带组成,充满吸收体材料的中央沟渠起到泪液通道的作用,吸收体材料为聚对苯二甲酸乙二醇酯。泪河试纸成品呈细条状,中间部分为手持部位,两端的测试部分为对称设计,头端可见蓝色标识线,测试部分两侧均带有毫米刻度线,中央轴线为宽约1 mm的凹槽,尾部标示L、R,为刻度终止部分,可见圆形和方形小孔,用于区分左、右眼泪液量的检测。检查时因虹吸作用吸入试纸的泪液通过蓝色标识线时可将泪液浸染为蓝色,中央被泪液浸湿的蓝色长度即为泪河试纸检查结果,这种特殊的组成和精巧的设计保证了试验能在5 s内快速完成。泪河试纸测量结果一定程度上反映了泪液分泌功能,当试纸湿润长度≥5 mm时,被认为是泪液量正常;试纸湿润长度<5 mm时,被认为泪液量异常。泪河试纸测量是一种快速、无创性检查方法。研究显示,泪河试纸测量结果与眼前节光学相干断层扫描(optical coherence tomography,OCT)测量泪河高度的结果呈正相关,可用于辅助诊断干眼(图5-19,图5-20)。

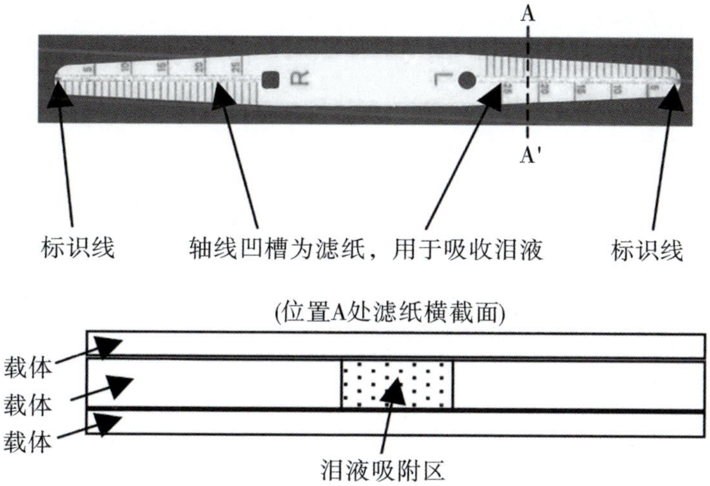

图5-19　泪河试纸及其横断面示意(SMTube说明书)

泪河试纸检查操作步骤和注意事项如下。

1. 检查条件　安静和暗光环境下进行。
2. 物品准备　泪河试纸、裂隙灯、计时器(或节拍器)、免洗手消毒液。
3. 人员准备　检查者仪表整洁,快速手消,清洁双手。

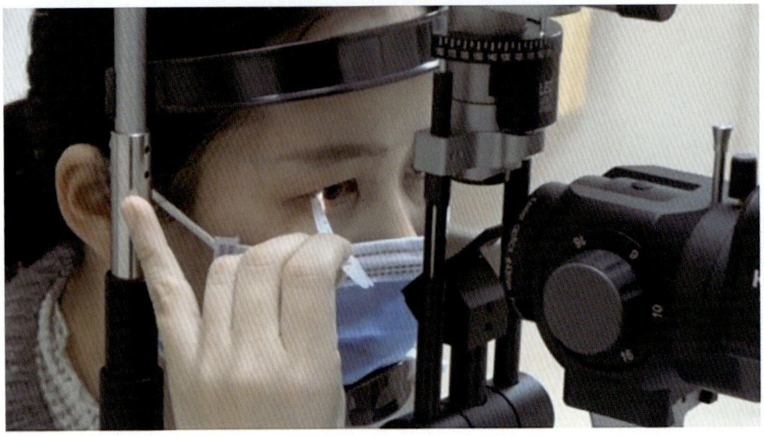

图 5-20 泪河试纸(SMTube)检查

4. 检查流程

(1)受检者坐于裂隙灯前,下颌紧贴下颌托,额部紧贴额托,调整高度,使受检者睑裂位与仪器睑裂位处于同一水平。

(2)打开裂隙灯,检查者观察受检者泪河情况,取出泪河试纸,确定眼别后,将试纸头端放于泪河处,避免牵拉下眼睑,同时按下计时器,5 s 后取下。

(3)以同样的方法检查对侧眼。

(4)记录检查结果。

5. 诊断指标　正常值≥5 mm;<5 mm 结果异常,可考虑干眼。

6. 注意事项

(1)检查前禁止应用滴眼液或冲洗结膜囊等影响受检者生理泪液量的操作。

(2)禁止佩戴角膜接触镜。

(3)操作时,手持试纸中央部分,禁止触碰两端标记有刻度的区域。

(4)检查过程中裂隙灯的亮度不宜过亮,也可调为窄裂隙,同时应避免试纸头端接触受检者角结膜,引起刺激性泪液分泌。

(5)不可用于破溃部位。

(二)活体染色

活体染色指用活体染料对人或动物的活体组织或细胞进行染色。角膜和结膜染色的常用染料包括荧光素钠、虎红、丽丝胺绿 B 及其他一些染料(如亚甲蓝、台盼蓝、阿辛蓝等)。因虎红染色刺激性大,目前临床上常用荧光素钠和丽丝胺绿 B 进行染色。

荧光素钠(图 5-21A)是最常用的角膜活体染色染料,其水溶液在中性及碱性条件下呈鲜艳的绿色和强荧光,酸性条件下荧光消失。荧光素钠对健康角膜上皮细胞不染色,可通过受损细胞间隙弥散渗入基质中,将损伤的角膜上皮细胞染色。当细胞间连接破坏时,荧光素钠能迅速弥散渗入细胞间隙,因此其适用于测量角膜上皮细胞的完整性,可用于评估药物对上皮细胞的毒性作用以及角膜上皮细胞的恢复情况。荧光素钠染色在眼科临床上应用较多,如:①评估泪膜状态;②评估泪液分泌量、清除率以及泪道功能；③评估角膜接触镜适配性；④辅助 Goldmann 压平眼压计测量眼压；⑤在眼科手术中应用；⑥用于评估角结膜上皮细胞的损伤。

角膜荧光素染色的优点是：①眼部刺激性小，耐受性好；②有极好的水溶性；③细胞毒性小。基于以上优点，荧光素染色检查常用于干眼患者眼表损伤的评估。但也存在一些不足，如：荧光素钠可在基质中迅速弥散，干扰对细胞染色或是细胞间隙染色的辨别，所以它不是理想的结膜染色剂。

虎红是四氯四碘荧光素钠，为荧光素钠的衍生物，其水溶液呈玫瑰色，又称为玫瑰红或孟加拉玫红。临床上常用于：①观察干燥性角结膜炎、角膜上皮树枝状溃疡、点状角膜炎、MGD 和暴露性角膜炎等；②用于确定角结膜赘生物的范围，有利于完全切除，以减少术后复发。虎红染料需要避光保存，因为紫外线可引起虎红染色剂的催化反应，染色后在阳光照射下症状会加重，尤其是干眼较重者，大量观察证实虎红染色强度与染色剂量相关，如果染色剂量小，染色的强度将减弱。在检查前常需滴表面麻醉药以减少染色剂引起的刺痛感，检查后还要及时擦去多余的染色剂，以防眼部皮肤着色。所以虎红染色检查的不足在于：①具有刺激性，患者常有刺痛感；②对细胞具有潜在毒性作用；③虎红染色呈红色，对于眼部炎症眼红，不易分辨染色情况。因此，目前临床较少使用虎红染色进行眼表检查。

丽丝胺绿 B（图 5-21B）是人工合成的具有两个氨基苯的有机化合物，因其无毒性和致癌性，FDA 已批准其作为药品、化妆品、食品的颜色添加剂。其别名包括酸绿 S、羊绒绿 S 或 C、牢固亮绿。用于眼表染色时它的优点在于：①不能染色健康的角结膜上皮细胞，只染色损伤的角结膜细胞；②不抑制病毒再生，对人体组织无毒性；③具有较好的水溶性，使其可以制备溶液浸润的检测试纸，方便临床使用；④对因维生素 A 缺乏引起的干眼，染色效果优于虎红；⑤可清晰染色出结膜表面与睑缘之间的 Marx 线。但在临床观察中也发现当丽丝胺绿使用浓度高达 2%～3% 时，受检者会产生烧灼感。丽丝胺绿染色还可以用于睑缘刷的染色观察，因其改变早于泪膜破裂时间（tear breakup time，TBUT）和 Schirmer 试验，所以睑缘刷的特征性染色结果可作为泪膜不稳定和干眼早期的敏感性指标。

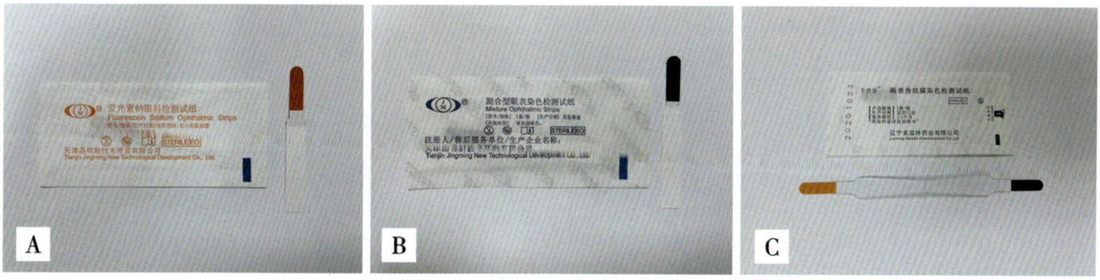

A：单一型（荧光素钠）；B、C：混合型（荧光素钠和丽丝胺绿 B）。

图 5-21　眼表染色检测试纸

为了方便临床医师同时观察角膜和结膜情况，市场上出现了商品化的荧光素钠和丽丝胺绿 B 相结合的混合型检测试纸，供临床使用。多种国际染色评分标准见表 5-1。

表 5-1　国际眼表染色评分法

评分法	角膜	结膜	特征
van Bijsterveld 系统	角膜、鼻侧球结膜和颞侧球结膜三个区域		重点应用于 Sjögren 综合征 9 分以内
	1. 少量分散的点状染色 2. 许多分散的点状染色 3. 点状染色融合成片	1. 少量分散的点状染色 2. 许多分散的点状染色 3. 点状染色融合成片	
美国国家眼科研究所/行业工作组指南	分为 5 个区域(中间、鼻侧、颞侧、上方、下方),每个区域 0 ~ 3 分	分为上方角膜缘旁、下方角膜缘旁、鼻颞侧周边部,每个区域 0 ~ 3 分	角膜评分——共 15 分 结膜评分——共 9 分
圆锥角膜的协同纵向评估(CLEK)	分为 5 个区域(中间、鼻侧、颞侧、上方、下方),每个区域 0 ~ 3 分,0.5 分一级	分为 4 个区域(鼻侧、颞侧、上方、下方),每个区域 0 ~ 4 分,0.5 分一级	荧光素钠 ICC = 0.76 孟加拉红 ICC = 0.40
面积-密度综合指数	面积(A0,没有点状染色;A1,>1/3;A2,1/3 ~ 2/3,A3,>2/3),密度(D0,没有染色;D1,散在;D2,中度;D3,重度,病变重叠)	不适用	综合每个指标,如 A1D2
Oxford 染色评分	可以使用荧光素钠、孟加拉红、丽丝胺绿,0 ~ V 取决于角结膜表面点状染色的强度		不同级别之间的染色点数呈对数增加
眼表染色评分	荧光素钠 0:0 个点 1:1 ~ 5 个点 2:6 ~ 30 个点 3:>30 个点	丽丝胺绿 0:0 ~ 9 个点 1:10 ~ 32 个点 2:33 ~ 100 个点 3:>100 个点	片状融合、瞳孔区染色或丝状物则各加 1 分 12 分以内 ICC = 0.90

注:以上评分方法,根据临床实际情况选择;ICC,组间相关性。

1. 角膜荧光素染色操作步骤及注意事项

(1)检查条件　安静和暗光环境下进行。

(2)物品准备　1.0 ~ 1.5 mg 荧光素钠检测试纸或 1% 荧光素钠溶液、最大量程为 10 μL的移液器、无菌 10 μL 移液器头、医用棉签、裂隙灯、生理盐水、免洗手消毒液。

(3)人员准备　检查者仪表整洁,快速手消,清洁双手。

（4）检查流程

1）核对受检者信息。

2）检查时，嘱受检者向上看，检查者用医用棉签轻轻向外牵拉下眼睑，下眼睑结膜囊滴入 5～10 μL 1% 荧光素钠溶液或用生理盐水润湿的荧光素钠检测试纸轻触下眼睑结膜；嘱受检者眨眼或闭眼，使整个染料均匀涂布于角膜表面。

3）嘱受检者将下颌放置于裂隙灯下颌托上，额部紧贴额托，调整裂隙灯高度。

4）打开裂隙灯，将白光调为钴蓝光，调整亮度。

5）嘱受检者瞬目 3～4 次，观察角膜着色情况。

（5）评分标准　根据染色的形态程度（type）及范围（grade）进行分级。①Type 0～4 评级标准：Type 0 为无染色，Type 1 为微小点状上皮脱失，Type 2 为粗大的上皮脱失，Type 3 为角膜上皮糜烂，Type 4 为片状缺损（≥1 mm）；②Grade 0～4 评级标准：Grade 0 为角膜上皮无缺失，Grade 1 为角膜上皮缺失累及 1 个象限，Grade 2 为累及 2 个象限，Grade 3 为累及 3 个象限，Grade 4 为累及 4 个象限或角膜中央光学区（图 5-22）。

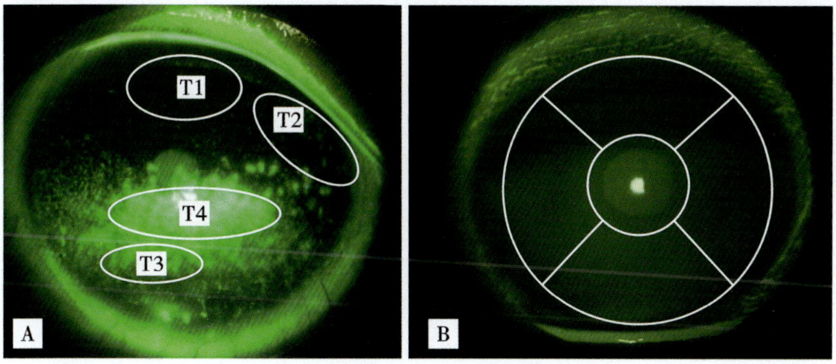

A：Type 评分；B：Grade 象限划分。

图 5-22　角膜荧光素染色评分

（6）注意事项

1）检查前禁止揉眼、冲洗结膜囊及泪道。

2）检查前询问受检者是否佩戴角膜接触镜，如佩戴需取下。

3）检查前告知受检者，角膜荧光素染色后视物会有颜色改变，数分钟后可自行消失。

4）检查时湿润试纸的生理盐水量不宜过多，并保持试纸染色端无污染。

5）染色 2～3 min 后在染色区边缘易形成浸染，染色后应尽快观察。

6）若角膜荧光素染色严重，检查结束后需要用生理盐水冲洗受检者角膜和结膜囊，减少眼表毒性反应。

2. 虎红染色（孟加拉红染色）操作步骤及注意事项

（1）检查条件　安静和暗光环境下进行。

（2）物品准备　1% 虎红溶液、医用棉签、裂隙灯、表面麻醉剂、生理盐水。

（3）人员准备　检查者仪表整洁，快速手消，清洁双手。

(4)检查流程

1)核对受检者信息;嘱受检者向上看,检查者用棉签轻轻向外牵拉下眼睑,将表面麻醉剂分别滴入双眼片刻后,将1%虎红溶液滴于结膜囊内。

2)嘱受检者将下颌放置于裂隙灯下颌托上,额部紧贴额托,调整裂隙灯高度。

3)打开裂隙灯,调整亮度。

4)嘱受检者瞬目3~5 s后,观察角结膜着色情况。

5)检查完毕后使用生理盐水冲洗结膜囊。

(5)评分标准　van Bijsterveld系统9分法评分(适用于荧光素钠或虎红染色):将眼表面分为鼻侧球结膜、颞侧球结膜及角膜3个区域,每个区域的染色程度分为3分,0分为无染色,1分为少量散在点状染色,2分为较多点状染色但未融合成片,3分为出现片状染色。由于上皮细胞的更新,轻微的虎红染色为眼表正常现象。

(6)注意事项

1)检查前禁止揉眼。

2)检查前询问受检者是否佩戴角膜接触镜,如佩戴需取下。

3)检查前告知受检者,眼表染色后视物会有颜色改变。

4)检查结束后需要用生理盐水冲洗受检者结膜囊,减少眼表毒性反应。

3. 丽丝胺绿染色操作步骤及注意事项

(1)检查条件　安静和暗光环境下进行。

(2)物品准备　丽丝胺绿B溶液或丽丝胺绿检测试纸(选其一)、医用棉签、裂隙灯、生理盐水。

(3)人员准备　检查者仪表整洁,快速手消,清洁双手。

(4)检查流程

1)使用无菌包装的丽丝胺绿检测试纸,用1~2滴生理盐水将试纸浸润。

2)嘱受检者向上看,检查者用医用棉签轻轻向外牵拉下眼睑,使染料进入结膜囊内;嘱受检者眨眼或闭眼,使整个染料均匀涂布于眼表面。

3)嘱受检者将下颌放置于裂隙灯下颌托上,额部紧贴额托,调整裂隙灯高度。

4)打开裂隙灯,调整亮度,嘱受检者瞬目3~5 s后,观察角结膜表面着色情况(图5-23)。

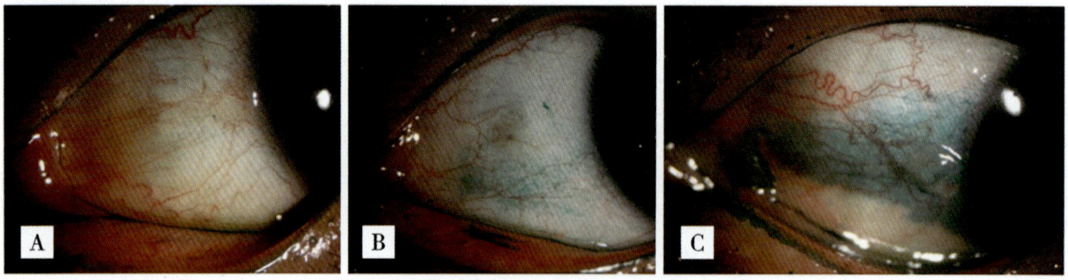

A:1分;B:2分;C:3分。

图5-23　结膜丽丝胺绿染色评分

（5）评分标准　SICCA 眼表染色评分法（适应于混合染色评分）：将眼表面分为鼻侧球结膜、颞侧球结膜及角膜 3 个区域，其中角膜区域使用荧光素染色，每个区域的染色程度分为 0～3 分，0 分为无染色，1 分为 1～5 个点状染色，2 分为 6～30 个点状染色，3 分为>30 个点状染色。结膜区域使用丽丝胺绿染色，每个区域的染色程度分为 0～3 分，0 分为 0～9 个点，1 分为 10～32 个点，2 分为 33～100 个点，3 分为>100 个点。另外，如出现片状着染、瞳孔区着染或角膜丝状物中任意 1 项总分加 1 分，三个区域得分累计为总分。

（6）注意事项

1）检查前禁止揉眼。

2）检查前询问受检者是否佩戴角膜接触镜，如佩戴需取下。

3）检查前告知受检者，眼表染色后视物会有颜色改变。

4）检查时湿润试纸的生理盐水量不宜过多，并保持试纸染色端无污染；4 min 内结束检查。

5）检查结束后需要用生理盐水冲洗受检者结膜囊，减少眼表毒性反应。

第二节　干眼常规检查

一、泪膜破裂时间检查

泪液生成减少、分布不均、蒸发增强或清除延迟都可引起泪膜稳定性下降，评估泪膜稳定性最常用的测量方法是 TBUT，即一个完全眨眼完成到泪膜出现第一个破裂点之间的时间。目前临床上常用的 TBUT 包括：荧光素染色泪膜破裂时间（fluorescein breakup time，FBUT）和非干涉性泪膜破裂时间（noninvasive beakup time，NIBUT）。

引起泪膜破裂的机制尚不明确，传统假设认为当脂质扩散并移行到黏液－水界面时，就会发生泪膜破裂，但这种假设不被广泛认可。另有假设认为，泪膜破裂可能是由黏液层最薄处的破裂引起水液层与上皮层接触所致。

TBUT 可能会受到药物（如抗组胺药、抗抑郁药、抗高血压或抗帕金森药物）以及一些眼表操作、空气湿度等因素的影响。即使在 FBUT 检查前甩掉浸湿的荧光素钠检测试纸上多余的液体，余下的作用于眼表的荧光素钠仍可缩短泪膜破裂时间。同时，即使个体间的 TBUT 存在很大差异，人们仍普遍认为 TBUT<10 s 反映泪膜稳定性下降，而 TBUT≤5 s 则是干眼的标志。

由于 FBUT 准确性和重复性差，因此在临床上，也有用视频成像系统记录 FBUT 检查过程以提高结果的准确性的方法。考虑到 FBUT 的固有侵袭性对测量可靠性的影响，随后出现采用仪器测量 NIBUT，它们的优点是不会改变眼表状态，然而，这些方法在临床实践中并未得到推广，主要是由于定量、结果的变异性或技术等方面的问题。

目前临床上常用于测量 NIBUT 的主要工具是一些带有角膜地形图测量功能的仪器，如 Oculus Keratograph 眼表综合分析仪（图 5-24），它是通过记录角膜前表面的 Placido

圆盘图像变化测量 TBUT,利用软件自动评估角膜屈光力的局部变化以提示眼表不规则性和 TBUT,同时还检测并记录泪膜破裂的位点。近年来,亦有采用其他方法测量 NIBUT 的报道,如利用高速视频角膜成像来评估图像中央圆环数的变化差异,此差值提示图像质量的不稳定性,用来估算 TBUT。Downie 采用 E300 角膜地形图仪进一步改进该技术,消除了过度运动造成的伪影,并能够识别睫毛造成的阴影,使此项技术测量的 NIBUT 更加准确。虽然 NIBUT 优于 FBUT,避免了荧光素钠、光线等因素对 TBUT 结果的影响,但 FBUT 仍然是临床上最常用的干眼诊断性测试方法。需要注意的是此项检查应当在其他检查(如翻开上眼睑或眼表染色)前进行测量,避免其他因素对泪膜的干扰,影响最终检查结果。

1. FBUT 检查操作步骤和注意事项

(1)检查条件　安静和暗光环境下进行。

(2)物品准备　1.0~1.5 mg 荧光素钠检测试纸或 1% 荧光素钠溶液、最大量程为 10 μL的移液器、无菌 10 μL 移液器头、医用棉签、裂隙灯、秒表、生理盐水、免洗手消毒液。

(3)人员准备　检查者仪表整洁,快速手消,清洁双手。

(4)检查流程

1)核对受检者信息。

2)检查时,嘱受检者向上看,检查者用医用棉签轻轻向外牵拉下眼睑,下眼睑结膜囊滴入 5~10 μL 1% 荧光素钠溶液或用生理盐水润湿荧光素钠检测试纸轻触下眼睑结膜;嘱受检者眨眼或闭眼,使整个染料均匀涂布于角膜表面。

3)嘱受检者将下颌放置于裂隙灯下颌托上,额部紧贴额托,调整裂隙灯高度。

4)打开裂隙灯,将白光调为钴蓝光,调整亮度。

5)嘱受检者瞬目 3~4 次,最后 1 次瞬目后睁眼自然平视前方时,检查者开始使用秒表计时,在观察到泪膜中出现第 1 个随机分布干斑时按下秒表,秒表显示时间即为 FBUT。

(5)诊断指标　正常为 10~45 s,<10 s 为泪膜稳定性下降。

(6)注意事项

1)检查前禁止揉眼、使用滴眼液或冲洗结膜囊及泪道。

2)检查前询问受检者是否佩戴角膜接触镜,如佩戴需取下。

3)检查前告知受检者,角膜荧光素染色后视物会有颜色改变,数分钟后可自行消失。

4)检查时湿润试纸的生理盐水量不宜过多,并保持试纸染色端无污染。

5)染色后应尽快观察。

2. NIBUT(Oculus Keratograph 眼表综合仪)检查操作步骤和注意事项

(1)检查条件　安静和暗光环境下进行,室内温度保持在 20~25 ℃,湿度40%~60%。

(2)物品准备　眼表综合分析仪。

(3)人员准备　检查者仪表整洁,快速手消,清洁双手。

(4)检查流程

1) 打开电脑软件,登记受检者信息并保存。

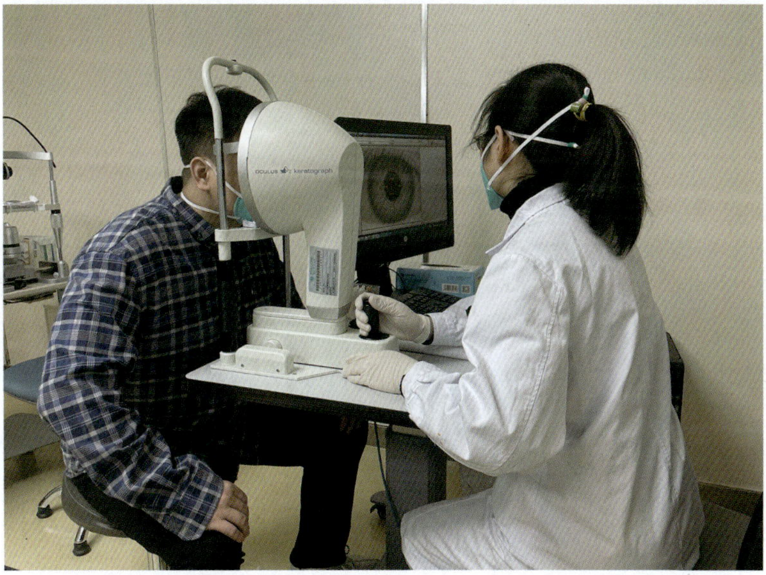

图 5-24　NIBUT(Oculus Keratograph 眼表综合分析仪)检查

2)嘱受检者将下颌放置于下颌托上,额部紧贴额托,调整仪器至合适高度。

3)点击页面“检查”选项后选择“NIBUT”,将 Placido 盘对准检查眼,嘱受检者注视前方红色指示灯。

4)检查者注视显示屏,根据红色圆圈上出现的箭头方向调节操作杆,将显示屏上的圆形定位标识调整至受检眼的瞳孔中央,当调整完成后,屏幕出现“眨眼 2 次”,嘱受检者眨眼,眨眼 2 次后,嘱受检者保持睁眼状态注视前方指示灯,坚持 14 s 不眨眼。

5)检查结束后,软件自动分析并记录首次泪膜破裂时间、平均泪膜破裂时间、泪膜时间破裂位点及检查所用时间,若受检眼经过 24 s 后仍未出现泪膜破裂则软件自动终止检查。

(5)参考指标

1)正常:首次泪膜破裂时间≥10 s,平均泪膜破裂时间≥14 s。

2)异常:首次泪膜破裂时间<10 s,平均泪膜破裂时间<14 s。

(6)注意事项

1)检查前禁止使用滴眼液或冲洗结膜囊及泪道。

2)检查前禁止揉眼或使用眼膏,禁止佩戴角膜接触镜。

3)检查前告知受检者检查目的,并嘱检查时双眼目视前方,不可随意转动眼球及眨眼。

4)检查时禁止检查者强行撑开受检眼。

二、泪液分泌检查

(一)Schirmer 试验

Schirmer 试验由 Schirmer 于 1903 年首次设计、应用并命名,是目前临床上最常用的定量检测水液性泪液分泌的方法。采用一端向内折叠的 Schirmer 试纸(5 mm×

35 mm)，将内折端放置于受检者下结膜囊的中外 1/3 交界处，测量 5 min 后泪液浸润试纸的长度。DeRoetth 又在 1953 年对其进行改进，把试纸更换为 Whatman 标准第 41 号滤纸，此标准化 Schirmer 试纸于 1961 年首次被 Halberg 和 Berens 引入临床。关于检测时试纸放置位置同样经历了一系列漫长的讨论与临床观察，许多研究者对试纸放置位置提出了不同建议，包括 7 点附近下结膜囊的中间 1/3 处、中间下结膜囊、中下部和外侧结膜囊的 1/3 的交界处或外侧 1/3 处。然而，报告显示，是否放在下眼睑边缘的内侧或外侧对泪液分泌结果的影响并没有统计学差异，因此，最终规定放于下结膜囊的中外 1/3 处。

根据是否麻醉及检查目的，Schirmer 试验分为基础 Schirmer 试验、Schirmer Ⅰ试验和 Schirmer Ⅱ试验。目前，Schirmer 试验的三种测试方法中，Schirmer Ⅰ试验在临床应用最为广泛，即在无麻醉状态下，直接将泪液试纸置于受检者下结膜囊的中外 1/3 处观察泪液分泌量，此方法可间接检测泪腺分泌功能、主副泪腺的基础和反射性泪液分泌及泪河的容量。Schirmer Ⅱ试验需在眼表麻醉状态下进行，通过棉签刺激鼻黏膜，用于测量反射性泪液分泌，现在也有用毛刷代替刺激鼻黏膜的方法。另一种方法类似于 Schirmer Ⅰ试验，是在麻醉状态下不刺激鼻黏膜的方法，为基础 Schirmer 试验，用于测量基础泪液分泌，但实际情况是即使在麻醉状态下，也不能测量“纯粹的”基础泪液量，刺激眼睑边缘仍可引起泪液量刺激性增加。Schirmer 试验检查时，无论是否应用表面麻醉剂，均应擦去残余在下睑穹隆的液体，并嘱受检者避免挤压眼睑。

Schirmer 试验虽然是临床上最常用的定量检测水液性泪液分泌的方法，但仍存在一定的局限性，其重复性、灵敏性和特异性均较差，且对结膜和角膜有潜在的损伤(图 5-25)。因其舒适度低，故在儿童中操作困难。

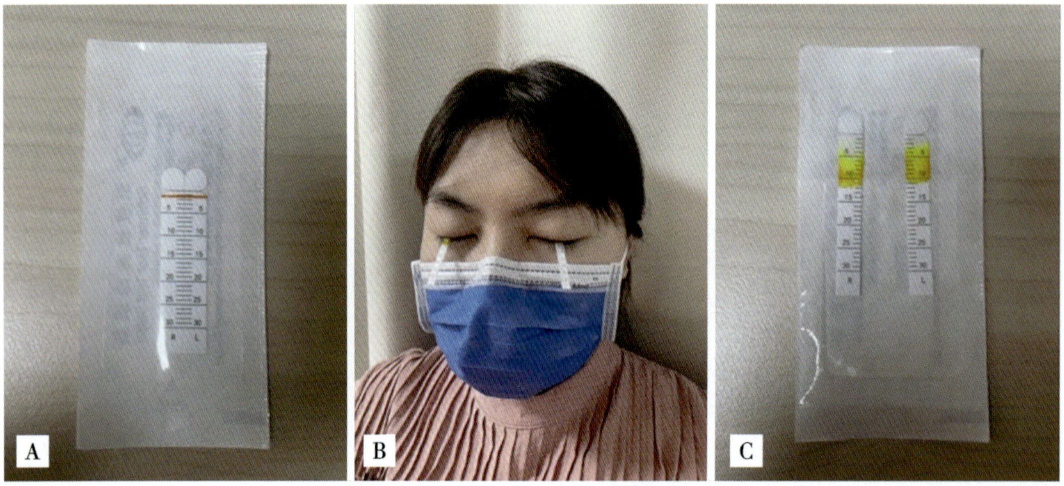

A：检测试纸；B：检查中；C：检查结果。

图 5-25 Schirmer Ⅰ试验

1. 基础 Schirmer 试验 反映泪液基础分泌情况。

(1)检查条件 安静和暗光环境下进行，保持室内温度 20～25 ℃，湿度 40%～60%。

(2)物品准备 表面麻醉剂、医用棉签、泪液试纸、计时器、镊子或一次性医用手套。

(3)人员准备　检查者仪表整洁,快速手消,清洁双手。

(4)检查流程

1)嘱受检者坐位,受检眼滴入表面麻醉剂,医用棉签擦拭多余液体;试验全过程闭眼、放松,不得攀谈。

2)10 s 后,嘱受检者向上看,检查者将泪液试纸分别置于受检者下结膜囊的中外 1/3 处,再嘱受检者向下看或轻轻闭眼,开始计时。

3)计时器计时 5 min 后,检查者戴一次性橡胶手套或无菌镊子将泪液试纸取出,测量并记录试纸湿润长度。

(5)参考指标　正常值为试纸湿润长度>10 mm/5 min,≤5 mm/5 min 为异常。

2. Schirmer Ⅰ试验　反映主副泪腺的基础和反射性泪液分泌及泪河的容量。

(1)检查条件　安静和暗光环境下进行,保持室内温度 20～25 ℃,湿度 40%～60%。

(2)物品准备　泪液试纸、计时器、医用棉签、镊子或一次性医用手套。

(3)人员准备　检查者仪表整洁,快速手消,清洁双手。

(4)检查流程

1)嘱受检者坐位,试验全过程闭眼、放松,不得攀谈。

2)嘱受检者向上看,检查者将试纸分别置于受检者下结膜囊的中外 1/3 处,再嘱受检者向下看或轻轻闭眼。

3)计时器计时 5 min 后,检查者戴一次性橡胶手套或用无菌镊子将泪液试纸取出,测量并记录泪液试纸湿润长度。

(5)参考指标　正常值为试纸湿润长度>10 mm/5 min,≤5 mm/5 min 为异常。

3. Schirmer Ⅱ试验　检测泪液反射性分泌情况。

(1)检查条件　安静和暗光环境下进行,保持室内温度 20～25 ℃,湿度 40%～60%。

(2)物品准备　表面麻醉剂、医用棉签、泪液试纸、计时器、医用棉签、镊子或一次性医用手套。

(3)人员准备　检查者仪表整洁,快速手消,清洁双手。

(4)检查流程

1)嘱受检者坐位,受检眼滴入表面麻醉剂,医用棉签擦拭多余液体。

2)试验全过程闭眼、放松,不得攀谈。

3)嘱受检者向上看,检查者将泪液试纸分别置于受检者下结膜囊的中外 1/3 处,再嘱受检者向下看或轻轻闭眼,检查者用棉棒刺激鼻黏膜(棉棒长 8cm,顶端宽 3.5 mm,沿鼻腔颞侧壁平行向上轻轻插入鼻腔)。

4)计时器计时 5 min 后,检查者戴一次性橡胶手套或用无菌镊子取下试纸,测量并记录试纸湿润长度。

(5)参考指标　试纸湿润长度正常值>10 mm/5 min,≤5 mm/5 min 为异常。

4. 注意事项

(1)检查前禁止使用滴眼液或眼膏,禁止冲洗结膜囊和泪道。

(2)检查过程中禁止用力揉眼或挤眼、接打电话或与人攀谈。

(3)儿童敏感者不建议此项检查,可选用其他检查代替。

(4)泪液试纸前端保持清洁。

(5)试验时受检者应轻轻闭目,试纸条尽量避免触及角膜。

(6)取出试纸时,应保证试纸的完整性,避免将试纸头端遗留结膜囊中。

(7)检测 5 min 取出试纸条,需放置 2 min 后再观察并记录试纸湿润长度。

(8)Schirmer Ⅱ 试验操作时,棉签刺激鼻黏膜动作应轻柔,避免造成鼻黏膜损伤。

(二)酚红棉线试验

酚红棉线试验(phenol red cotton thread test,PRT)是一种检查泪液分泌量的方法,能评估泪河的容量,可帮助诊断水液缺乏型干眼。由于 Schirmer 试验可引起反射性泪液分泌,造成结果的可重复性降低,同时,随着检查时间的推移,试验结果也会受到纸张宽度和 Schirmer 试纸接触面积的影响。为了减少结膜和眼睑刺激,在 1977 年,Kurihashi 等人修改了 Schirmer 试验,使用一根直径 0.25 mm,长度 70 mm 的白色细线代替 Whatman 滤纸,一端在荧光素染色(3 mm)后插入未麻醉的结膜囊 30 s,细线的浸湿部分变黄,然后测量浸湿细线的长度。1983 年 Hamano 等人使用浸渍酚红染料的棉线进行这种测试,并改名为“酚红棉线测试”。眼泪呈弱碱性,可使染料的颜色由黄色变为红色(泪液 pH 值 7 ~ 8)。PRT 检查时酚红棉线插入下结膜囊的中外 1/3 处,时间只需 15 s。研究显示,同一时段反复进行多次 PRT 检查具有较好的重复性,而棉线上残留的微量 pH 指示剂也仅有微弱的刺激性,说明棉线不会引起明显的反射性溢泪;睁眼和闭眼对 PRT 检查无影响,提示 PRT 检查可以提供一个间接但非常理想的残余泪液量测试方法(图 5-26)。

理论上讲,PRT 检查微创,不引起反射性泪液分泌,提高了结果的准确性。然而,一些研究者发现 PRT 检查和用泪河高度检查或荧光光度法测得的泪液量之间并无显著相关性,并且与干眼症状之间的相关性也不高。PRT 和 Schirmer 试验结果的一致性暂无定论,从弱相关到强相关均有报道。

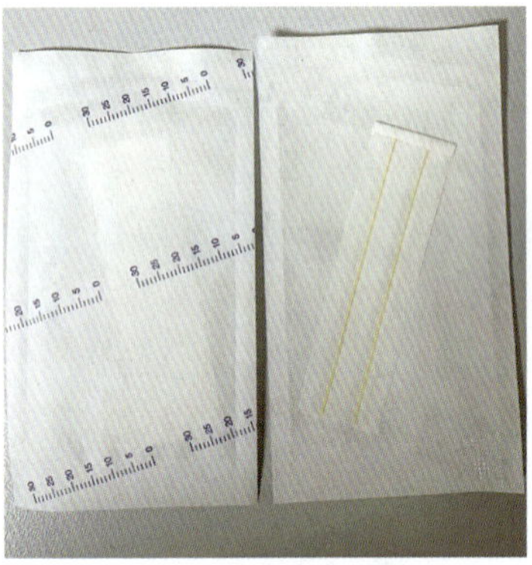

图 5-26 酚红棉线

PRT 操作步骤及注意事项如下。

1. 检查条件 安静和暗光环境下进行。
2. 物品准备 酚红棉线、医用棉签、无菌镊、医用手套、计时器、测量标尺。
3. 人员准备 检查者仪表整洁,快速手消,清洁双手。

4. 检查流程

(1)嘱受检者坐位。

(2)检查者戴手套,打开包装,用无菌镊取出酚红棉线,嘱受检者向上看,轻轻向外下牵拉下眼睑,检查者将酚红棉线前端 3 mm 弯折处置于受检者下结膜囊的中外 1/3 处,再嘱受检者轻轻闭眼或目视前方,立即计时。

(3)在计时器计时 15 s 后,将酚红棉线取出,分别用标尺测量酚红棉线湿润长度。

5. 诊断指标　正常值 10 ~ 20 mm/15 s,≤10 mm/15 s 为泪液分泌量减少。

6. 注意事项

(1)检查前禁止使用滴眼液或眼膏,禁止冲洗结膜囊和泪道。

(2)检查过程中禁止用力揉眼或挤眼、接打电话或与人攀谈。

(3)操作中酚红棉线前端保持无菌。

三、泪河高度测量

泪液量在眼表健康中占据着重要地位,它的稳态失衡(如水液缺乏)可能是导致干眼的关键致病因素,也是诊断干眼的关键指标之一。泪河是泪液在睑缘与球结膜之间形成的带状结构,正常泪河高度为 0.2 ~ 0.4 mm。临床上常以下方泪河高度和深度反映整个眼表的泪液量、泪液系统的功能及病理变化。研究显示,泪河的泪液量占总泪液量的 75% ~ 90%,故泪河高度是评估泪液容积的可靠指标。临床工作中,常以荧光素钠染色,在钴蓝光下大致评估泪河高度及泪河连续状态,这种方法虽然简便,但并不精准,常常受到检查者的主观经验、荧光素钠滴入量和检查距离上次眨眼的时长等因素影响。

泪河是眼表储存泪液的蓄水池,为眼表提供泪液。泪河的定量评估方法有泪河高度、泪河曲率以及泪河横截面面积。

泪河计(或泪河测量仪)是测量泪河的工具,以高度或横截面容积表示。泪河计的测量需要在裂隙灯辅助下完成,最简单的裂隙灯泪河计是根据裂隙灯光带高度确定泪河高度,其检查结果的可重复性较差。专业化的泪河计系统配备有可旋转投射设备,是由一个黑白条纹的靶、一面半镀银镜和一个数码视频记录机组成,可直接动态观察泪河,无须荧光素钠染色。现可通过裂隙灯结合 iPod touch 测量泪河:在工作距离 50 cm 处反射泪膜,生成平行黑白条带光栅,光栅宽度调至 7.5 mm,照相机记录泪河表面反射黑白光栅,通过 Image J 软件分析两条相邻黑色条纹最外层之间的距离,判断泪液量,此种方法具有重复性好、操作简单、结果可靠、成本低廉的优点。

目前,眼前节光学相干断层扫描仪和眼表综合分析仪等设备被广泛应用于泪河测量。眼前节光学相干断层扫描仪可用于泪河高度、泪河曲率和泪河横截面面积的测量,眼表综合分析仪可测量泪河高度,这两种测量结果客观、精准,与传统方法的测量结果有很好的一致性,但测量结果会受到许多因素影响,如眨眼后的时间、睑缘测量位置、检查时间、温度、湿度、空气流动速度和照明等。

此外,泪河试纸检查也可用于评估泪液量,其检查方法详见第五章第一节。

(一)眼前节光学相干断层扫描仪泪河高度检查操作步骤

1. 检查条件　安静和自然光环境下进行,保持室内温度 20 ~ 25 ℃,湿度 40% ~ 60%。

2. 物品准备　眼前节光学相干断层扫描仪。

3. 人员准备　检查者仪表整洁,快速手消,清洁双手。

4. 检查流程

(1)打开眼前节光学相干断层扫描仪,核对并登记受检者信息,受检者坐于仪器前,下颌紧贴下颌托,额部紧贴额托,调整高度,使受检者睑裂位与仪器睑裂位处于同一水平。

(2)点击显示屏上“前节测量”,移动操纵杆,将仪器对准受检眼,嘱受检者目视前方指示灯方向,自然眨眼 3 ~ 4 次后,点击“扫描”按钮,记录眼前节影像。

(3)扫描结束后,嘱受检者休息,检查者调出测量界面,点击“测量尺”,测量 90°方向上泪河高度、泪河深度,点击“测量面积”,测量 90°方向上泪河横截面面积。

5. 参考指标

(1)泪河高度正常值为 0.20 ~ 0.33 mm,<0.20 mm 为异常。

(2)泪河深度正常值为 0.19 ~ 0.24 mm,<0.19 mm 为异常。

(3)横截面积正常值为 0.026 ~ 0.049 mm^2,<0.026 mm^2 为异常。

(二)眼表综合分析仪泪河高度检查操作步骤

1. 检查条件　安静和暗光环境下进行,室内温度保持在 20 ~ 25 ℃,湿度 40% ~ 60%。

2. 物品准备　眼表综合分析仪。

3. 人员准备　检查者仪表整洁,快速手消,清洁双手。

4. 检查流程

(1)打开电脑软件,登记受检者信息。

(2)嘱受检者将下颌放置于下颌托上,额部紧贴额托。

(3)点击软件选择“泪河高度测量”(红外线或可视光)模式。

(4)将带有 Placido 盘的检查镜头中央对准受检眼泪河,调至图像清晰后,按下操作杆的拍摄按钮。

(5)界面将自动进入测量模式,鼠标移至图像瞳孔正下方对准泪河的上界和下界点击,测量出泪河高度(图 5-27)。

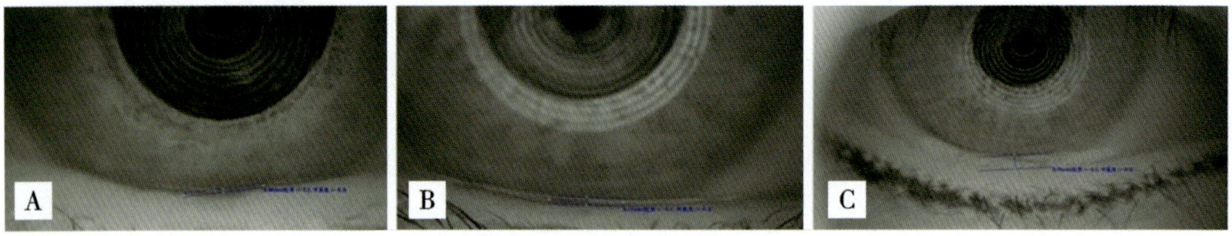

A:0.08 mm;B:0.22 mm;C:0.35 mm。

图 5-27　红外光下泪河高度

5. 诊断指标

(1)红外光下泪河高度0.2～0.4 mm泪液分泌正常，<0.2 mm泪液分泌异常，可考虑水液缺乏型干眼。

(2)可见光下泪河高度0.3～0.4 mm泪液分泌正常，<0.3 mm泪液分泌异常，可考虑水液缺乏型干眼。

(三)注意事项

(1)检查前禁止揉眼、佩戴角膜接触镜。

(2)检查前禁止使用滴眼液和眼膏，禁止冲洗结膜囊及泪道。

(3)检查时勿用手指撑开受检者眼睑，嘱受检者自然眨眼数次后，泪河稳定状态下再进行检查。

(4)检查全过程，受检者尽可能保持头部固定，双眼正视前方。

四、泪液清除率测量

泪液动态循环包括泪液的生成、分布、蒸发以及清除。泪液的生成速度为0.8～1.2 μL/min，日均生成量约1.5 mL，来源主要包括泪腺、睑板腺、杯状细胞及副泪腺。泪液的分布通过瞬目动作扩散至整个眼表，眼表泪液均匀分布依赖于正常瞬目和神经反射。部分泪液从眼表面蒸发，脂质层在调节正常的蒸发过程中有重要的作用，泪液蒸发速率易受到外界环境的影响。蒸发后余留的泪液形成泪河并存于结膜囊，最终经过泪点，由泪道系统排入鼻腔。

检测泪液动力学的试验方法多种多样，如检测泪液分泌量的试纸试验(泪河试纸、Schirmer试验、酚红棉线试验等)、TBUT检查、泪液蒸发速率监测、泪液清除率试验、鼻腔收集染料及味觉试验等。其中味觉试验是一种主观试验，可反应泪液分泌和排泄功能。目前临床上试纸试验、TBUT检查应用较为广泛，其次是泪液蒸发速率监测、泪液清除率试验。

泪液蒸发速率被认为是泪液脂质层稳定性的指标，泪液蒸发速率增加会导致泪膜变薄，出现眼干和眼部不适。泪液蒸发会受到年龄、性别、眨眼频率、泪膜脂质层情况、空气温湿度等因素的影响，青少年10%左右的泪液会自然蒸发，而成人则有20%的泪液自然蒸发，45岁以上中老年人泪液蒸发速率比年轻人高1.5倍，女性的泪液蒸发速率比男性高约1.4倍。眨眼频繁或眼表暴露较多者泪液蒸发速率增加。环境湿度低可导致泪液蒸发增加，相对湿度降低10%，正常人的泪液蒸发速率增加>40%，这可能与脂质层厚度变薄和泪膜稳定性降低有关。目前有许多不同的技术可以用于测量泪液蒸发速率，包括水气压梯度测量和眼杯内相对湿度增加速率测量，但采用泪液蒸发速率诊断和监测干眼很难实现。

泪液清除率是指通过泪液稀释或排出导致泪膜或泪液中加入的标记物清除的速率。泪液清除率的测量有两种方法：一种是将2%荧光素钠溶液5 μL滴入结膜囊内，15 min后吸取泪河中的泪液，用分光光度计检测泪液中荧光素钠剩余情况；另一种是将0.25%荧光素钠溶液5 μL滴入结膜囊内，放入Schirmer试纸，根据试纸的测量结果进行评估

（具体操作步骤见下文）。眼表荧光素钠染料的消失速度取决于泪液生成的速率及泪液量、眼表的蒸发、泪道的通畅程度及泪泵的功能。目前临床上常通过 Schirmer 试纸来判断泪液的清除情况，这种方法虽然不能精确地测量出泪液清除量，但操作方便，更加实用，可以同时评估基础泪液分泌、反射性泪液分泌和泪液清除情况。

泪液清除率测量操作步骤及注意事项如下。

1. 检查条件　安静和暗光环境下进行，保持室内温度 20～25 ℃，湿度 40%～60%。

2. 物品准备　表面麻醉剂、0.25% 荧光素钠溶液、最大量程为 10 μL 的移液器、无菌 10 μL 移液器头、医用棉签、Schirmer 试纸（无荧光素钠）、计时器。

3. 人员准备　检查者仪表整洁，快速手消，清洁双手。

4. 检查流程

（1）检查者设置移液器的移液量为 5 μL，移液器安装无菌移液器头，取 5 μL 荧光素钠溶液。

（2）受检者取坐位，检查者用棉签向外牵拉下眼睑，将取出的 5 μL 荧光素钠溶液滴入受检者结膜囊内，再以同样的方法滴入对侧眼 5 μL 荧光素钠溶液。

（3）按下计时器，10 min 后滴入表面麻醉剂，放入 Schirmer 试纸，计时 1 min 后戴一次性橡胶手套或用镊子取出试纸。

（4）再次计时 10 min 后再次放入 Schirmer 试纸，计时 1 min 后取出试纸。

（5）10 min 后再次重复上述操作。

（6）观察 3 次 Schirmer 试纸上荧光素钠残留情况，并记录每次 Schirmer 试纸测量结果。

5. 参考指标

（1）泪液分泌正常者，前两次 Schirmer 试纸测量结果>3 mm（基础泪液分泌）。

（2）正常的反射性分泌，最后 Schirmer 试纸测量结果大于前两次（反射性泪液分泌）。

（3）泪液清除正常者，首次泪液分泌试验后 Schirmer 试纸上荧光素钠染色开始消失。

6. 注意事项

（1）检查前禁止使用滴眼液或冲洗结膜囊，禁止佩戴角膜接触镜。

（2）检查过程中禁止用力揉眼或挤眼、接打电话或与人攀谈，滴入荧光素钠时禁止移液器头端接触结膜。

（3）儿童敏感者不建议此项检查，可选用其他检查代替。

（4）泪液检测试纸前端保持清洁。

（5）取出试纸时，应保证试纸的完整性，避免将试纸头端遗留结膜囊中。

五、泪膜脂质层分析

泪膜分为三层，由外到内分别为脂质层、水液层和黏蛋白层。睑板腺分泌的睑酯在眼表区域动态分布，形成具有一定厚度的脂质层，其具有表面张力，对维持泪膜稳定性和眼表健康至关重要。

1989 年 Doane 等人设计了一种光学干涉影像信号记录系统——干眼仪，其是一种泪膜干涉成像仪，利用白色照射光在脂质层前表面和后表面形成双折射光相干涉条纹的原理，通过影像显现终端观察角膜正中央 2.2 mm×3.0 mm 脂质的形态并记录结果。

1997 年Guillon 等人报道一种临床干涉仪，采用广谱照明观察泪膜脂质层的动态变化，发现不同脂质层厚度形成的不同干涉条纹。2003 年 Goto 等人报道一种根据干涉条纹测算泪膜脂质层厚度的算法。在此基础上，2009 年 Korb 和 Blackie 等人研发了首台测量泪膜脂质层厚度的设备——LipiView 眼表干涉仪。

本节主要介绍干眼仪和 LipiView 眼表干涉仪用于泪膜脂质层的评估方法，此外眼表综合分析仪也可用于评估泪膜脂质层（详见本章第三节）。

（一）干眼仪

干眼仪（DR-1 系统）通过影像显示终端观察角膜正中央 2.2 mm×3.0 mm 的脂质层形态，图像显示可保持约 30 s，可呈现脂质层动态变化，在一定程度反映泪膜稳定性。研究发现，泪膜影像的等级与干眼严重程度呈正相关，其诊断干眼的灵敏性为 83%，特异性为 80%。该设备在实际操作中发现，部分受检者泪膜影像与可参考的影像等级存在差异，难以评判定级，需要根据经验来判断，结果易受到检查者主观因素的影响（图 5-28）。

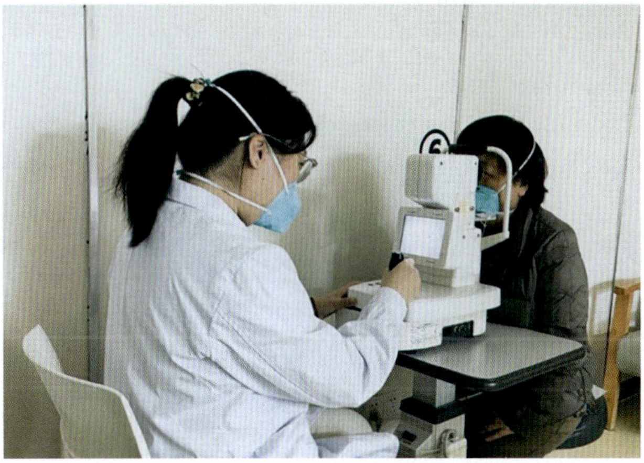

图 5-28　干眼仪泪膜影像检查

干眼仪泪膜影像检查操作步骤及注意事项如下。

1. 检查条件　安静和暗光环境下进行，保持室内温度 20 ~ 25 ℃，湿度 40% ~ 60%。

2. 物品准备　DR-1 型干眼仪。

3. 人员准备　检查者仪表整洁，快速手消，清洁双手。

4. 检查流程

（1）嘱受检者将下颌放置于干眼仪下颌托上，额部紧贴额托，平视正前方。

（2）打开干眼仪，将变倍旋钮调整到 12 倍，调节操纵杆，将光源对准受检者瞳孔，将变倍旋钮调整到 36 倍。将焦点调整到聚焦位置，再将亮度调整到适合摄影的亮度，前后移动干眼仪，直至显示屏上出现充满整个屏幕的影像。

（3）嘱受检者眨眼 3 ~ 4 次后，按下中央操作杆按钮，记录检查影像；或按下录像按钮，嘱受检者眨眼，记录检查全过程。

（4）再次按下按钮，结束检查，对照等级图像，判断影像等级。

5. 参考指标　Ⅰ级、Ⅱ级泪膜影像为正常；≥Ⅲ级为异常。影像等级如下（图 5-29）。

（1）Ⅰ级　正常泪膜像：脂质层、水样层分布均匀。

（2）Ⅱ级　大致正常泪膜像：呈流水样，脂质层分布均匀。

（3）Ⅲ级　轻度异常泪膜像：泪膜脂质层分布不均，出现扭曲变形，未破裂；泪膜细胞碎屑增多。

（4）Ⅳ级　中度异常泪膜像：泪膜脂质层分布不均，出现扭曲变形，破裂；泪膜像呈彩色条纹型，未见干斑；泪膜细胞碎屑、黏液增多。

（5）Ⅴ级　重度异常泪膜像：泪膜消失，出现大量干斑。

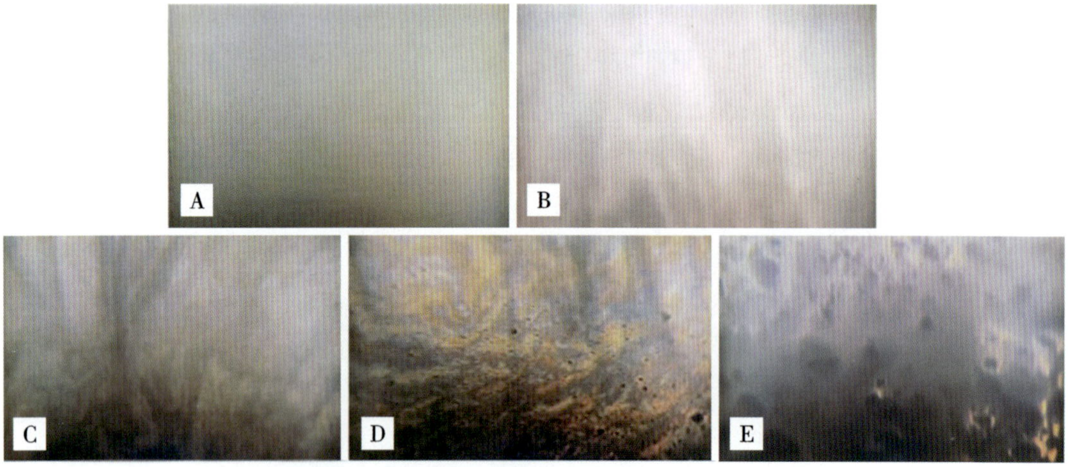

A：Ⅰ级；B：Ⅱ级；C：Ⅲ级；D：Ⅳ级；E：Ⅴ级。

图 5-29　泪膜影像等级

6. 注意事项

（1）受检者应在检查前至少 12 h 内禁止使用油性滴眼液，24 h 内禁止使用眼膏，如使用其他滴眼液，至少等待 4 h 后再做该项检查。

（2）佩戴角膜接触镜者，需停戴 4 h 以上。

（3）检查前 12 h 内禁游泳。

（4）检查前禁止揉眼等动作。

（5）受检者检查时应双眼注视前方，仪器光源对准瞳孔区。

（二）LipiView 眼表干涉仪

LipiView 眼表干涉仪是一种用于临床检测和评价泪膜脂质层厚度的仪器，主要部件包括：白色的 LED 光源、自动对焦的高分辨率相机以及带有色彩监视器的观察系统。Korb 和 Blackie 等于 2009 年首次详细描述了 LipiView 眼表干涉仪的特点。它运用独特薄膜干涉技术，进行精确的眼表成像，可用于捕捉、存档泪膜的镜面（干涉）观察，从而对泪膜进行视觉监测和成像记录，可作为临床客观检测与评价泪膜脂质层变化的有效方法，这种泪膜脂质层厚度测量属于一种非侵入性检查。它采用白光干涉原理，通过分析泪膜镜面反射的干涉图样，直接对泪膜进行干涉光颜色的评估，从而间接测量出脂质层的厚度。颜色评估的测量单位为干涉颜色单位（ICU），一个单位的 ICU 相当于 1 nm。干涉测量的 ICU 范围为 0 ~ 240，精确度为 1ICU。脂质层厚度可检测的最小变化值为 15 nm，测量值以 15 nm 递增（图 5-30）。

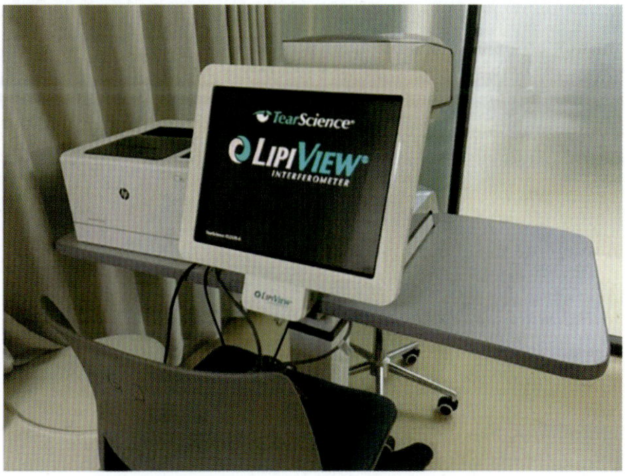

图 5-30　LipiView 眼表干涉仪

根据泪膜干涉图的主要颜色，测定脂质层厚度的判定标准见表 5-2。

表 5-2　根据干涉图中主要颜色测定脂质层厚度的判定标准

主要颜色	脂质层厚度/nm	彩色标准
白	30	N 9/0
灰（白）	45	N 8.5/0
灰	60	N 8/0
灰（黄）	75	10 YR 9/2
黄	90	10 YR 9/4
黄（棕）	105	7.5 YR 8/6
棕（黄）	120	7.5 YR 7/10
棕	135	2.5 YR 6/10
棕（蓝）	150	7.5 PB 8/2
蓝（棕）	165	2.5 PB 7/4
蓝	180	2.5 PB 7/4

N：无彩色；Y（yellow）：黄；R（red）：红；P（purple）：紫；B（blue）：蓝；在相邻的中间的颜色为中间色，即红黄（YR），蓝紫（PB）。

LipiView 眼表干涉仪还可以动态记录受检者瞬目的整个过程，记录不完全或完全瞬目习惯数据，便于临床医师评估。瞬目次数减少或不完全瞬目增加使眼表泪液蒸发速度加快，是引起干眼的原因之一，LipiView 眼表干涉仪测量结果可用于指导受检者正确眨眼。

当受检者的眼睛位于光源前面，光源对准下方角膜表面泪膜，其发出的光线透过泪膜，再通过镜面反射回摄像头内，摄像头捕获反射光形成干涉图。眨眼时，分布于角膜表面的泪膜干涉图会发生变化，计算机系统能捕获并实时记录此过程中的视频图像，然后通过软件系统，对干涉图像进行增强，形成一个与干涉光颜色相对应的数据文件，并将该干涉光颜色与已知的泪膜脂质层厚度的颜色标准进行对比，得出受检者泪膜脂质层厚度值。

LipiView 眼表干涉仪操作步骤及注意事项如下。

1. 检查条件　安静和自然光环境下进行。

2. 物品准备　LipiView 眼表干涉仪。

3. 人员准备　检查者仪表整洁，快速手消，清洁双手。

4. 检查流程

（1）打开仪器自检，待设备准备就绪后，登录用户。

（2）输入受检者信息。

（3）受检者端坐在操作台前，嘱其下颌及额部分别固定于下颌托及额托上，使受检者睑裂位与仪器睑裂位处于同一水平。

（4）检查时嘱受检者双眼注视指示灯方向，正常眨眼。

（5）调节至显示屏上下方角膜影像与检查框重合后，点击屏幕调节影像焦距按钮，调整至下睑睫毛影像清晰为准，若下睑无睫毛倒影，则以泪膜影像清晰为标准（图 5-31）。

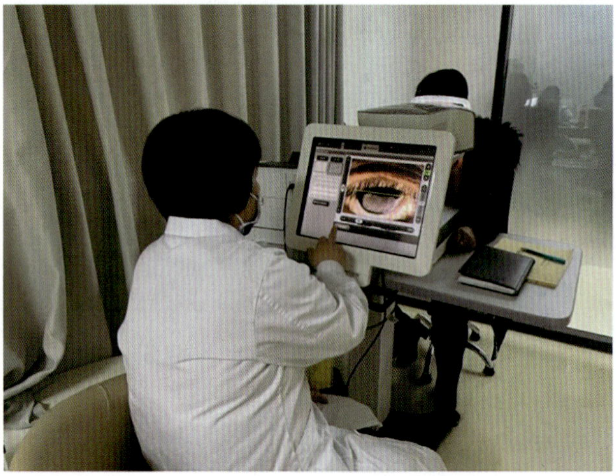

图 5-31　LipiView 眼表干涉仪检查中

（6）点击“Start Capture”按钮后，仪器自动记录眼表泪膜脂质层影像。

（7）仪器自动采集图像完毕后，点击“Analyze Images”按钮，等待分析结果。保存并打印报告结果（图 5-32）。

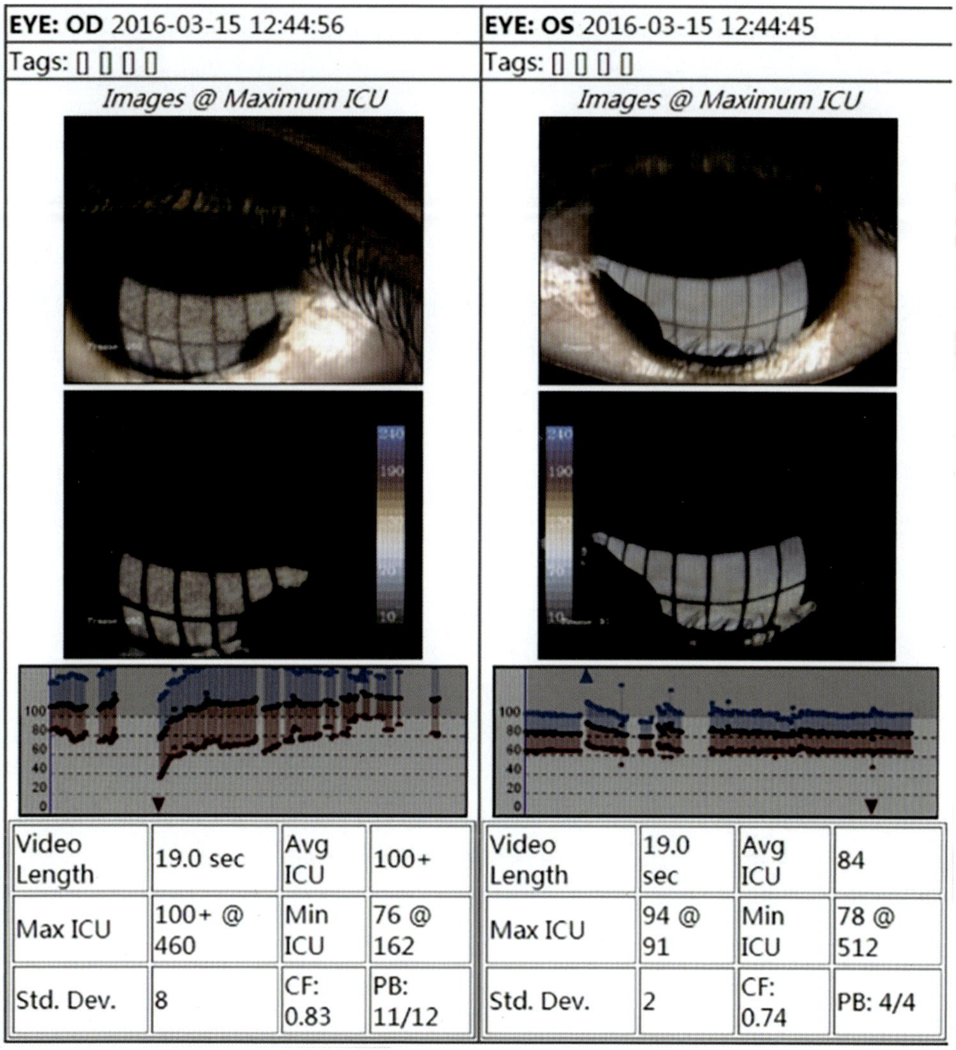

图 5-32　LipiView 眼表干涉仪检查报告

Video Length 表示录像时间:视频记录的时长;Max ICU 表示脂质层最大厚度:给定视频帧所记录的脂质层最大厚度,单位 nm;Avg ICU 表示脂质层平均厚度:给定视频帧所记录的脂质层的平均值,单位 nm;Min ICU 表示脂质层最小厚度:给定视频帧所记录的脂质层最小厚度,单位 nm;CF:指在干涉色谱范围内的影像像素的比例(如低于 0.7 请重新检测);Std. Dev. 表示标准差:检查过程中测量到的脂质层厚度的差异;PB:不完全瞬目(分子为不完全瞬目次数,分母为总瞬目次数。若其值≥40%,建议进行瞬目练习。

5. 参考指标　脂质层厚度≤60 nm 时,可疑似睑板腺功能障碍。临床医生还需要结合其他临床检测结果,如睑板腺缺失状态和泪液分泌功能来综合判断,以明确诊断。

6. 注意事项

(1)使用滴眼液后 4 h 才能进行检查,24 h 内不能使用眼膏。

(2)佩戴角膜接触镜者,需停戴 4 h 以上。

(3)检查前 12 h 不能游泳或眼周使用油性化妆品。

(4)检查前不能揉眼或做任何影响泪膜稳定性的动作。

(5)眼部炎症、外伤、角膜瘢痕、角膜上皮不完整,3 个月内做过眼部手术的患者不适合此检查。

(6)操作过程中提醒受检者目视前方正常眨眼。

六、睑缘拍照及睑板腺分泌功能评估

眼睑分为上睑和下睑,上、下睑的游离缘称为睑缘。睑缘是指眼睑边缘 2 mm 区域,主要由皮肤、结膜、腺体及皮肤结膜移行部位组成,前 3/4 为皮肤,后 1/4 为睑结膜。睑缘又分为前缘和后缘,前缘相对钝圆,有 2 ~ 3 排睫毛,睫毛根部为毛囊,周围有部分皮脂腺(Zeis 腺)和变态汗腺(Moll 腺);后缘(唇)锐利,近直角,与眼球表面紧贴,可见排列整齐的睑板腺开口。正常睑缘无毛细血管扩张或皮肤角化,皮肤黏膜交界处位置正常,睑板腺开口呈圆形,无管口堵塞。正常儿童上睑缘厚度为 1.43 ~ 1.63 mm,下睑缘为 1.41 ~ 1.61 mm;成人上睑缘厚度增加至 1.88 ~ 2.02 mm,下睑缘厚度增加至 1.81 ~ 1.93 mm,横长 25 ~ 30 mm,这是由于青春期后,眼轮匝肌和睑板腺增大使睑缘增厚所致。50 岁以后,上睑缘后缘逐渐变钝圆,尤其是妇女,下睑缘出现毛细血管扩张,皮肤过度角化的现象。

对于干眼相关的睑缘检查内容需包括:睑缘厚度、形态,有无充血、新生血管生长、瘢痕、角化、溃疡;睑板腺开口有无阻塞、脂栓及分泌物性状;睫毛数量、生长方向,有无缺失、脱落、分泌物附着、根部脂样袖套状分泌物包绕;染色观察睑缘刷和 Marx 线位置、宽度等。目前,临床常用眼前节照相系统和眼表综合分析仪的前节照相系统拍摄、记录睑缘情况,便于观察患者病情变化,指导临床医师用药。

睑板腺分泌功能的评价标准包括睑板腺排出能力评价和睑板腺分泌物性状评价。由于检查过程中棉签、手指等方法挤压睑缘的力度不一致,会导致评价结果差异较大,而睑板腺评估器(meibomian gland evaluate,MGE)能够很好地解决此问题。MGE 挤压压力为 1.25 g/mm^2,与人眼正常瞬目时的眼睑压力(1 ~ 2 g/mm^2)大致相同,能避免挤压压力不一致,可较为准确地对睑板腺分泌功能进行评估。

(一)睑缘拍照

眼前节照相系统睑缘检查操作步骤及注意事项如下。

1. 检查条件　安静和自然光下进行。

2. 物品准备　眼前节照相系统、医用棉签、丽丝胺绿检测试纸、生理盐水。

3. 人员准备　检查者仪表整洁,快速手消,清洁双手。

4. 检查流程

(1)嘱受检者坐于眼前节照相系统前。

(2)检查者打开仪器及显示屏,嘱受检者下颌放于下颌托,额部紧贴额托,将裂隙灯灯光调整为弥散光或打开背景光,裂隙灯下观察受检者双眼睑缘整体情况。

(3)检查者用棉签充分暴露睑缘,将显示屏上睑缘成像调至最清晰状态,按下拍摄按钮记录;根据病情情况,依次完成上、下睑缘拍摄并保存(图 5-33)。

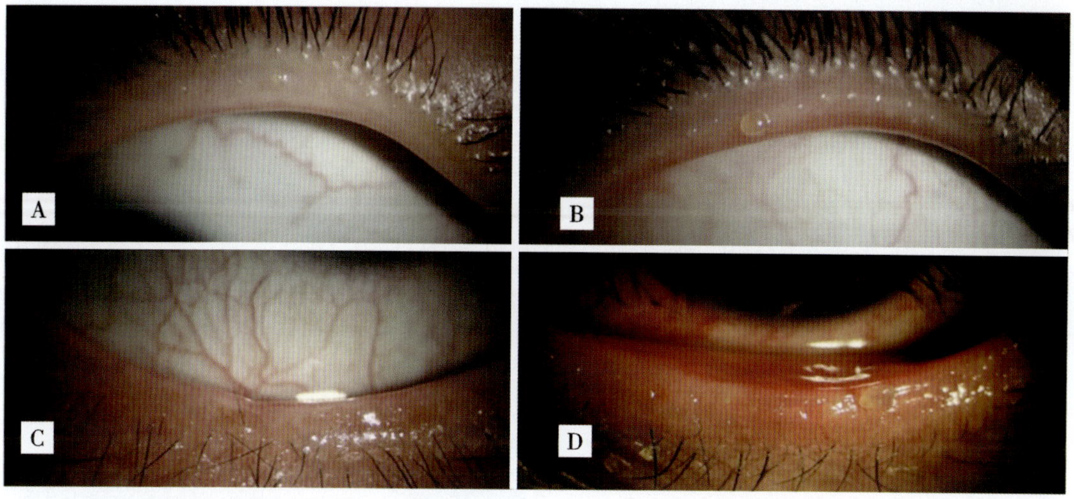

A:睑板腺开口帽冠,突出;B:部分睑板腺开口堵塞,可见脂栓;C:可见倒睫,睑缘形态不规则,部分睑板腺开口消失;D:睑缘充血、肥厚,黏膜角化,部分睑板腺开口堵塞,可见脂栓,部分睑板腺开口消失。

图 5-33　睑缘形态改变

(4)必要时使用丽丝胺绿检测试纸染色,记录 Marx 线和睑缘刷情况(图 5-34)。

5. 注意事项

(1)检查前受检者禁止揉眼或使用眼膏。

(2)操作者暴露睑缘用力适中。

(3)检查结束后冲洗结膜囊,减少丽丝胺绿的眼表毒性反应。

(二)睑板腺分泌功能评估

MGE 是临床医师在进行眼部检查时使用的一种手持式器械,用于评价睑板腺分泌功能。使用 MGE 轻压下眼睑皮肤,并在裂隙灯下观察从睑板腺口排出的分泌物性状及睑板腺排出能力(图 5-35)。共评估 3 个区域睑板腺:颞侧、中间和鼻侧,每个区域评估约 5 个腺体。

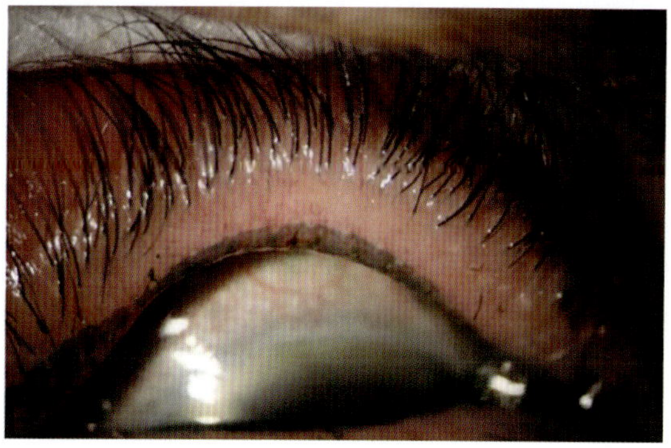

图 5-34　睑缘刷

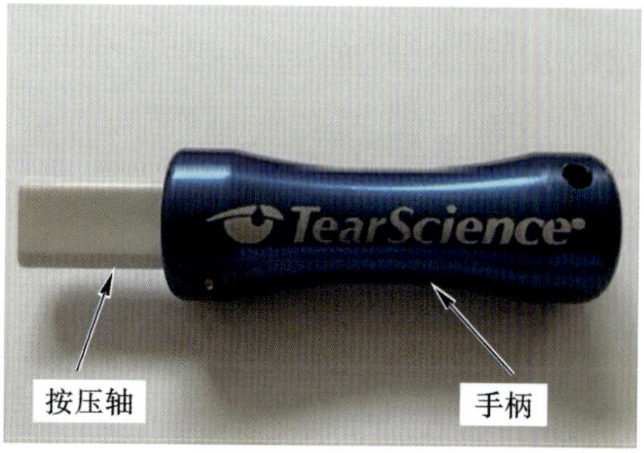

图 5-35　MGE

MGE 操作步骤及注意事项如下。

1. 检查条件　安静和自然光下进行。

2. 物品准备　裂隙灯、MGE、酒精棉片或棉球。

3. 人员准备　检查者仪表整洁，快速手消，清洁双手。

4. 操作流程

(1)检查 MGE 按压轴，并用酒精棉片或棉球进行消毒。

(2)受检者坐于裂隙灯前，嘱其向上看，打开裂隙灯，在 10～16 放大倍数下将 MGE 置于睑板腺下的皮肤上，使按压轴前端接触面与睑缘平行。

(3)每侧下眼睑检测 3 个位置(鼻侧、中间、颞侧)，每个位置观察 5 个腺体(图 5-36)，共计 15 个腺体开口，评估每个腺体的排出能力及分泌物性状。

(4)评分并记录睑板腺的分泌功能。

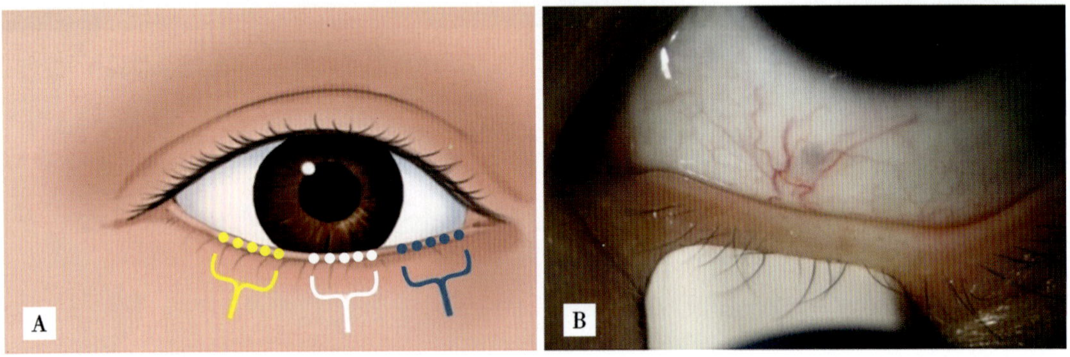

A：检查部位示意图；B：检查中。

图 5-36　MGE 检查

5. 评分标准

(1)睑板腺排出能力评分　1 分：挤压眼睑，3～4 条腺体具有分泌物排出能力；2 分：挤压眼睑，1～2 条腺体具有分泌物排出能力；3 分：挤压眼睑，无睑板腺腺体具有分泌物排出能力。双眼分别进行评分记录，3 分及以上为异常。

(2)睑板腺分泌性状评分　0 分：清亮、透明的液体；1 分：混浊的液体；2 分：混浊颗粒状分泌物；3 分：浓稠如牙膏状分泌物。双眼分别进行评分记录，0 分为正常，1 分及以上为异常。

6. 注意事项

(1)检查前禁止揉眼。

(2)检查前告知受检者检查目的，双眼目视前方，不可随意转动眼球。

(3)每次使用前后，用酒精对 MGE 进行消毒。

七、睑板腺照相

睑板腺是一种存在于睑板中，且能分泌油脂的腺体，开口于睑缘，最早是由德国解剖与生理学家 Heinrich Meibom 在 1666 年系统描述，之后以他的名字正式命名，所以睑板腺也称 Meibomian 腺。睑板腺是一种增大的变态皮脂腺，是全身最大的皮脂腺，腺体走向垂直于睑缘，呈平行排列。组织学上睑板腺是复泡状腺结构，每个腺体中央均有导管，其开口于睑缘的后唇，腺体远端为盲端。上眼睑睑板腺的数量为 25～40 个不等，平均为 31 个，下眼睑睑板腺数量为 20～30 个不等，平均为 26 个。

MGD 可导致泪膜稳定性的改变，是蒸发过强型干眼的主要原因。睑板腺缺失情况可用于评价 MGD 的严重情况。为了便于观察及评估睑板腺形态，Arita 等开发了一种非接触裂隙灯睑板腺成像系统，是基于红外滤光片和近红外电荷耦合设备视频照相机。近年来，随着技术进步，出现了多种型号的非接触式睑板腺成像仪。

睑板腺照相操作步骤及注意事项如下。

1. 检查条件　安静和暗光环境下进行。

2. 物品准备　非接触式睑板腺成像仪。

3. 人员准备　检查者仪表整洁，快速手消，清洁双手。

4. 检查流程

（1）打开非接触式睑板腺成像仪，调节光线亮度。

（2）嘱受检者将下颌放置于裂隙灯下颌托上，额部紧贴额托。

（3）嘱受检者向下看，眼睑处于放松状态，检查者一只手的拇指和示指放于上眼睑的中央，向外提拉眼睑后，迅速拇指向上捻转示指下压，将眼睑翻转，充分暴露。

（4）调节裂隙灯的操纵杆，调至图像清晰后，采集图像。

（5）嘱受检者仍向下看，提拉上眼睑，将眼睑向下翻转复位。

（6）嘱受检者向上看，检查者示指和中指放于下眼睑皮肤中央两侧，轻轻用力后，向下拉出下眼睑，按压并顺势向上轻推，充分暴露。

（7）调节裂隙灯的操纵杆，调至图像清晰后，采集图像。

（8）松开下眼睑复位即可。

（9）以同样手法检测另一只眼，保存并打印结果。

5. 评分标准

（1）上、下眼睑睑板腺缺失评分相同。0 分：睑板腺无缺失；1 分：睑板腺缺失<1/3；2 分：睑板腺缺失 1/3～2/3；3 分：睑板腺缺失>2/3。观察睑板腺有无扩张、变细、迂曲、管径不均等情况。

（2）根据每只眼上、下睑板腺合计评分，进行分级，最高为 6 分。0 级：0 分；1 级：1～2 分；2 级：3～4 分；3 级：5～6 分。睑板腺缺失分级越高，说明睑板腺缺失越明显（图 5-37）。

6. 注意事项

（1）检查前告知受检者检查过程中翻转眼睑操作可能会产生不适感，需受检者配合。

（2）翻眼睑动作要轻巧、柔和，并充分暴露翻转的眼睑，确保检查结果的准确性。

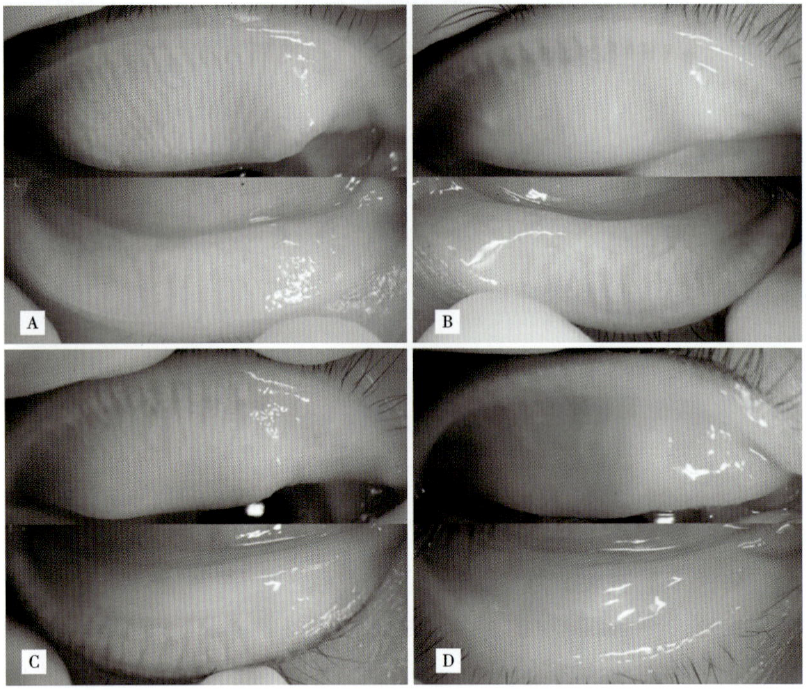

A:0 级;B:1 级;C:2 级;D:3 级。

图 5-37　睑板腺照相评级

第三节　眼表综合检查分析

眼表综合分析仪是一种非侵入性的眼表检查仪器,从泪河高度测量、非干涉性泪膜破裂时间检查、脂质层分级、眼红分析、睑板腺开口照相、睑板腺照相和角膜荧光素染色分析七个方面对眼表状况进行综合全面的评估,为眼表疾病尤其是干眼的诊断以及分型、分度提供快速、准确的依据(图 5-38)。

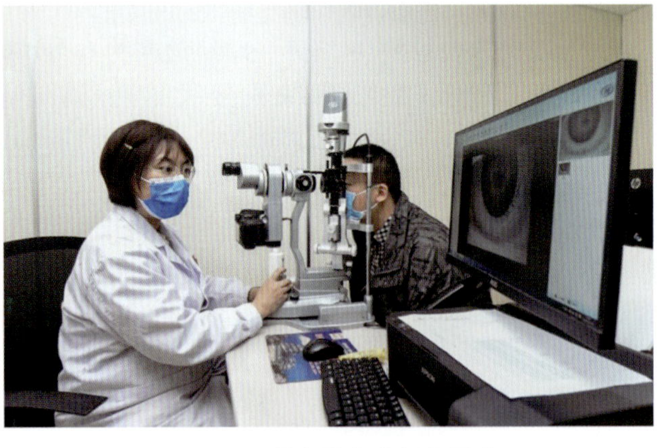

图 5-38　眼表综合分析仪检查

眼表综合分析仪操作步骤及注意事项如下。

1. 检查条件　安静和暗光环境下进行。

2. 物品准备　眼表综合分析仪、检查手套、医用棉签、荧光素钠检测试纸、快速手消液、生理盐水等。

3. 人员准备　检查者仪表整洁，快速手消，清洁双手。

4. 检查流程

(1)打开电脑软件，登记受检者信息。

(2)嘱受检者将下颌放置于下颌托上，额部紧贴额托。

(3)点击软件选择“泪河高度测量”(红外线或可见光)模式，将 Placido 盘中央对准检查眼泪河，调至图像清晰后，按下操作杆的拍摄按钮；点击鼠标左键进入测量模式，对准泪河的上界和下界，测量出泪河的高度。

(4)点击软件选择“泪膜破裂时间测定”(可见光或红外线)模式，调节操作杆，将 Placido 盘中央对准检查眼瞳孔，将显示屏上显示的红色圆形示标放于同步的检查眼的瞳孔中央，根据显示屏提示调整至图像最清晰，并在显示屏上出现“请眨眼”和“再次眨眼”时，嘱受检者眨眼，两次眨眼后嘱受检者立即睁大双眼并尽量保持在规定时间内不眨眼；软件自动记录泪膜破裂时间、泪膜平均破裂时间及检查时间，若受检者在规定时间内仍未出现泪膜破裂则停止检测或仪器自动停止检测。

(5)点击软件选择“脂质层分析”模式，调整操纵杆，将 Placido 盘中央对准检查眼瞳孔，使显示屏上能够清晰看到泪膜影像后，嘱受检者约 2 s 眨眼 1 次，记录眨眼泪膜影像 4 ~ 8 s，对比标准泪膜影像分级图，判断泪膜影像级别或评估泪膜脂质层厚度、流动性、色彩等。

(6)点击软件选择“眼红分析”模式，嘱受检者直视前方，努力睁大双眼，尽量暴露较大结膜面积，调整操纵杆，当显示屏中图像清晰，并可见结膜上各血管走形清晰后，按下拍摄按钮，软件自动分析眼红情况。

(7)点击软件选择“睑板腺开口照相”模式，调节操纵杆，对准睑板腺开口，待图像清晰后，按下拍摄按钮，判断上、下睑板腺开口评级。

(8)点击软件选择“睑板腺照相”模式，嘱受检者向下看，眼睑处于放松状态下，翻转上睑暴露睑板腺，调整操纵杆，待图像清晰后，按下拍摄按钮采集图像，按照上睑缺失评分标准，确定睑板腺缺失评分。嘱受检查者向上看，翻转下睑暴露睑板腺，调整操纵杆，待图像清晰后，按下拍摄按钮采集图像，按照下睑缺失评分标准，确定睑板腺缺失评分。

(9)点击软件选择“角膜荧光染色分析”模式，使用生理盐水湿润荧光素钠检测试纸轻触下睑结膜，嘱受检者眨眼后向前看，打开钴蓝光，调整操纵杆，待图像清晰后，观察角膜有无着染并按下拍摄按钮。

5. 报告解读

(1)“泪河高度测量”检查　正常参考值：红外光≥0.2 mm，可见光≥0.3 mm(图 5-39)。

当泪河高度小于正常值时，可考虑为水液缺乏型干眼，但仍需参考其他干眼检查结果，做出临床诊断。

(2)“泪膜破裂时间测定”检查　①正常：首次泪膜破裂时间≥10 s，平均泪膜破裂时间≥14 s；②异常：首次泪膜破裂时间<10 s，平均泪膜破裂时间<14 s(图 5-40)。

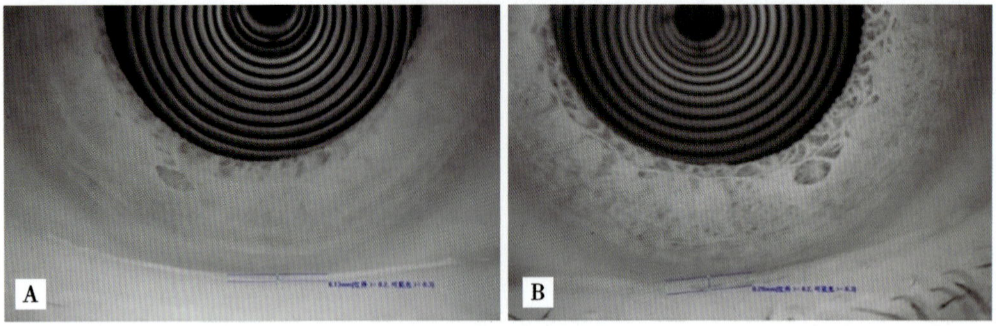

A:0.13 mm;B:0.29 mm。

图 5-39　红外光下泪河高度

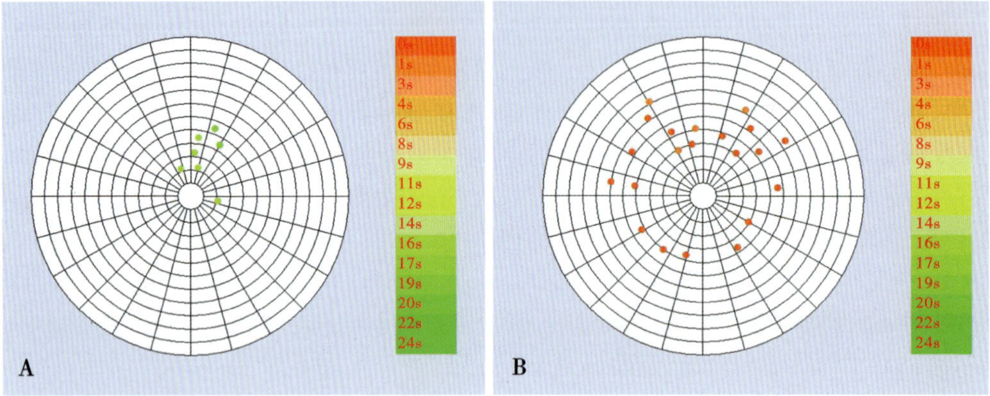

A:正常,首次破裂时间为 16.0 s,平均破裂时间为 17.4 s,观察时间为 21.6 s;B:异常,首次破裂时间为 1.0 s,平均破裂时间为 1.0 s,观察时间为 2.9 s。

图 5-40　非干涉泪膜破裂时间测定

(3)“脂质层分析”检查　①正常脂质层:色彩丰富呈五颜六色状,涂布均匀;②厚脂质层:色彩较正常脂质层更加艳丽,睑裂间脂质层涂布面积多且均匀;③薄脂质层:只见泪液流动,未见色彩,涂布不均匀,偶伴有颗粒状物质流动(图 5-41)。

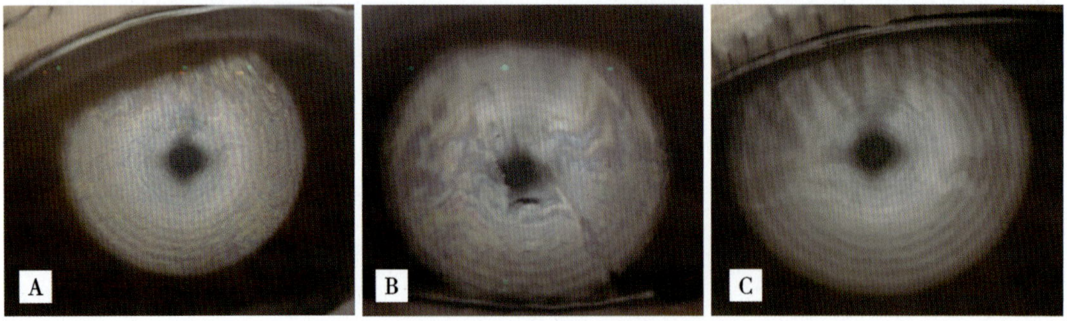

A:正常脂质层;B:厚脂质层;C:薄脂质层。

图 5-41　脂质层分析

(4)“睑板腺照相”检查　主要通过睑板腺成像技术对睑板腺结构进行观察和评估。眼表综合分析仪可以检查睑板腺的状况,确定睑板腺组织的缺失范围和程度。每只眼的上、下睑分别进行评分记录,0 分为正常,1 分及以上为异常(图 5-42)。

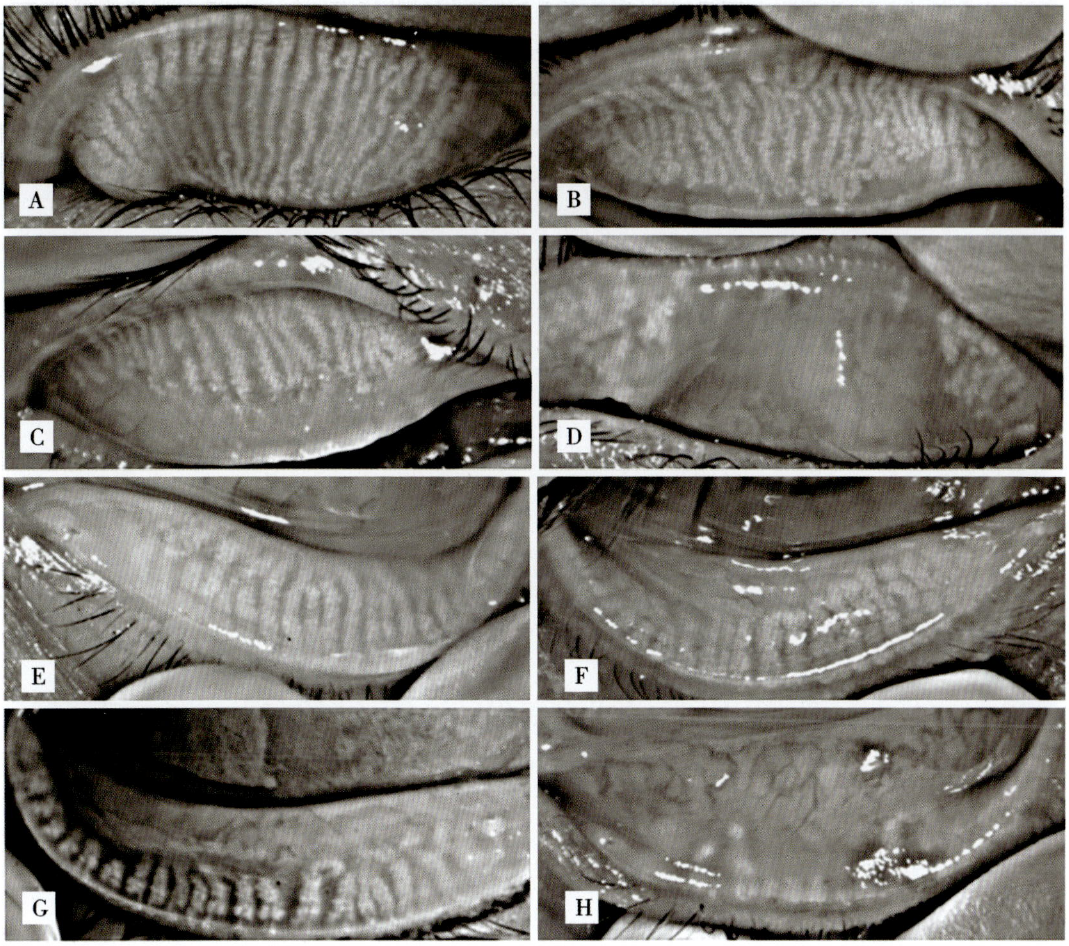

A:0 分;B:1 分;C:2 分;D:3 分;E:0 分;F:1 分;G:2 分;H:3 分。

图 5-42　睑板腺照相评分

0 分:睑板腺无缺失;1 分:睑板腺缺失比例<1/3;2 分:睑板腺缺失比例 1/3 ~ 2/3;3 分:睑板腺缺失比例>2/3。

同时观察睑板腺组织有无扩张、变细、迂曲、管径不均等情况。

(5)“睑板腺开口照相”检查　参考睑缘拍照。①正常:睑酯清亮、透明;②轻度:腺口帽冠、腺口突出;③中度:腺口脂栓、睑缘黏膜消失、过度角化;④重度:睑缘不规则、睑板腺口消失,且后睑缘钝圆、增厚、新生血管。

(6)“眼红分析”检查　眼表综合分析仪检查患者结膜的充血程度,可将患者的眼红(球结膜充血与睫状充血)程度自动进行量化分级(0 ~ 4 级),从而为进一步研究眼红程度与眼表疾病之间的关系及临床用药前后患者眼表的变化提供依据(图 5-43)。

(7)“角膜荧光素染色分析”检查　详见第五章第一节。

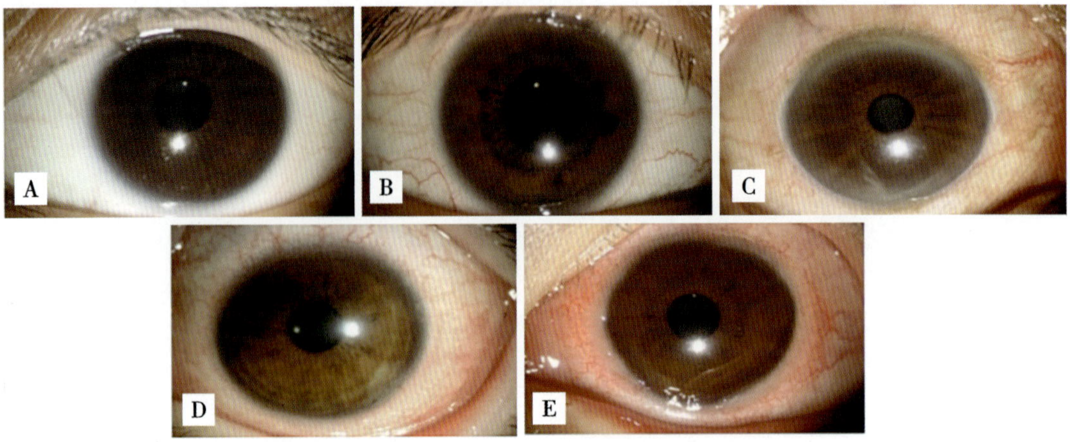

A:0 级;B:1 级;C:2 级;D:3 级;E:4 级。

图 5-43　眼红分级

6. 注意事项

(1)检查前禁止佩戴角膜接触镜,禁止揉眼。

(2)检查前 30 min 禁止点眼药水或眼膏。

第四节　干眼实验室相关检查

一、螨虫镜检

蠕形螨属于节肢动物门、蜘蛛纲、真螨目、蠕形螨科,是一种永久性寄生螨,寄生于人类和哺乳动物的毛囊和皮质腺内。蠕形螨在眼部主要寄生于睫毛毛囊及睑缘皮肤,最常引起蠕形螨睑缘炎,进而可以引起角膜、结膜的病变,若不及时进行诊断与处理,甚至可以影响视功能。蠕形螨镜检是利用光学显微镜对睫毛根部的螨虫进行的微生物学检查。

蠕形螨睑缘炎的发病机制尚未完全明确,目前认为主要发病机制包括:①螨虫虫体可对机体造成机械性损害,螨虫可阻塞滤泡及皮脂腺小管,导致反应性角化和上皮增生;②螨虫可使机体出现炎症反应,蠕形螨作为异物可导致宿主的异物性肉芽肿反应;③蠕形螨及其产物可诱发机体的免疫反应;④蠕形螨可携带病原微生物进入毛囊,引发炎症反应。

蠕形螨感染的危险因素包括:睑缘炎等眼部疾病,酒糟鼻、红斑痤疮等皮肤病,白血病、人类免疫缺陷病毒感染等全身免疫疾病及长期服用类固醇或免疫抑制剂的患者。此外,年龄、性别、职业、皮肤类型、生活环境、居住条件、面部疾病及个人卫生习惯也与蠕形螨感染有关。报道显示,随着年龄增加,人群中睫毛毛囊蠕形螨检出率逐渐增加,71 ~

96 岁检出率可高达 97%，经常从事老年护理人员或蠕形螨感染者的密切接触者为蠕形螨感染的高发人群。

眼部寄生的蠕形螨主要有两种，即毛囊蠕形螨和皮脂蠕形螨，两种螨虫的形态区别不大，毛囊蠕形螨的虫体略大于皮脂蠕形螨。毛囊蠕形螨（图 5-44A）主要寄生于毛囊根部，且较易发现多条聚集，而皮脂蠕形螨主要寄生于皮脂腺（图 5-44B），多为单条生长。在镜下，虫卵（图 5-44C）的形态主要近似三角形，一头较尖。蠕形螨成虫末端有爪样结构，可以通过身体的蠕动进出于毛囊，繁殖阶段的蠕形螨可导致较明显的临床症状。蠕形螨的生活周期要经历卵、幼虫、前若虫、若虫和成虫五个阶段，完成一代生活史的时间一般为 14 ~ 15 d，其寿命约在 4 个月以上。对温度变化较为敏感，高温可杀灭蠕形螨，54 ℃为致死温度，58 ℃为有效灭螨温度。但两种蠕形螨对光的习性有所不同，毛囊蠕形螨以白天 10:00—18:00 为逸出高峰；皮脂蠕形螨则以夜间 22:00—凌晨 2:00 逸出最多。

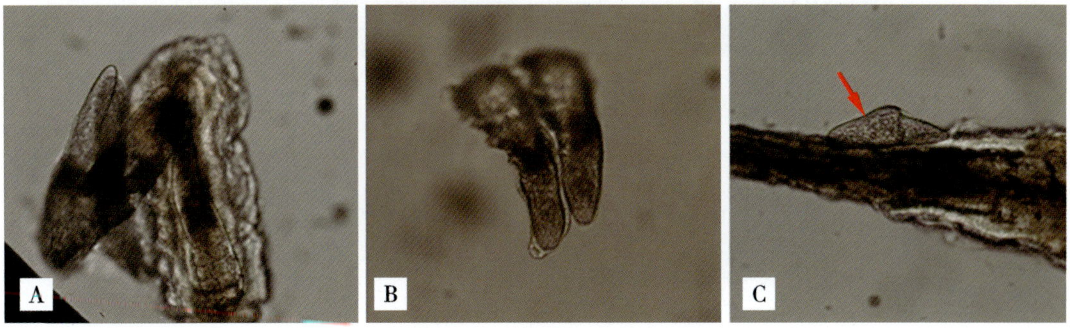

A：毛囊蠕形螨；B：皮脂蠕形螨；C：虫卵。

图 5-44　镜下螨虫形态

临床研究发现人体感染毛囊蠕形螨的概率高于皮脂蠕形螨，混合感染的概率较低。蠕形螨感染常双眼发病，反复发作，最常见的症状是眼痒、异物感、烧灼感、眼干、眼涩等。蠕形螨感染有以下体征：①睫毛根部可见鳞屑、结痂，甚至小丘疹；②睫毛根部脂样袖套状分泌物包绕；③部分患者睫毛常沾有油性分泌物，睫毛粘连；④睑缘轻度充血。

干眼患者伴有蠕形螨感染的概率较大，因此必要时可行螨虫镜检。此项检查存在随机性，因不同检查者对阳性体征的评断、拔取手法和睫毛的选取不同，所以检出的量和率均不同。研究发现，非袖套样分泌物睫毛中蠕形螨的检出量和检出率均高于袖套样分泌组，且显著高于无分泌组，这表明检查者在检查时不应仅关注袖套样分泌物，皮肤毛孔扩张、睫毛乱生、倒睫、秃睫、睑缘肥厚等特征也是螨虫感染的显著表现。

螨虫镜检操作步骤及注意事项如下。

1. 检查条件　安静和自然光下进行。

2. 物品准备　裂隙灯、无菌睫毛镊、载玻片、盖玻片、甘油或松柏油、医用棉签、光学显微镜。

3. 人员准备　检查者仪表整洁，快速手消，清洁双手，佩戴手套。

4. 检查流程

（1）受检者坐于裂隙灯前，嘱受检者前额紧贴额托，下颌紧贴下颌托。

(2)嘱受检者双眼向下看，用棉签轻提上眼睑，观察上睑睫毛情况，以无菌睫毛镊拔出所选睫毛，带根拔出，放置于载玻片，标记眼别；嘱受检者向上看，观察并拔取下睑睫毛，放置于载玻片，以同样的方法分别拔取对侧眼的上、下睑睫毛，放于载玻片，每侧眼拔睫毛6～8根(图5-45A)。

(3)滴加甘油，加盖玻片，显微镜下10～20倍观察(图5-45B)，进行计数，观察内容包括左右眼毛囊蠕形螨、虫卵或皮脂蠕形螨数量(图5-45C)。

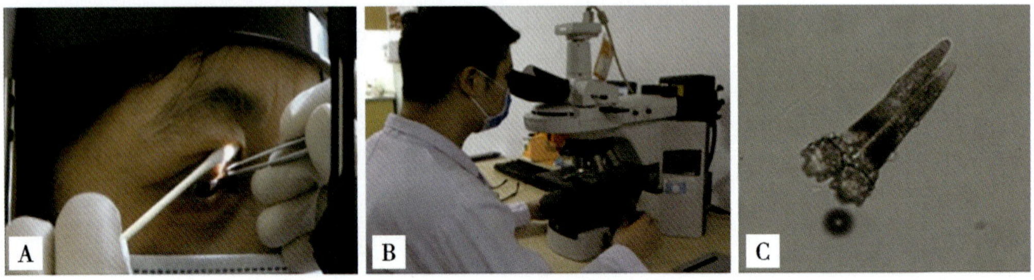

A：拔取睫毛；B：镜下观察；C：镜下螨虫。

图5-45　螨虫镜检

5. 检查报告　根据光学显微镜下观察到的结果，分别报告左右眼的蠕形螨类别及数量，若有虫卵，亦需报告。

6. 注意事项

(1)螨虫镜检方便快捷，设备要求低，适合各级医院开展，但螨虫可能残留于毛囊，导致假阴性结果。

(2)此项检查存在随机性，不同检查者对阳性体征的评断、拔取手法和睫毛的选取不同，均会影响检查结果，因此，检查者需认真观察受检者睑缘及睫毛状况，综合考虑，选择合适的睫毛进行拔取，尽可能避免假阴性结果。

(3)睫毛的拔取使受检者有一定的不适感，部分受检者因年龄较小，会有一定程度的畏惧，因此检查者需耐心解释，尽量使受检者配合。

(4)若拔出的睫毛鳞屑较多，影响显微镜观察，可滴加100%乙醇20 μL，20 min后再行观察。

二、泪液渗透压检测

泪液渗透压指泪液中的晶体渗透压，其高低主要取决于泪液中钠离子数目的多少。正常情况下泪液中的水、蛋白质、离子及脂质等成分处于平衡状态，共同维持泪膜的稳态；泪液中水液生成减少、蒸发过强、涂布不均或因清除延缓而使泪液中钠离子潴留等因素，均可导致泪膜稳态的失衡，并伴随泪液渗透压的升高。

泪液渗透压的测量值受测量方法影响，传统的冰点降低法和电导法以泪液样品冰点的改变或泪液的电导率间接推算泪液渗透压，干扰因素多且误差大，因此在临床工作中应用较少。目前常用的泪液渗透压检测仪器为美国研发的TearLab Osmolarity泪液渗透压测量仪，该仪器采用一次性泪液取样试纸和测量芯片，在1 s内采集40～50 nL泪液

（所需的泪液量远低于传统泪液渗透压测量方法），实时测量，直接读数，整个过程耗时约2 min，对眼表刺激轻微，最大程度避免了刺激性泪液的影响。研究发现使用 TearLab Osmolarity 系统测量泪液渗透压值与干眼的严重程度相关系数较高，但是该系统的检测值在干眼患者中的变异较大，变异性随着干眼严重程度的加重而增大，且该系统检查结果的重复性较差。泪液渗透压与干眼症状和其他干眼指标，如泪液分泌量、TBUT 无明显相关性。此外，泪液渗透压测量值受性别、年龄、人种、月经周期、环境、瞬目、反射性泪液分泌、眼表炎症反应、结膜松弛等因素的影响。综上所述，泪液渗透压检测常作为临床辅助检查。

TearLab 渗透压检测仪采用温度校准阻抗测量来简单评估渗透压。在将校准曲线应用到泪液的稳态电阻抗后，渗透压可作为一个定量数值进行计算和显示。

TearLab 渗透压测量仪操作步骤及注意事项如下。

1. 检查条件　避免阳光照射，稳定平面存放，15～30 ℃，湿度 10%～85%，无雾。

2. 物品准备　TearLab 渗透压测量仪。

3. 人员准备　检查者仪表整洁，快速手消，清洁双手。

4. 检查流程

（1）从读取器上取下任一检测笔。液晶显示屏将显示“Ready”。

（2）从包装中取出检测卡，将其连接到检测笔。当检测卡与检测笔正确连接时，检测笔将响起，同时绿灯亮起。在眼泪被收集或检测笔使用超时之前（2 min 后）绿灯将一直打开。

（3）紧紧握持检测卡的两翼，同时向上拉动护套，使其脱离检测卡，从而拆除保护套。

（4）泪液收集：嘱受检者取坐位，眼球向上看，一只手固定受检者头部，但切勿向下拉动受检者下眼睑，使检测笔尖端轻轻置于颞侧泪河，泪液收集成功后，绿灯将关闭。

（5）在收集泪液后的 40 s 内将检测笔连接到读取器，选择正确的代码，获取精确的渗透压检测结果。

（6）记录日期和检测结果，将检测卡从检测笔上拆除，以适宜方式处理。

5. 结果解读　TearLab 渗透压测量仪测量范围为 275～400 mOsm/L，低于 275 mOsm/L报告为“Below Range”，高于400 mOsm/L 报告为“Above Range”，规定范围外的渗透压很少见，通常应再次检测进行确认。正常：平均(309.9±11.0) mOsm/L(288～331 mOsm/L)；干眼：平均(324.3±20.1) mOsm/L(291～382 mOsm/L)。

6. 注意事项

（1）取受检者泪液时，嘱受检者向上看，避免损伤角结膜。

（2）应对渗透压对照液进行检测，在预期范围内方可对受检者进行检测。

（3）在检测前必须提前至少 25 min 将检测卡存放在检测卡附件托盘中，以确保精确结果。

（4）切勿在使用滴眼液或外用药后 2 h 内收集受检者泪液。

（5）切勿收集或存储泪液样本用于以后的检测。

（6）切勿在眼表染色之后收集泪液。

（7）切勿在其他创伤性眼部诊断检测后 15 min 内收集泪液。

(8)切勿在裂隙灯检查 15 min 内收集泪液。

(9)切勿在受检者哭泣后 15 min 内收集泪液。

三、泪液蕨样变试验

1971 年 Fourcroy 和 Vauquelin 首次发现了泪液结晶,并报道了体液样本在载玻片上干燥后,光学显微镜下可观察到蕨类样的结晶形态。当泪液干燥时,水分蒸发导致溶质浓度升高,离子不再停留在溶液中,沉积在泪液的边缘;随着蒸发的继续,离子浓度增加,可自发形成蕨类样晶体;其形成过程起始于离子的聚集和过饱和状态,随着更多离子的加入而形成大的晶体单元,并且只要溶质能够扩散到浓度较低的区域,就可以形成正常的晶体。

泪膜水液层含有多种离子,包括钠、钾、镁、钙、氯、碳酸氢盐和碳酸盐离子。钠离子和钾离子是泪液中主要的正离子(阳离子),而氯离子和碳酸氢盐是主要的负离子(阴离子)。研究发现,泪液中蕨类样结晶的形态与泪液电解质浓度相关,特别是钠、钾、钙、镁离子的比例,这表明电解质在蕨类样晶体形成过程中发挥重要作用;泪液高渗透压会破坏蕨类样的结晶形态,因此泪液蕨样变试验被认为是检测泪液高渗透压的有效方法;健康泪液可以形成致密的树枝样图形,而干眼患者泪液往往呈碎片化或无法成形。进一步研究发现,泪液蕨样变检查在 Sjögren 综合征和风湿相关性干眼患者中具有较高的灵敏性和特异性;而在角膜接触镜佩戴者中,泪液蕨样变和泪膜稳定性及临床症状的相关性较差。综上所述,虽然泪液蕨样变具有一定诊断效能,但不推荐作为诊断性检查,可作为补充检查协助诊断。

泪液蕨样变试验操作步骤及注意事项如下。

1. 检查条件　室温 20 ~ 26 ℃,相对湿度≤50%。

2. 物品准备　最大量程为 20 μL 的移液器、无菌移液器枪头、0.5 mL EP 管、光学显微镜、载玻片。

3. 人员准备　检查者仪表整洁,快速手消,清洁双手。

4. 检查流程

(1)受检者取坐位,嘱受检者向上看,以无菌移液器枪头吸取受检者泪液。

(2)取少量泪液 5 ~ 20 μL,收集的泪液立刻转移至 0.5 mL EP 管中,然后将 1 ~ 2 μL 样品滴至干净的载玻片上,干燥 7 ~ 10 min 后,放于显微镜下,将物镜调至 10 ~ 20 倍观察。

(3)报告镜下观察情况。

5. 诊断指标　0 级:结晶呈现统一紧密的连续树枝状分布,之间无间隙;1 级:树枝状分布之间存在细小间隙;2 级:树枝状分布之间存在的间隙增宽、增大;3 级:极少有树枝状分布,同时伴有大量空泡;4 级:完全丧失蕨样表现,只有成簇的黏液。

一般认为 0、1、2 级为正常泪液表现,3、4 级为泪液异常(图 5-46)。

6. 注意事项　检查环境应适宜,许多因素可以促进快速结晶,如蒸发速率、温度、黏液含量、溶液杂质、表面干燥面积等,应尽量选择合适环境并减少干扰因素对检查结果的影响。

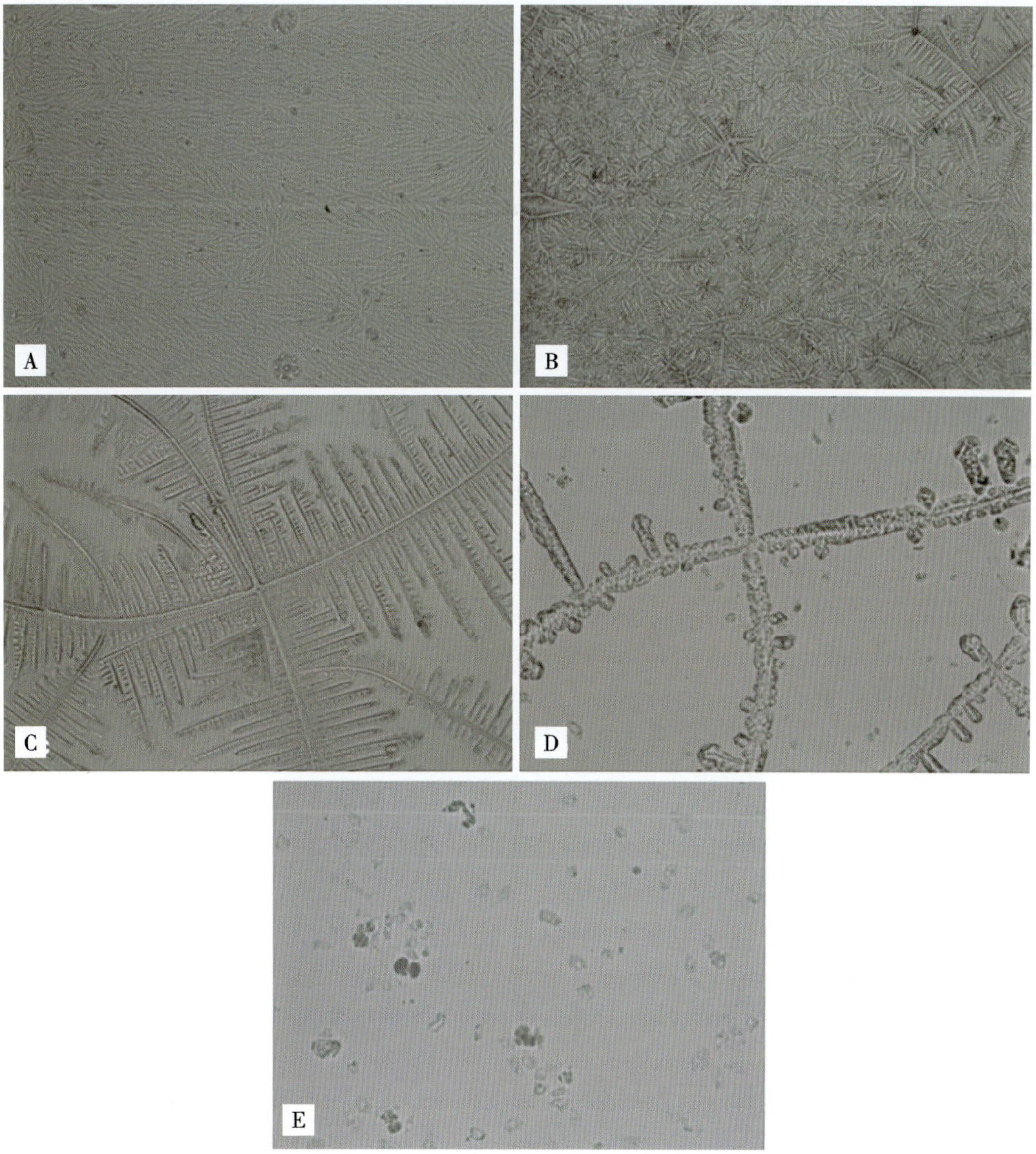

A:0 级;B:1 级;C:2 级;D:3 级;E:4 级。

图 5-46　泪液蕨样变分级

四、印迹细胞学检查

印迹细胞学检查是一种采用醋酸纤维素滤纸或生物孔膜获取眼表表层细胞标本,经固定染色或行免疫组织化学染色等处理,用以观察细胞形态或辅助诊断部分眼表疾病的简单、快速、可靠的方法。结膜杯状细胞及其分泌的黏蛋白,在维持泪膜稳定和角膜上皮完整性方面具有重要作用,通过观察结膜杯状细胞的变化即可推断泪膜黏蛋白层的情况。20 世纪 70 年代，Egbert 等首次提出了眼部印迹细胞学检查，该方法可在无损伤的情况下观察眼部不同细胞之间的比例特点，是研究鳞状上皮化生和结膜杯状细胞密度的标准方法，可对结膜杯状细胞的形态、数量进行检测，因此可用于干眼的辅助检查。

研究发现，干眼患者上皮细胞可呈现不同程度的变化，如细胞扩大、扁平，杯状细胞的数量明显减少甚至完全消失；重度干眼杯状细胞数量明显少于轻、中度干眼组，中度干眼杯状细胞数量少于轻度干眼组。此外，眼表炎症、泪液高渗透压和局部药物毒性等因素都可导致结膜杯状细胞的丢失或功能异常，以及黏蛋白分泌的减少，造成泪膜稳定性下降和眼表损伤，加重干眼的恶性循环。

评估印迹细胞学的鳞状细胞化生分级评分系统包括 Nelson、Tseng 及 Blades 评分法，其中 Nelson 分级包含结膜上皮和杯状细胞的密度、形态、胞质染色亲和力和核质比，相对全面，因此在目前应用最为广泛。Nelson 分级标准共分为 4 级，分别为 0 级、1 级、2 级和 3 级。

印迹细胞学检查操作步骤及注意事项如下。

1. 检查条件　安静和自然光下进行。

2. 物品准备　表面麻醉剂、开睑器、棉拭纸、无齿镊、玻璃棒、醋酸纤维素膜、抗菌滴眼液、过碘酸-雪夫(PAS)染料、苏木素染料、95% 乙醇、无水乙醇、光学显微镜。

3. 人员准备　检查者仪表整洁，快速手消，清洁双手，戴手套。

4. 操作流程

(1)受检者取坐位，嘱受检者向上看，眼中滴入表面麻醉剂。

(2)使用开睑器充分暴露受检眼，棉拭纸吸干泪液。

(3)将醋酸纤维素膜用无齿镊取出，贴附于要检查的结膜及角膜上，用玻璃棒稍加压，约 10 s 后取下，结膜囊内滴入抗菌滴眼液。

(4)将取下的醋酸纤维素膜放于 95% 乙醇固定。

(5)行 PAS 染色和苏木素染色(蒸馏水水化 5 min，5 g/L 过碘酸氧化 5 min，水浴 5 min，苏木素染色 2 min，10 g/L 盐酸脱色 2 s，蒸馏水冲洗后干燥过夜)。

(5)95% 乙醇脱水 5 min，无水乙醇脱水 5 min，二甲苯透明 20 min，中性树胶封片，在显微镜下进行观察。

5. 诊断指标　目前公认的 Nelson 分级方法如下(图 5-47)。

(1)0 级　正常，上皮细胞小而圆，容易分辨，细胞间紧密结合，胞质嗜曙红，核大，核质比为 1∶(1～2)，杯状细胞>500 个/mm^2，杯状细胞大而圆，PAS 重染。

(2)1 级　轻度鳞状上皮化生，上皮较大，多形，易分辨，细胞间距离较 0 级大，细胞大，核小，核质比为 1∶3，杯状细胞数量下降(350～500 个/mm^2)，但仍圆而丰满，PAS 染色阳性持续。

(3)2 级　中度鳞状化生，上皮细胞大，多形，分辨差，细胞间距大，细胞质多形化，细胞核可呈多核状，核小，核质比为 1∶(4～5)，无角质化，杯状细胞严重减少(100～350 个/mm^2)，形态小，周边不清，PAS 染色差。

(4)3 级　重度鳞状化生，上皮大而多形，孤立，胞质偏蓝，核小，固缩并有较多的无核细胞，核质比>1∶6，杯状细胞数量下降甚至消失。

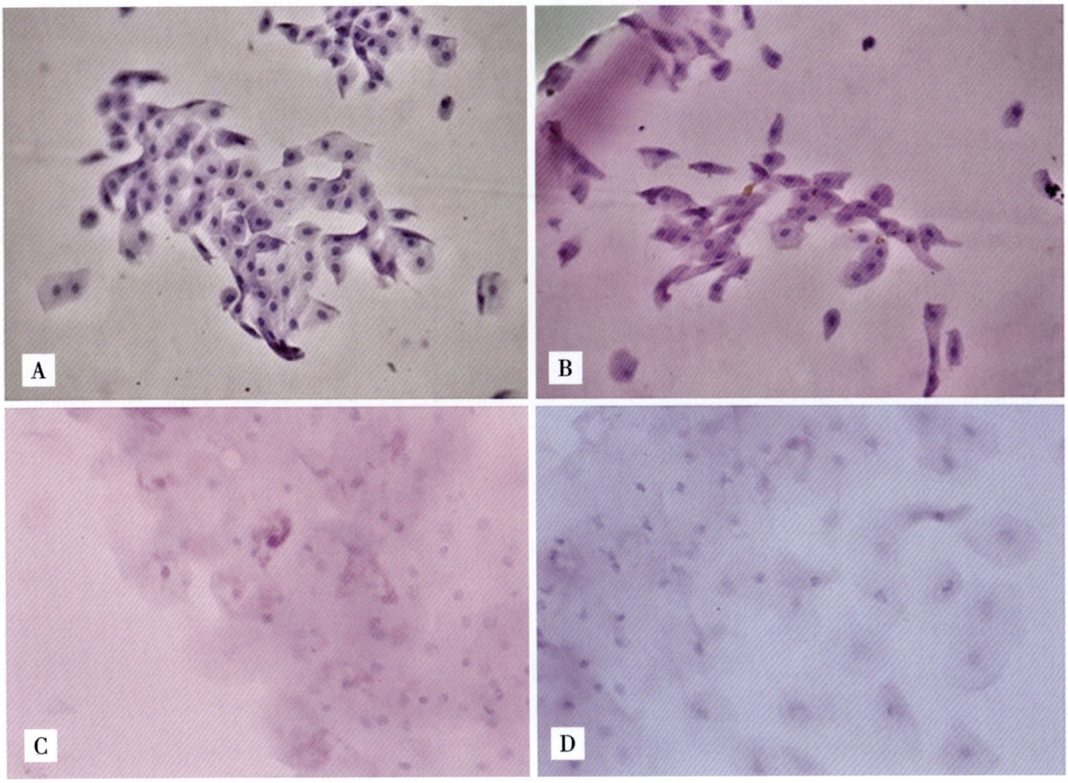

A:0 级;B:1 级;C:2 级;D:3 级。

图 5-47　印迹细胞学检查

光学显微镜下结膜印迹细胞学 PAS 染色结果,Nelson 分级分别为 0 ~ 3 级(400×)。

0 级为正常;1 级为轻度异常,提示轻度干眼;2 级为中度异常,提示中度干眼;3 级为重度异常,提示重度干眼。

6. 注意事项

(1)因眼部分泌物会干扰检查的准确性,导致假阳性的出现,因此,在操作进行前应进行眼部检查,若发现受检者分泌物较多,应先清理或冲洗结膜囊。

(2)在操作过程中应避免滤纸片移动,以免损伤角膜、结膜。

(3)操作过程中应使用无齿镊,避免不必要的损伤。

第五节　干眼特殊检查

一、角膜知觉检查

人的角膜的神经主要由感觉神经和交感神经组成。其中感觉神经来自三叉神经眼支的睫状长神经和睫状短神经,在眼球中后段穿过巩膜,经脉络膜上腔和巩膜内层之间的间隙内向前行进至角膜缘后，除少部分分布至巩膜外，大部分神经分支向前吻合，形成角膜缘神经环，自角膜周围发出 60 ~ 80 根末梢纤维呈放射状进入角膜内。在进入角膜前，角膜神经外有髓鞘，在进入角膜后 0.3 ~ 0.5 mm 处脱去髓鞘，先在基质层前 2/3 内水平行走，再分成小支向上到达前弹力层下，形成致密的网状神经丛，再通过前弹力膜和上皮基底膜的许多纤细小管到达上皮层表面。角膜是人体末梢神经密度最高的组织，其末梢神经密度是皮肤的 200 ~ 300 倍，是牙髓的 20 ~ 40 倍，从角膜中央到周边逐渐减低，角膜知觉存在部位间的差异：中央>鼻侧>颞侧>下方>上方。角膜的感觉神经对于营养角膜、维持角膜上皮的完整性、刺激泪液分泌和调节瞬目反射具有非常重要的作用。

干眼患者常存在角膜知觉减退表现，角膜知觉减退使角膜经反射弧传导到大脑系统的神经冲动减少，导致大脑下传至泪腺的神经冲动减少，并引起泪液基础分泌量减少；瞬目是泪膜重建的基础，角膜知觉减退后，瞬目频率相应减少，导致泪液蒸发加快，影响泪膜的重建，这些都会加重干眼，干眼的加重又损伤角膜上皮下神经，进一步加重角膜知觉减退，形成恶性循环。所以角膜知觉的检查对评估干眼患者病情十分重要。

目前临床上用于检查角膜知觉的方法有棉絮检查法和角膜知觉仪检查法。棉絮检查法是门诊最简便的了解角膜知觉的方法，检查时将棉花纤维捻成细尖样，尖端扫过角膜，观察受检眼是否眨眼和眨眼的速度，但这种方法只能粗略判断角膜是否存在知觉减退，不能进行量化评估。角膜知觉仪分为机械性刺激和非接触式空气刺激两种，临床上较为常用的是单纯机械性刺激的 Cochet Bonnet 触觉测量仪，它采用直径 0.12 mm 尼龙丝测定触及角膜时各种长度弯曲时的毫米数，其产生的压力为 11 ~ 200 mg/0.0113 mm^2，尼龙丝直径为 0.12 mm，横截面面积为 0.0113 mm^2，长度为 5 ~ 60 mm。尼龙丝触及角膜时其末端面积覆盖 4 ~ 10 个角膜上皮细胞，恰好刺激一个感觉神经单位。尼龙丝固定于推进器上以控制其长度，结果以毫米数标示。研究显示，使用 Cochet Bonnet 触觉测量仪测量干眼患者的角膜敏感性，发现均有下降。在通过临床体征和症状诊断干眼的一项队列研究中，角膜机械刺激敏感性的降低程度与临床体征的严重程度相关，角膜知觉下降在一定程度上反映干眼的严重程度。角膜知觉测量仪的诊断效能与干眼的严重程度呈正相关，文献报道在干眼诊断中，其灵敏性达 96%，而特异性仅为 19%。

（一）棉絮检查操作步骤及注意事项

1. 检查条件　安静、无风、自然光下。

2. 物品准备　医用棉签、抗生素滴眼液、快速免洗手消毒液。

3. 人员准备　检查者仪表整洁，快速手消，清洁双手。

4. 检查流程

（1）检查者取出医用棉签，将头端棉絮捻成一细长棉丝，并将其弯折成与棉签呈 45°。

（2）嘱受检者面对检查者坐下，目视前方，以棉丝尖端从受检者侧面接近并轻轻触及受检者角膜，观察受检者的瞬目情况。

（3）以同样的方法检查对侧眼。

5. 诊断指标　①角膜知觉正常：眼睑瞬目反射立即出现；②角膜知觉减退：眼睑瞬目反射迟钝；③角膜知觉消失：不发生瞬目反射。

6. 注意事项。

(1)检查前禁止使用滴眼液。

(2)检查前询问是否佩戴角膜接触镜,若佩戴需取下。

(3)考虑角膜知觉减退或消失者,应重复多次测试验证结果,不宜以单次检查结果给出诊断。

(4)检查中避免受检者头部及眼部移动。

(5)检查后滴抗生素滴眼液预防感染。

(二)角膜知觉仪检查操作步骤及注意事项

1. 检查条件　安静、无风,自然光下。

2. 物品准备　角膜知觉测量仪(以 Cochet Bonnet 触觉测量仪为例)(图 5-48)、抗生素滴眼液。

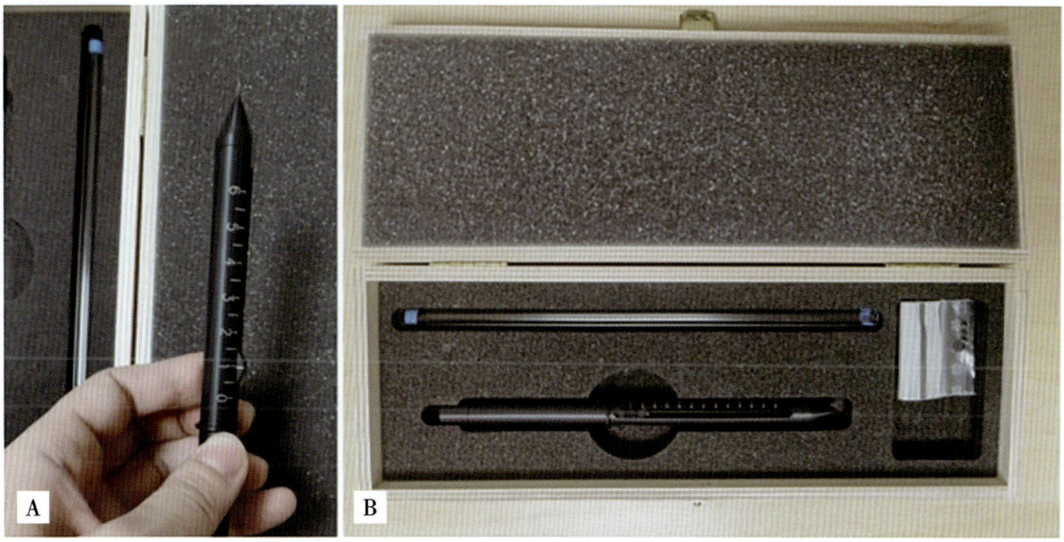

A:局部观;B:整体观。

图 5-48　角膜知觉测量仪

3. 人员准备　检查者仪表整洁,快速手消,清洁双手。

4. 检查流程

(1)检查者将角膜知觉测量仪的尼龙丝调至最长的 60 mm。

(2)检查者站于受检者一侧,受检者目视前方或注视前方某物体,将尼龙线尖端在受检眼颞侧轻轻触及角膜,直至尼龙线弯曲>5°时,观察受检者反应;若无反应,缩短尼龙线 5 mm 后,再重复之前操作;若无反应,继续缩短尼龙线 5 mm 后,再重复之前操作,直至受检者出现瞬目反射。

(3)每个纤维长度测定 3 次,3 次中有 2 次有感觉即为阳性,记录有阳性反应的最长纤维长度即为角膜知觉的阈值。

(4)角膜知觉的测量部位包括角膜中央、鼻侧、颞侧、上方及下方 5 处(图 5-49);检查结束后分别记录每个方位测量结果。

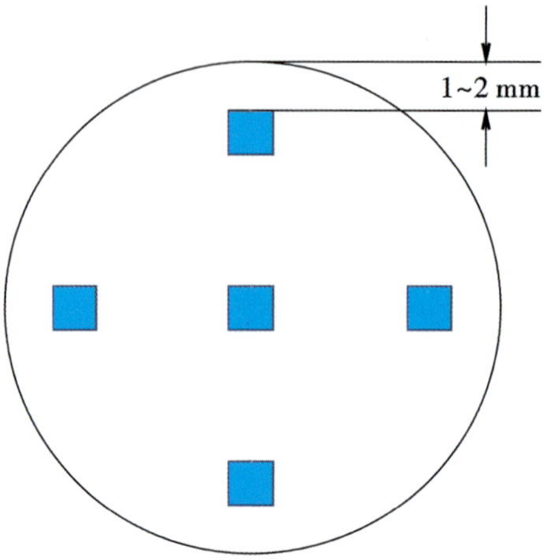

图 5-49 角膜知觉测量仪测量的角膜方位示意图

(5)以同样的方法检查对侧眼,并进行角膜知觉对比。

5. 诊断指标 ①角膜知觉正常:尼龙丝弯曲立即出现瞬目反射或有感知,尼龙丝长度 40～60 mm;②角膜知觉减退:尼龙丝长度低于 35 mm;③角膜知觉消失:不发生瞬目反射或无感知。

6. 注意事项

(1)检查前禁止使用滴眼液。

(2)检查前询问是否佩戴角膜接触镜,若佩戴需取下。

(3)每次检查前需确保角膜知觉仪已消毒(戊二醛溶液清洗消毒 15 min)。

(4)检查中避免受检者头部及眼部移动,为观察方便,检查者可从受检者的外侧用手电筒观察尼龙丝是否已与角膜接触。

(5) 检查后滴抗生素滴眼液预防感染。

二、活体共聚焦显微镜检查

共聚焦显微镜技术最早出现于 20 世纪 50 年代,1955 年 Marvin Minsky 发明了第一代共聚焦显微镜,最初用于体外标本的观察,1994 年 James Hill 发明了 Tendam 眼科扫描共聚焦显微镜。活体共聚焦显微镜(in vivo confocal microscopy,IVCM)主要由 4 部分组成。①激光光源系统:激光波长 670 nm;②移动扫描裂隙系统:由 2 个在同一焦平面的裂隙孔组成;③镜片系统:一系列光学镜片组成;④图像采集处理分析系统:由数字图像采集器、计算机和其他处理软件组成。成像原理:从激光光源系统发出的单波长激光光束,聚焦通过扫描裂隙灯系统的左裂隙孔,进入光学镜片系统,光速通过镜片系统左部,聚焦在角膜组织内的某一焦平面,从焦平面反射的光束,通过光学镜片系统右部聚焦后,再通过扫描裂隙系统的右裂隙孔,最后光束被数字图像采集器采集,并输送到计算机系统处理分析,显示角膜焦平面的图像。活体共聚焦显微镜可以对干眼患者的角膜上皮、角膜基质细胞、角膜神经、角膜内的免疫及炎症细胞、结膜杯状细胞及睑板腺进行观察,可以进一步阐明干眼的病理生理机制,并可对患者的病情变化进行观察以便评价治疗效果。

在干眼人群中发现,由于泪液中炎性细胞因子和蛋白水解酶的增多,角膜上皮的表层鳞状细胞、翼状细胞和基底细胞均受到影响。研究显示,活体共聚焦显微镜检查可见到干眼患者的角膜中央区上皮细胞的密度下降明显,失去规则的六边形结构,细胞排列紊乱,细胞边界发光增强,鳞状上皮细胞增生,翼状细胞和基底上皮细胞密度早期升高,后期下降。高反光及异形细胞增加,细胞高反光是因为细胞核固缩,核质比增加,产生高亮,是上皮细胞过早凋亡的表现,这并非干眼的特异性改变,但上皮细胞凋亡引起角膜表面微绒毛减少,可进一步影响泪膜的稳定性,特别是在重度干眼患者中发现,即使是深层的基底上皮细胞仍可以看到细胞核固缩,细胞凋亡(图 5-50)。

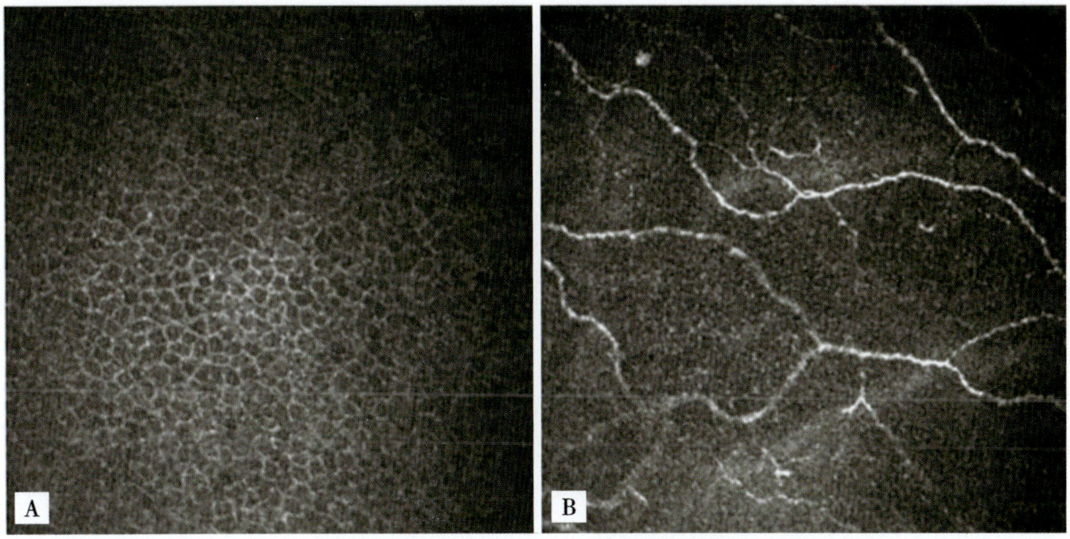

A:角膜上皮细胞形态不规则,边界不清晰;B:角膜神经粗细不均、弯曲度改变。

图 5-50 干眼患者角膜异常改变(800×)

角膜上皮细胞间密布感觉神经末梢,易受各种不良因素影响。裂隙灯及其他眼表检查设备很难对角膜上皮神经进行检查,而活体共聚焦显微镜能够在细胞水平对角膜神经及细胞进行观察,且能够实时成像。有研究表明,干眼患者可出现角膜上皮下神经丛受损,角膜神经密度降低,知觉减低,在水液缺乏型干眼患者中更为明显。此外,也有研究发现上皮下神经密度和角膜敏感度与干眼严重程度呈负相关。

与蒸发过强型干眼患者相比,水液缺乏型干眼患者的树突状细胞量明显增加,其中 Sjögren 综合征相关干眼患者角膜中央和周边的树突状细胞是明显增加的。树突状细胞密度、形态改变与干眼患者的症状、体征具有相关性,可将树突状细胞密度和形态改变作为干眼的辅助诊断指标。

活体共聚焦显微镜同样可用于观察结膜细胞的改变,杯状细胞分布于睑结膜和穹隆部结膜的上皮细胞层,分泌黏蛋白,是泪膜黏液层的主要来源,对于维持泪膜的稳定性起到重要作用。干眼患者结膜病理学特点为结膜杯状细胞减少或完全丢失。活体共聚焦显微镜在干眼患者中观察到结膜杯状细胞丢失、上皮鳞状化生、炎症细胞浸润，其观察结果与结膜印迹细胞学结果一致。干眼患者早期结膜上皮细胞密度无明显异常，中、晚期可能降低。

此外，可用活体共聚焦显微镜观察睑板腺开口和腺泡的形态学变化。睑板腺功能障碍患者睑板腺腺体周围睑酯不均质性改变，腺体萎缩伴腺周纤维化导致腺泡扩张，腺体导管上皮角化，腺体周围炎症细胞广泛浸润。研究发现，与正常对照组和无 Sjögren 综合征的睑板腺功能障碍受试者组相比，Sjögren 综合征患者的睑板腺有更多的腺周炎症与较高的腺泡细胞反射率。

用活体共聚焦显微镜检查毛囊蠕形螨睑缘炎，可见睫毛毛囊扩张，毛囊内大量蠕形螨虫团，多数蠕形螨末体朝向毛囊外，而颚体、足体扎入毛囊底部；毛囊内壁不规则，碎屑样分泌物堆积、睑板腺萎缩（图 5-51）。

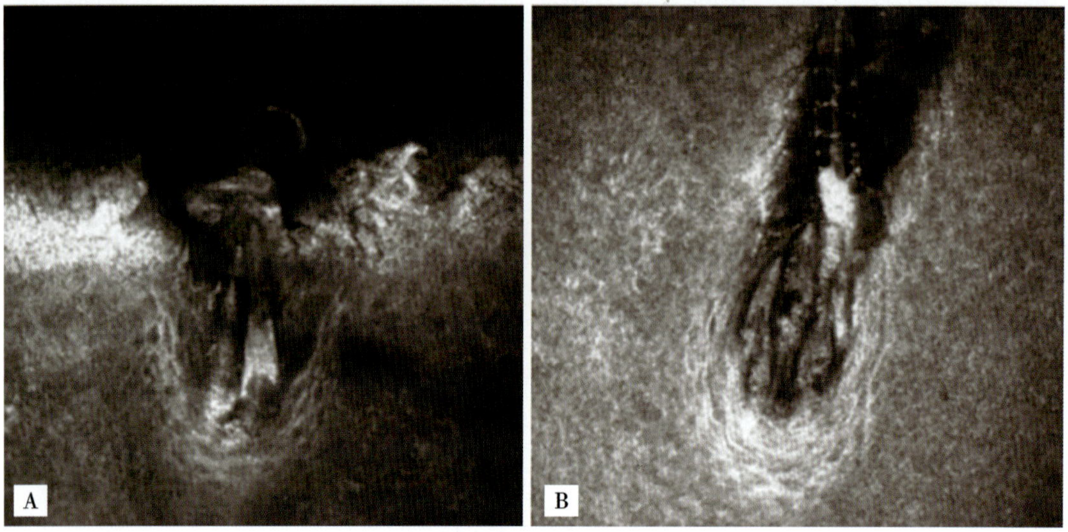

A：正常毛囊；B：毛囊蠕形螨感染。

图 5-51　毛囊根部（800×）

综上所述，在临床工作中可以通过活体共聚焦显微镜对角膜上皮、角膜基质细胞、神经纤维、免疫及炎症细胞、结膜细胞、睑板腺和螨虫的观察，来监测干眼患者的病情变化，及时调整治疗方案。

活体共聚焦显微镜检查操作步骤及注意事项如下。

1. 检查条件　安静和自然光下进行。

2. 物品准备　活体共聚焦显微镜、无菌角膜接触帽、表面麻醉剂、开睑器。

3. 人员准备　检查者仪表整洁，快速手消，清洁双手，佩戴手套。

4. 检查流程

（1）打开仪器，打开软件，核对并输入受检者信息。

（2）受检者眼部使用表面麻醉剂。

(3)将眼部凝胶滴入共聚焦显微物镜表面,盖上无菌角膜接触帽。

(4)受检者下颌及额部固定于托架上,嘱其注视固视灯,必要时需借助开睑器充分暴露受检者眼球,调整摄像头位置,使激光光束位于角膜病变区或预检查部位。

(5)向前缓慢推进摄像头,至接触帽距受检者角膜或预检查部位 5 ~ 10 mm 时,微调摄像头位置,使角膜帽中央对准角膜病变区或预检查部位的激光束反射光点,再缓慢推进摄像头,使接触帽与角膜或预检查部位轻微接触。

(6)设定两者接触的焦平面为 0,旋转激光扫描摄像头调节环改变焦平面,获得不同深度角膜或检查部位图片。

(7)采集照片并保存图像,填写受检者检查报告并打印。

5. 禁忌证　①眼球震颤、无法固视者;②对表面麻醉剂过敏者;③因各种原因导致的睑裂过小,无法放置开睑器者;④角膜严重变薄,濒临穿孔者。

6. 注意事项

(1)为获得清晰图像,可通过移动注视灯调整受检者眼位,使观察区域角膜激光束反射光点始终位于所要观察的病变部位的最前端,检查中应随时调整校正。

(2)检查过程中,嘱受检者另一只眼跟随注视灯移动,通过不断调整注视灯位置,观察角膜同一层面不同部位的病变。

(3)校正和调节眼位或观察部位时,应先将激光扫描摄像头从角膜或检查部位表面移开,校准后再次前移接触角膜,避免损伤角膜。

(4)检查中尽量让受检者保持睁眼状态,对于不能配合,或睑裂较小的受检者,可使用开睑器。

三、视觉质量检查

视觉质量的概念相对抽象,是比视力更高层次的概念,它包含视力、清晰度、舒适度、稳定性等指标,常用来作为医生判断患者视觉满意度的重要参考,主要的视觉质量测量工具包括客观视觉质量分析系统(optical quality analysis system,OQAS Ⅱ)、iTrace 视觉质量分析仪、视力表、波前像差仪等。

视觉质量检查可分为主观和客观两类,主观视觉质量检查方法(或心理物理学方法)可以评价视觉的屈光系统成像质量,还可以科学地评价视觉功能,包括视力(远、中、近)、对比度视力、对比敏感度函数、连续性功能性视力、基于补偿原理的视网膜散射测量和视觉质量量表等;客观视觉质量检查方法是针对眼球屈光系统成像质量的评价,包括基于双通道原理的视网膜散射光分析、点扩散函数(point spread function,PSF)和调制传递函数(modulation transfer function,MTF)、波前像差等。

泪膜是眼表最外层的屈光介质,泪膜的变化可以影响光线在眼部屈光介质中的传递过程。干眼发生时,由于泪膜不稳定,可产生像差和散射增加,从而导致泪膜成像质量下降,造成视物模糊或视力波动。间歇性视物模糊是干眼常见的临床症状,尤其在瞬目频率减少的状态下,如阅读、驾驶,或者操作电脑等,可能与泪膜稳定性受到影响有关。干眼人群的视觉改变多为间歇性,客观检查更能说明实时的视觉质量,故本部分以基于双通道原理的视网膜散射光分析设备——客观视觉质量分析系统为例,介绍视觉质量的检查。

目前临床上较为先进的客观检查视觉质量的工具 OQAS Ⅱ(图 5-52)是一种以双通道技术为基础的设备,可以从像差、散射和衍射等方面综合分析人眼视觉质量,克服了波前像差仪在散射明显存在时高估成像质量的问题;可以量化和客观评估眼内散射光线、眼睛视觉质量以及因泪膜质量下降导致的视觉质量损失,估算泪膜质量。同时,OQAS Ⅱ是一台将泪膜作为光学介质进行分析的设备,具有快速、客观、准确、无创检测等特点。基于双通道技术能直接采集点光源在视网膜的成像,进而分析得到 PSF,再对 PSF 分析得到视觉质量的相关参数,例如客观散射指数(object scatter index,OSI)、调制传递函数截止频率(MTF cut off)、斯特列尔比(Strehl ratio,SR)、模拟对比度视力(predicted VA)等,并对成像质量的信息进行综合分析处理,全面准确地反映受检者的客观视觉质量,适用于干眼,尤其是角膜屈光手术术后干眼患者。

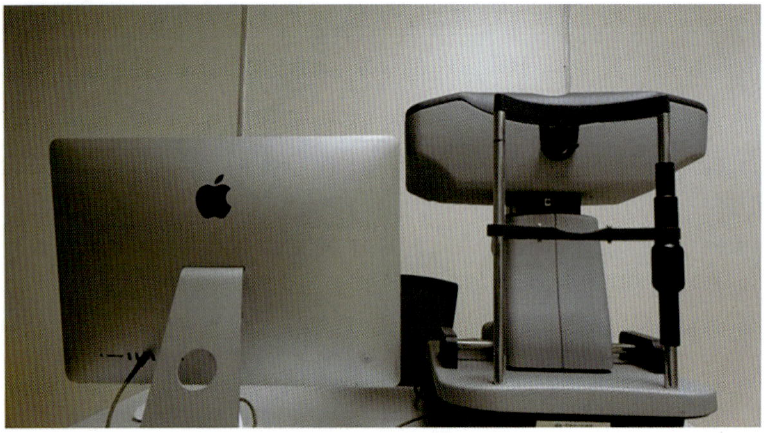

图 5-52 OQAS Ⅱ测量仪

已有相关研究应用 OQAS Ⅱ评估干眼患者泪膜光学质量的动态变化。研究显示 OQAS Ⅱ测得的泪膜动态散射指数(tear film objective scatter index,TF-OSI)可检查泪膜光学质量的动态变化,并对泪膜功能进行分级,尤其是对干眼临界状态的诊断极具意义。

TF-OSI 等于平均 OSI 值减去基础 OSI 之后的差值,即 TF-OSI=mean OSI-OSI,而其标准差则表示泪膜客观散射指数的变化范围(即泪膜散射的离散度)。TF-OSI 的检测可评价干眼患者的视觉质量,其结果客观准确,可重复性好。通过连续 20 s 检测 TF-OSI,检查者可直观地获得患者泪膜动态变化过程,并进一步分析评价泪膜对光的散射程度及泪膜稳定性,已成为辅助诊断干眼的新方法。引起干眼患者 TF-OSI 变化的主要原因是泪膜的不稳定性。局部泪膜的不完整、厚度变化、泪膜质量改变使泪液在眼表的分布不均匀,空气与泪液交界面的特性发生变化,导致进入角膜的光线发生偏折而不能集中于视网膜上。OSI 是指视网膜光斑的周边环形区域与中心光强度的比值,由于光线偏折导致周边环形区域光强度增加,中心区域光强度减弱,OSI 值会随之升高。泪膜的破裂可以看作是较大程度的泪膜厚度变化,破裂区域完全无泪膜覆盖,角膜表面暴露,导致较大程度的光线偏折,TF-OSI 明显升高;另外,干眼所产生的眼表损害也是 TF-OSI 变化的原因之一,角膜表面的点状缺损会引起后向光散射的升高,同时会引起泪液动力学的改变,加重泪膜的不稳定性,继而引起 TF-OSI 的升高。此外,TF-OSI 与 20 s 平均 OSI 相比,在无其他屈光间质的影响时,可单纯反映泪膜的散射程度,用于判断患者干眼的严重程度。

泪膜是一层动态变化的光学介质,干眼患者的 OSI 变化时间更早、变异幅度更大;OQAS Ⅱ对泪膜功能的检查客观、简便、准确、无创,给出具体的量化数据。OQAS Ⅱ在干眼人群中的应用,优点体现在:①可作为常规检查,特别是对于青少年及儿童(表达能力差)患者的泪膜功能检测,具有重大意义;②帮助评估干眼患者用药前后的泪膜状态,提高干眼的诊疗能力。

OQAS Ⅱ检查操作步骤及注意事项如下。

1. 检查条件　测量在暗光下进行,检查前应了解受检者的屈光度数,对于屈光不正的受检者,需在矫正视力下进行,建议使用设备上的镜架(可对-8D ~ +5D 的球面屈光范围,-0.5D ~ +0.5D 的散光范围进行测量),这样可以避免外加镜片产生的反光。当受检者的散光已超过 0.5D 时,测量时应通过外加镜片的方式进行相应的矫正,以免出现不正确的检测结果。

2. 物品准备　验光镜片箱,视觉质量分析仪(以 OQAS Ⅱ为例)。

3. 人员准备　检查者仪表整洁,快速手消,清洁双手。

4. 检查流程

(1)核对并输入受检者信息,同时输入受检者的主觉验光值,包括 spherical (Sph)(球镜度),cylindrical(Cyl)(柱镜度)和 astigmatic axis (Axis)(散光轴向),必要时需在仪器的插片槽内外加验光镜片或受检者外戴镜。

(2)受检者取坐位,下颌放于下颌托,额部贴近额托,调整仪器高度,移动 OQAS Ⅱ设备的操纵杆直到瞳孔清晰地显示在屏幕上。

(3)点击显示屏上"客观验光(Objective Refraction)",嘱受检者目视前方,进行客观验光。

(4)客观验光结束后,用 4 mm 人工瞳孔进行测量,点击"散射测量(Scatter Meter)",嘱受检者目视前方,进行眼内散射检查。

(5)点击"泪膜分析(Tear Film Analysis)"进行泪膜光学功能测量:分析程序共需 20 s,每 0.5 s 采集一个双通道图像和 OSI 值。

5. 诊断指标　①TF-OSI<0.6,提示无干眼(图 5-53);②0.6≤TF-OSI<1.2,提示介于健康眼与干眼之间,临界干眼;③TF-OSI≥1.2,提示干眼(图 5-54)。

其余视觉质量参数意义如下。

(1)客观散射指数　是双通道客观视觉质量分析系统检测视网膜像的周边光强度与中央峰值光强度的比值,其反映了各界面的光滑度和全眼屈光介质的透明度。正常人眼的 OSI 一般低于 2.0,OSI 值越高,散射程度越明显,视觉质量越差。

(2)调制传递函数　反映了不同空间频率下视网膜成像与真实物体对比度之间的差异。将 MTF 为 0.01 时对应的空间频率设定为调制传递函数截止频率(MTF cut off),表示人眼 MTF 曲线在空间频率到达此频率时,就会达到人眼分辨率极限,MTF 值趋近于 0。正常人 MTF cut off 值≥30 c/d,其值越大,视觉质量越好。

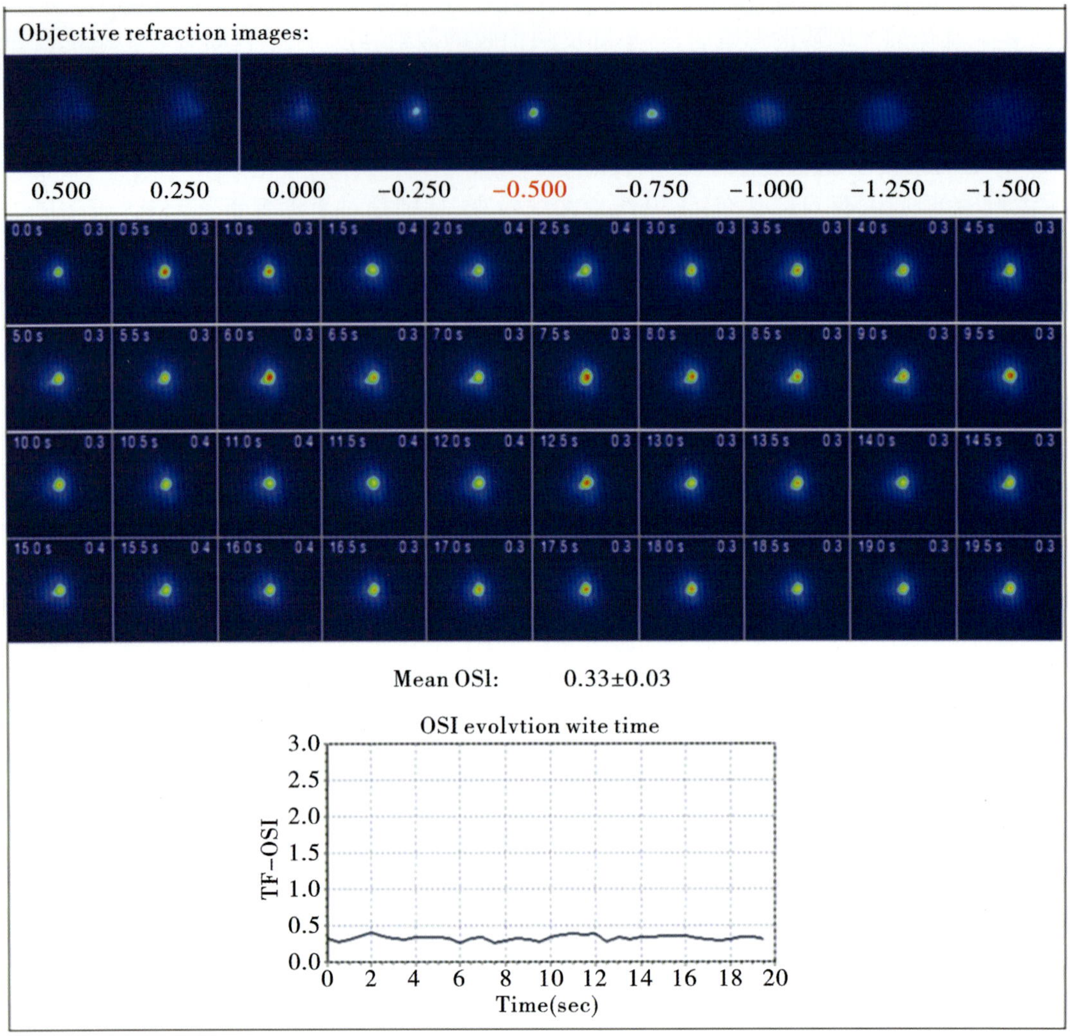

图 5-53 泪膜分布正常者 TF-OSI

泪膜分布正常者散射光斑较小，光线集中，光斑中央颜色较深，光强度高，边界清晰且在瞬目间期较为稳定，不随时间的推移出现光路的偏折，TF-OSI 值较稳定。

(3)斯特尔比率　是指在相同光阑直径时实际光学系统(有像差)所成的像与理想完美光学系统(无像差)的理想高斯像点之间的光强度之比。SR 数值也可以认为是 MTF 曲线下的面积。MTF 曲线下的面积越大，SR 也越大。SR 值在 0～1 之间，其值越大，视觉质量越好。

(4)模拟对比度视力　模拟对比度视力(OV-100、OV-20、OV-9)反映了光学系统除视觉神经系统影响之外的客观视力，通过模拟对比度视力 OV 与主观最佳矫正视力的对比，可以了解视觉神经系统的状况，其三种对比度下视力可分别反映受试者在白天、黄昏、夜晚三种环境下的视觉表现。一般认为，OV-100≥1.0，OV-20≥0.8，OV-9≥0.5 为正常。

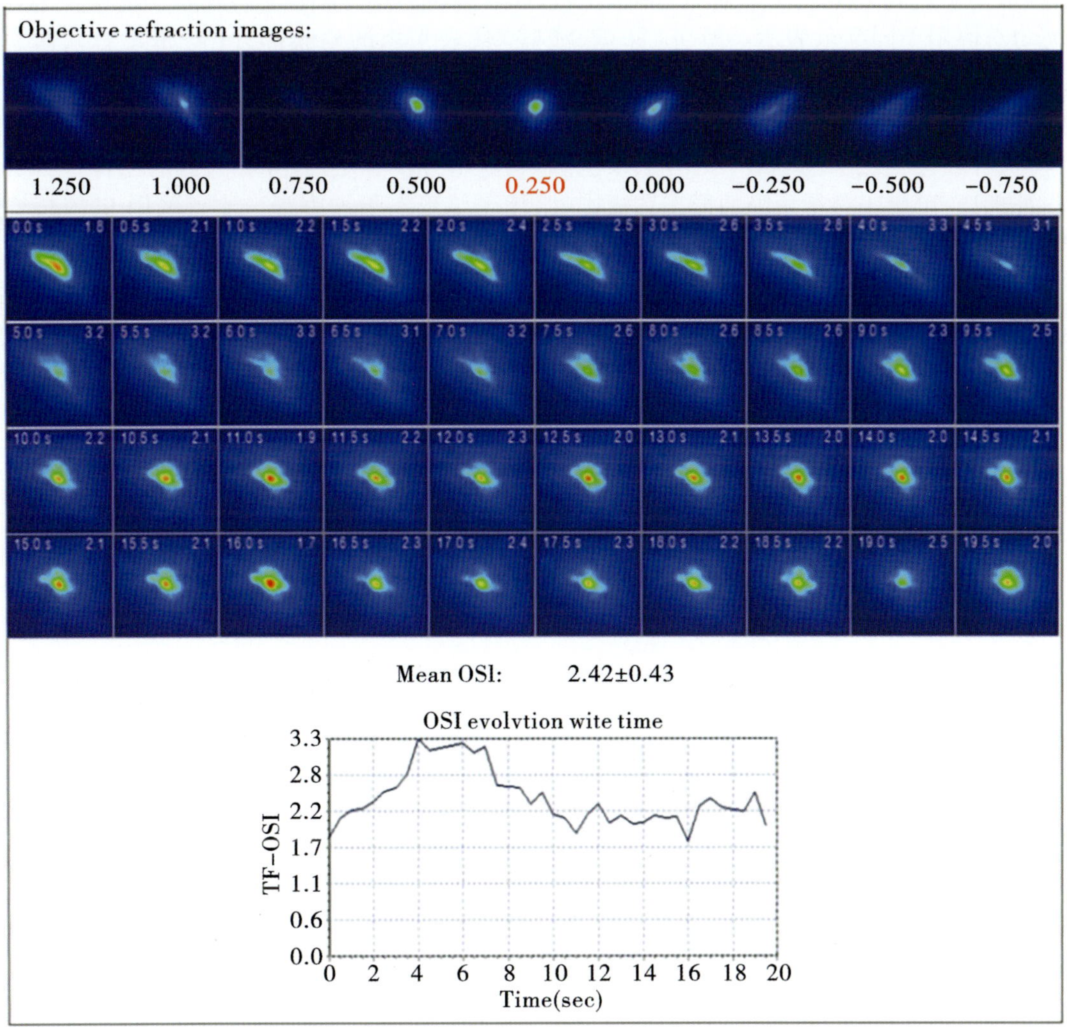

图 5-54　干眼患者 TF-OSI

干眼患者泪膜光线散射明显，光斑较大，光斑中央颜色较淡，光斑边界模糊且在瞬目间期光斑中央颜色逐渐变淡，光路发生偏折使光线弥散，其 TF-OSI 值上升。

6. 注意事项

（1）检查前受检者禁止应用眼膏、揉眼等，以免影响检查结果。

（2）暗适应下获得受检者自然状态下最大瞳孔，每次测量前嘱受检者自然眨眼两次，测试结束前尽量保持不眨眼。

四、角膜地形图检查

角膜地形图检查是通过测量角膜前表面、后表面不同位置的曲率，来反映不同位置的角膜厚度，进而了解角膜整体的形态。角膜地形图分析仪采用 Placido 盘原理，即将许多同心圆环投射到角膜上，将每一个环分割呈多点，测量角膜表面 7 000～8 000 个数据点（最多可达到14 000个数据点）的屈光力，经计算机彩色编码技术将角膜不同曲率和屈光力总值用不同颜色表示。冷色（深蓝、浅蓝）代表平坦的角膜部分（弱屈光力），暖色（红色、橙色、黄色）代表陡峭的角膜部分（强屈光力），中间色为绿色，并将色彩又分为15个级阶，每个级阶代表一定的屈光力，从暖色到冷色，每个相邻级阶的屈光力差值相等，这种颜色相当于地形图中的分层设色法，有定量分析和定性诊断的功能，图像经计算机处理后，可用于分析角膜的形态和规则性，使角膜形态更加直观。除了采用Placido盘原理的角膜地形图分析仪外，近年来市场上也出现了采用Scheimpflug成像技术的角膜地形图分析仪，此技术对角膜前后表面进行矢状位360°扫描，精准地呈现角膜前后表面形态，通过软件将采集的数据转换成直观的地形图。角膜地形图具有高精确度、非创伤性、易重复测量的特点，主要应用于屈光性角膜手术前后的常规检查、圆锥角膜排查等。随着角膜地形图的广泛应用，其用途已拓展到用于相关角膜病变和干眼的辅助诊断。

角膜地形图分析仪测量角膜曲率、屈光度等，经软件分析可获得角膜表面不规则指数（surface asymmetry index，SAI）、角膜表面规则指数（surface regularity index，SRI）、角膜预测视力（potential visual acuity，PVA）、角膜表面散光值（corneal surface cylinder，CYL）等参数。角膜SAI是反映角膜中央区相隔180°对应点角膜屈光力差值总和均值的参数，即对分布于角膜表面128条相等距离径线上相隔180°的对应点的屈光力进行测量，将其差值总和起来再平均求出的角膜指数。角膜SRI是反映角膜瞳孔区4.5 mm范围内表面规则性的参数，即对256条径线上屈光力的分布情况进行评价，仅选择中央10个环，若3个相邻环所测角膜屈光度不规则（非逐渐增加、降低或保持不变），则作为正值进入总和运算，同时还要考虑角膜中央区角膜屈光力变化在±1D以内区域的屈光力的总和。角膜PVA是根据角膜地形图反映的角膜表面性状所推测出的预测性角膜视力，它与角膜SAI及SRI有关，角膜PVA与角膜SRI和SAI间的关系在一定程度上反映了角膜形状的好坏。CYL是角膜经映像第6、7、8环中各子午线上最大平均曲率值及其轴位与之垂直径线上的平均曲率值之间的差值。

泪膜是一层动态变化的屈光介质，当发生干眼时，患者泪膜稳定性下降，眼表泪膜分布均一性下降，进而引起角膜前表面屈光力改变。正常状态下，角膜SAI值越高，提示角膜表面规则性越差。部分干眼患者因泪膜稳定性差和角膜上皮缺损，引起角膜表面不规则性增加，可能导致视觉障碍。角膜SAI和SRI可作为干眼诊断参考指标。同时，干眼患者泪膜破裂时间短，瞬目后角膜SAI、CYL升高，角膜PVA降低。因此，CYL、角膜PVA有助于人工泪液等方法重建泪膜的疗效判断。

角膜地形图检查操作步骤及注意事项如下。

1. 检查条件　安静和暗光环境下进行，室内温度保持在20～25 ℃，湿度40%～60%。

2. 物品准备　角膜地形图分析仪（以Placido盘原理的分析仪为例）（图5-55）。

3. 人员准备　检查者仪表整洁，快速手消，清洁双手。

4. 检查流程

（1）受检者端坐于角膜地形图分析仪前，打开仪器，核对受检者信息无误后，嘱受检者下颌放于下颌托上，额部贴近额托，调整仪器高度。

（2）点击鼠标，进入角膜地形图检查界面，移动操作杆，推动Placido盘对准受检

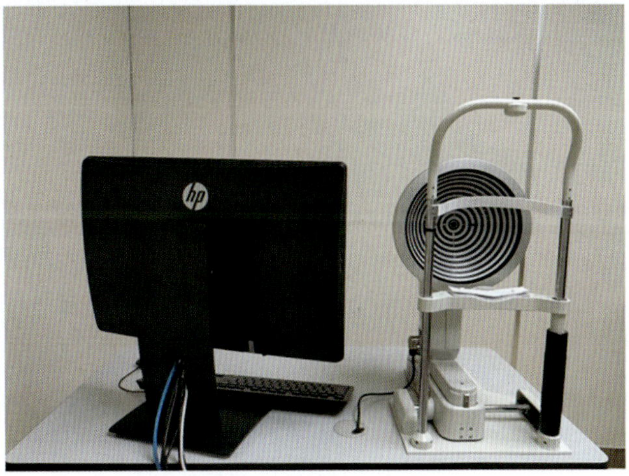

图 5-55　角膜地形图分析仪

者，嘱受检者目视前方指示灯，瞬目 3～4 次后，按下操作杆中央按钮，开始扫描。

（3）显示屏上调至分析界面，记录下角膜 SAI、SRI、PVA、CYL。

（4）以同样的方法检查对侧眼。

（5）保存并打印报告结果（图 5-56）。

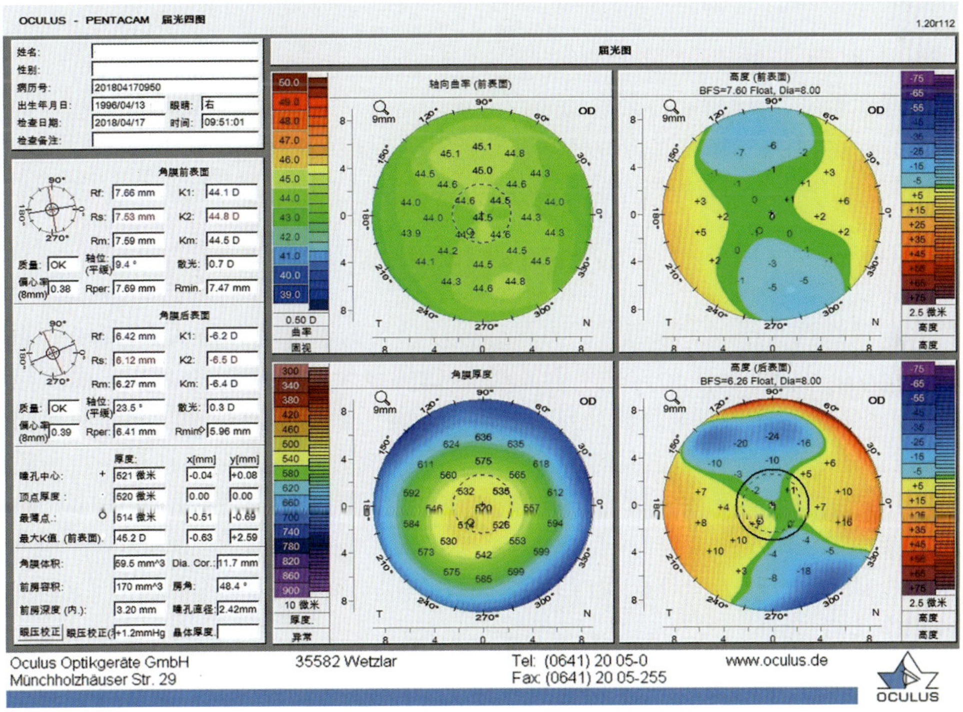

图 5-56　角膜地形图报告

5. 诊断指标 ①角膜 SAI 正常范围为 0.23 ~ 0.43；②角膜 SRI 正常范围为 0.00 ~ 0.40；③角膜 PVA 与 CYL 需要参考受检者实际验光结果。

6. 注意事项

(1)检查前半小时内禁止使用滴眼液和眼膏。

(2)检查前禁止揉眼、冲洗结膜囊和泪道。

(3)检查前告知受检者检查目的。

(4)检查时禁止佩戴角膜接触镜；双眼目视前方，不可随意转动眼球及眨眼。

(5)检查时禁止检查者强行撑开受检眼。

第六节 干眼相关全身疾病检查

干眼常见症状包括眼部干涩感、畏光、异物感、烧灼感、眼痒、疼痛、眼红、视疲劳、视物模糊、视力波动等，后期可能出现视功能减退。与其他原因干眼相比，全身性疾病(如免疫性疾病)相关的干眼患者主观症状往往更重，会因干眼的不适症状首诊于眼科，眼科治疗效果欠佳。因此，初步排查全身性疾病，进行相关全身检查也是干眼诊断和治疗的关键。必要时，一些难治性干眼患者还需要多学科医师协作才可明确诊断。以下内容将对干眼相关全身疾病检查进行简要介绍。

一、精神心理疾病

在干眼门诊中，对于可能存在心理障碍的患者应首先填写量表，初步评估患者的心理状态，根据得分结果适当给予患者一些建议。为便于干眼门诊快速筛查出心理障碍患者，推荐两种临床上常用的心理障碍筛查量表：焦虑筛查量表(附录 6)和抑郁筛查量表(附录 7)。

二、免疫性疾病

合并免疫性疾病相关干眼患者的主观症状常较其他干眼患者症状重，且体征相对明显，通常表现为：Schirmer Ⅰ试验结果明显减小，泪膜破裂时间显著缩短，泪河高度显著下降，眼表细胞染色阳性率较高且较严重；睑缘充血、新生血管形成及鳞状上皮细胞化生明显，若出现上述表现的干眼患者需注意合并免疫性疾病的可能。但尚存在一些干眼患者仅出现其中的一项或者几项体征明显异常，在常规干预手段难以奏效，此时应考虑到合并免疫性疾病的可能。

临床医师询问病史及全身情况时，还应注意许多自身免疫性疾病(如类风湿关节炎、系统性红斑狼疮、系统性硬化病等)均可继发 Sjögren 综合征。故在询问病史时，除严重的眼干症状外，若还有全身的不适症状，应详细询问，进一步筛查。

患者有口干、口腔溃疡反复或龋齿、腮腺反复或持续肿大、吞咽干性食物时需用水帮助等不适，需考虑 Sjögren 综合征的可能。目前的实验室血液学检查能够发现 Sjögren 综合征的早期标志物，如唾液腺蛋白-1、腮腺分泌蛋白、碳酸氢酶Ⅵ，还有经典的 Sjögren 综合征标志物 SSA/Ro、SSB/La、抗核抗体、类风湿因子等。若有晨僵，近端指间关节，如掌指、腕、肘或足趾关节肿胀，考虑类风湿关节炎的可能，可查类风湿因子及抗环瓜氨酸多肽抗体。育龄期女性，脸颊部片状高起于皮肤的红斑，对日光有明显反应可引起皮疹，口腔溃疡，关节疼痛或晨僵，存在系统性红斑狼疮的可能，出现肾功能、血常规、抗核抗体和补体异常，如蛋白尿、贫血、白细胞减少、抗体（如抗 dsDNA 抗体、抗 Sm 抗体、抗磷脂抗体等）阳性和补体异常（C3、C4 降低）。如果上述实验室检测为阳性时，建议患者至风湿免疫科进一步明确诊疗。

此外，还有一些患者除干眼症状外，无全身不适症状，但眼部症状和体征较其他干眼患者严重，或长期治疗后效果不佳，建议筛查免疫学相关指标，即使不能满足临床诊断条件，也应密切随访，以便尽早做出诊断和及时给予治疗。

三、内分泌系统疾病

糖尿病患者是干眼的易患人群，在干眼门诊中，对于干眼体征较重、症状相对较轻者，应引起注意，以便及时发现和治疗糖尿病。需注意糖尿病的诊断是依据静脉血浆葡萄糖而不是毛细血管血糖测定结果，糖代谢状态分类及糖尿病的诊断标准见表 5-3、表 5-4。

表 5-3　糖代谢状态分类（世界卫生组织 1999 年）

糖代谢状态	静脉血浆葡萄糖/（mmol/L）	
	空腹血糖	糖负荷后 2 h 血糖
正常血糖	<6.1	<7.8
空腹血糖受损	≥6.1，<7.0	<7.8
糖耐量减低	<7.0	≥7.8，<11.1
糖尿病	≥7.0	≥11.1

注：空腹血糖受损和糖耐量减低统称为糖调节受损，也称为糖尿病前期；空腹血糖正常参考范围下限通常为3.9 mmol/L。

表 5-4　糖尿病的诊断标准

诊断标准	静脉血浆葡萄糖或 HbA1c 水平
典型糖尿病症状	
加上随机血糖	≥11.1 mmol/L
或加上空腹血糖	≥7.0 mmol/L
或加上 OGTT 2 h 血糖	≥11.1 mmol/L
或加上 HbA1c	≥6.5%
无糖尿病典型症状者，需改日复查确认	

注：OGTT 为口服葡萄糖耐量试验；HbA1c 为糖化血红蛋白。随机血糖指不考虑上次用餐时间，一天中任意时间的血糖，不能用来诊断空腹血糖受损或糖耐量减低；空腹状态指至少 8 h 没有进食热量。

《中国2型糖尿病防治指南(2020年版)》在糖尿病的诊断方面指出:空腹血浆葡萄糖、75 g口服葡萄糖耐量试验(oral glucose tolerance test,OGTT)后的2 h血浆葡萄糖值或HbA1c可单独用于流行病学调查或人群筛查。我国的流行病学资料显示,仅查空腹血糖,糖尿病的漏诊率较高,理想的调查是同时检测空腹血糖、OGTT后的2 h血糖和HbA1c。OGTT其他时间点血糖不作为诊断标准。建议血糖水平已达到糖调节受损的人群行OGTT,以提高糖尿病的诊断率。

在绝经女性、更年期妇女、老年人及应用抗雄激素药物的人群中,由于雄激素缺乏可导致睑板腺功能障碍和蒸发过强型干眼,因此干眼的患病率增加。所以,此类患者的干眼发病原因应考虑雄激素缺乏。睾酮、双氢睾酮、雄烯二酮、脱氢表雄酮和硫酸脱氢表雄酮是血液循环中主要的雄性激素或激素原。其中,雄烯二酮、脱氢表雄酮和硫酸脱氢表雄酮本身没有雄激素活性,只有转化为睾酮或双氢睾酮后才获得雄激素活性,因此被称为雄激素原或底物。睾酮是主要的具有雄激素活性的部分,而且可以部分转化为更有活性的双氢睾酮(6%)和雌二醇。在孕龄期妇女体内,25%的睾酮来自卵巢,25%的睾酮来自肾上腺,剩下50%由雄激素原或底物在脂肪、肌肉等组织和器官中被转化为睾酮而发挥作用。可检测性激素六项(促卵泡成熟素、促黄体激素、催乳素、雌二醇、孕酮和睾酮)、雄烯二酮、硫酸脱氢表雄酮等进行初步筛查。

甲状腺功能异常是干眼发生的危险因素,一些甲状腺功能异常但不伴有甲状腺相关眼病症状的患者在临床上不易发现,因此,甲状腺功能筛查也有一定意义,包括检测游离三碘甲状腺原氨酸、游离甲状腺激素和促甲状腺激素。如果上述实验室检测为阳性时,建议患者至相关科室进一步明确诊疗。

参考文献

[1]亚洲干眼协会中国分会,海峡两岸医药卫生交流协会眼科学专业委员会眼表与泪液病学组.我国睑板腺功能障碍诊断与治疗专家共识(2017年)[J].中华眼科杂志,2017,53(9):657-661.

[2]刘祖国.干眼[M].北京:人民卫生出版社,2017.

[3]亚洲干眼协会中国分会,海峡两岸医药卫生交流协会眼科学专业委员会眼表与泪液病学组.我国蠕形螨睑缘炎诊断和治疗专家共识(2018年)[J].中华眼科杂志,2018,54(7):491-495.

[4]亚洲干眼协会中国分会,海峡两岸医药卫生交流协会眼科学专业委员会眼表与泪液病学组,中国医师协会眼科医师分会眼表与干眼学组.中国干眼专家共识:检查和诊断(2020年)[J].中华眼科杂志,2020,56(10):741-747.

[5]布拉德·鲍林.Kanski临床眼科学[M].张明昌,刘欣,主译.北京:人民卫生出版社,2019.

[6] BANDLITZ S, PURSLOW C, MURPHY P J, et al. Lid - parallel conjunctival fold (LIPCOF) morphology imaged by optical coherence tomography and its relationship to LIPCOF grade[J]. Cont Lens Anterior Eye, 2019, 42(3):299- 303.

[7]VISO E,RODRIGUEZ-ARES M T,BOVEDA F J,et al. Prevalence of conjunctival shrinkage and its association with dry eye disease: results from a population-based study in Spain[J]. Cornea,2014,33(5):442-447.

[8]ALHATEM A,CAVALCANTI B,HAMRAH P. In vivo confocal microscopy in dry eye disease and related conditions[J]. Semin Ophthalmol,2012,27(5-6):138-148.

[9]KORB D R,HELANAN J P. An evaluation of the efficacy of fluorescein,rose Bengal,lssamine green,and a new dye mixture for ocular surface staining[J]. Eye Contact Lens,2008,34(1):61-64.

[10]YOKOI N,KINOSHITA S. Importance of conjunctival epithelial evaluation in the diagnostic differentiation of dry eye from drug-induced epithelial keratopathy[J]. Adv Exp Med Biol,1998,438:827-830.

[11]SCHIFFMAN R M,DALE CHRISTIANSON M,JACOBSE G,et al. Reliability and validity of the ocular surface disease index[J]. Arch Ophthalmol,2000,118(5):615-621.

[12]NICHOLS K K,NICHOLS J J,MITCHELL G L. The lack of association between signs and symptoms in patients with dry eye disease[J]. Cornea,2004,23(8):762-770.

[13]DI PASCUALE M A,GOTO E,TSENG S C. Sequential changes of lipid tear film after the instillation of a single drop of a new emulsion eye drop in dry eye patients[J]. Ophthalmology,2004,111(4):783-91.

[14]LEE S H,TSENG S C. Rose bengal staining and cytologic characteristics associated with lipid tear defi ciency[J]. Am J Ophthalmol,1997,124(6):736-750.

[15]KIM J,FOULKS G N. Evaluation of the effect of lissamine green and rose bengal on human corneal epithelial cells[J]. Cornea,1999,18(3):328-332.

[16]LEMP M A. Report of the National Eye Institute/Industry Workshop on clinical trials in dry eye[J]. CLAO J,1995,21(2):221-232.

[17]BRON A J,EVANS V E,SMITH J A. Grading of corneal and conjunctival staining in the context of other dry eye tests[J]. Cornea,2003,22(7):640-650.

[18]WOLFFSOHN J S,ARITA R,CHALMERS R,et al. TFOS DEWS Ⅱ diagnostic methodology report[J]. Ocul Surf,2017,15(3):539-574.

[19]谢立信,史伟云. 角膜病学[M]. 北京:人民卫生出版社,2007.

[20] BANDLITZ S, PURSLOW C, MURPHY P J, et al. Comparison of a new portable digital meniscometer and optical coherence tomography in tear meniscus radius measurement[J]. Acta Ophthalmol,2014,92(2):e112-118.

[21]ARRIOLA-VILLALOBOS P,FERNANDEZ-VIGO JI,DIAZ-VALLE D,et al. Assessment of lower tear meniscus measurements obtained with Keratograph and agreement with Fourier-domain optical-coherence tomography[J]. Br J Ophthalmol,2015,99(8):1120-1125.

[22]BAEK J,DOH S H,CHUNG S K. Comparison of tear meniscus height measurements obtained with the keratograph and fourier domain optical coherence tomography in dry

eye[J]. Cornea,2015,34(10):1209-1213.

[23]QIU X,GONG L,LU Y,et al. The diagnostic significance of Fourier-domain optical coherence tomography in Sjögren syndrome,aqueous tear deficiency and lipid tear deficiency patients[J]. Acta Ophthalmol,2012,90(5):e359-366.

[24]SU T Y,HO W T,LU C Y,et al. Correlations among ocular surface temperature difference value, the tear meniscus height, Schirmer's test and fluorescein tear film break up time[J]. Br J Ophthalmol,2015,99(4):482- 487.

[25]PULT H, RIEDE - PULT B H. Impact of conjunctival folds on central tear meniscus height[J]. Invest Ophthalmol Vis Sci,2015,56(3):1459-1466.

[26]晋秀明,徐雯. 图解干眼诊疗[M]. 北京:人民卫生出版社,2020.

[27]王薇,李学民. 干眼诊疗实用手册[M]. 北京:科学出版社,2019.

[28]IBRAHIM O M,DOGRU M,WARD S K,et al. The efficacy, sensitivity, and specificity of strip meniscometry in conjunction with tear function tests in the assessment of tear meniscus[J]. Invest Ophthalmol Vis Sci,2011,52(5):2194-2198.

[29]SINGH A,VANATHI M,KISHORE A,et al. Evaluation of strip meniscometry,tear meniscus height and depth in the diagnosis of dry eye disease in asian Indian eyes[J]. Ocul Surf,2019,17(4):747-752.

[30]BEHRENS A,DOYLE J J,CHUCK R S,et al. Dysfunctional tear syndrome:a Delphi approach to treatment recommendations[J]. Cornea,2006,25(8):900-907.

[31]BITTON E,WITTICH W. Influence of eye position on the Schirmer tear test[J]. Cont Lens Anterior Eye,2014,37(4):257-262.

[32]LI N,DENG X G,HE M F. Comparison of the Schirmer Ⅰ test with and without topical anesthesia for diagnosing dry eye[J]. Int J Ophthalmol,2012,5(4):478-481.

[33]PULT H,PURSLOW C,MURPHY P J. The relationship between clinical signs and dry eye symptoms[J]. Eye (Lond),2011,25(4):502-510.

[34]MASMALI A,ALQAHTANI T A,ALHARBI A,et al. Comparative study of repeatability of phenol red thread test versus Schirmer test in normal adults in Saudi Arabia[J]. Eye Contact Lens,2014,40(3):127-131.

[35]SULLIVAN B D,CREWS L A,SONMEZ B,et al. Clinical utility of objective tests for dry eye disease:variability over time and implications for clinical trials and disease management[J]. Cornea,2012:;31(9):1000-1008.

[36]WANG M T,MURPHY P J,BLADES K J,et al. Comparison of non-invasive tear film stability measurement techniques[J]. Clin Exp Optom,2018,101(1):13-17.

[37]GOTO T,ZHENG X,KLYCE S D,et al. A new method for tear film stability analysis using video keratography[J]. Am J Ophthalmol,2003,135(5):607-612.

[38]ABDELFATTAH N S,DASTIRIDOU A,SADDA S R,et al. Noninvasive imaging of tear film dynamics in eyes with ocular surface disease[J]. Cornea,2015,34(Suppl 10):S48-S52.

[39]DOWNIE L E. Automated tear film surface quality breakup time as a novel clinical marker

for tear hyperosmolarity in dry eye disease[J]. Invest Ophthalmol Vis Sci,2015,56(12):7260-7268.

[40] SHINZAWA M,DOGRU M,MIYASAKA K,et al. The application of strip meniscometry to the evaluation of tear volume in mice[J]. Invest Ophthalmol Vis Sci,2019,60(6):2088-2091.

[41] NELSON J D,CRAIG J P,AKPEK E K,et al. TFOS DEWS Ⅱ introduction[J]. Ocul Surf,2017,15(3):269-275.

[42] DOANE M G. An instrument for in vivo tear film interferometry[J]. Optom Vis Sci,1989,66(6):383-388.

[43] GUILLON M,STYLES E,GUILLON J P,et al. Preocular tear film characteristics of non-wearers and soft contact lens wearers[J]. Optom Vis Sci,1997,74(5):273-279.

[44] SZCZESNA-ISKANDER D H,ISKANDER D R,READ S A,et al. Noninvasive in vivo assessment of soft contact lens type on tear film surface quality[J]. Invest Ophthalmol Vis Sci,2012,53(1):525-531.

[45] HEROK G H,MUDGIL P,MILLAR T J. The effect of meibomian lipids and tear proteins on evaporation rate under controlled in vitro conditions[J]. Curr Eye Res,2009,34(7):589-597.

[46] ARCINIEGA J C,WOJTOWICZ J C,MOHAMED E M,et al. Changes in the evaporation rate of tear film after digital expression of meibomian glands in patients with and without dry eye[J]. Cornea,2011,30(8):843-847.

[47] KOJIMA T,MATSUMOTO Y,IBRAHIM O M,et al. Effect of controlled adverse chamber environment exposure on tear functions in silicon hydrogel and hydrogel soft contact lens wearers[J]. Invest Ophthalmol Vis Sci,2011,52(12):8811-8817.

[48] PETZNICK A,TAN J H,BOO S K,et al. Repeatability of a new method for measuring tear evaporation rates[J]. Optom Vis Sci,2013,90(4):366-371.

[49] THAI L C,TOMLINSON A,DOANE M G. Effect of contact lens materials on tear physiology. Optom Vis Sci,2004,81(3):194-204.

[50] YEO S,TAN J H,ACHARYA U R,et al. Longitudinal changes in tear evaporation rates after eyelid warming therapies in meibomian gland dysfunction[J]. Invest Ophthalmol Vis Sci,2016,57(4):1974-1981.

[51] ALGHAMDI W M,MARKOULLI M,HOLDEN B A,et al. Impact of duration of contact lens wear on the structure and function of the meibomian glands[J]. Ophthalmic Physiol Opt,2016,36(2):120-131.

[52] KNOP E,KNOP N,MILLAR T,et al. The international workshop on meibomian gland dysfunction:report of the subcommittee on anatomy,physiology,and pathophysiology of the meibomian gland[J]. Invest Ophthalmol Vis Sci,2011,52(4):1938-1978.

[53] KHANAL S,TOMLINSON A,DIAPER C J. Tear physiology of aqueous deficiency and evaporative dry eye[J]. Optom Vis Sci,2009,86(11):1235-1240.

[54] WILLCOX M D P, ARGÜESO P, GEORGIEV G A, et al. TFOS DEWS Ⅱ tear film report[J]. Ocul Surf,2017,15(3):366–403.
[55] LANE S S, DUBINER H B, EPSTEIN R J, et al. A new system, the LipiFlow, for the treatment of meibomian gland dysfunction[J]. Cornea,2012,31(4):396–404.
[56] LEMP M A, BAUDOUIN C, BAUM J, et al. The definition and classification of dry eye disease: report of the definition and classification subcommittee of the International Dry Eye WorkShop (2007)[J]. Ocular Surface,2007,5(2):75.
[57] CHARLES J D, ZENG W, YI W C, et al. Tear interferon–gamma as a biomarker for evaporative dry eye disease[J]. Investigative Ophthalmology & Visual Science, 2016, 57(11):4824–4830.
[58] VERSURA P, CAMPOS E C. Tear Lab® Osmolarity System for diagnosing dry eye[J]. Expert Rev Mol Diagn,2013,13(2):119–129.
[59] TOMLINSON A, BRON A J, KORB D R et al. The international workshop on meibomian gland dysfunction: report of the diagnosis subcommittee[J]. Invest Ophthalmol Vis Sci,2011,52(4):2006–2049.
[60] LIENERT J P, TARKO L, UCHINO M, et al. Long–term natural history of dry eye disease from the patient's perspective[J]. Ophthalmology,2016,123(2):425–433.
[61] FUERST N, LANGELIER N, MASSARO–GIORDANO M, et al. Tear osmolarity and dry eye symptoms in diabetics[J]. Clin Ophthalmol,2014,8:507–515.
[62] MRUGACZ M, KASACKA I, BAKUNOWICZ–LAZARCZYK A, et al. Impression cytology of the conjunctival epithelial cells in patients with cystic fibrosis[J]. Eye,2008,22(9):1137–1140.
[63] 亚洲干眼协会中国分会,海峡两岸医药卫生交流协会眼科学专业委员会眼表与泪液病学组,中国医师协会眼科医师分会眼表与干眼学组. 中国干眼专家共识:免疫性疾病相关性干眼(2021 年)[J]. 中华眼科杂志,2021,57(12):898–907.
[64] 罗帅寒天,龙海,陆前进. 2021 年系统性红斑狼疮研究新进展[J]. 中华皮肤科杂志,2022,55(4):369–372.
[65] 中华医学会风湿病学分会. 系统性红斑狼疮诊断及治疗指南[J]. 中华风湿病学杂志,2010,14(5):342–346.
[66] 中华医学会糖尿病学分会. 中国 2 型糖尿病防治指南(2020 年版)[J]. 中华糖尿病杂志,2021,13(4):315–409.
[67] LEE C Y, CHEN H C, SUN C C, et al. Gout as a risk factor for dry eye disease: a population–based cohort study[J]. J Clin Med,2019,8(1):62.
[68] 杜向红,梁庆丰. 干眼患者心理障碍的研究进展[J]. 中华眼科杂志,2016,52(3):226–230.
[69] VAN DERVAART R, WEAVER M A, LEFEBVRE C, et al. The association between dry eye disease and depression and anxiety in a large population–based study[J]. Am J Ophthalmol,2015,159(3):470–474.

第六章

干眼诊断

本章参考大量的文献及共识，并结合临床实践工作提出干眼临床诊断思路（推荐）：通过问诊、问卷调查及危险因素分析，临床医师已对患者症状严重程度有一定的了解，之后就需要通过客观的检查评估患者的体征，做出临床诊断、分型、严重程度分级和鉴别诊断，为下一步的治疗提供依据（图 6-1）。

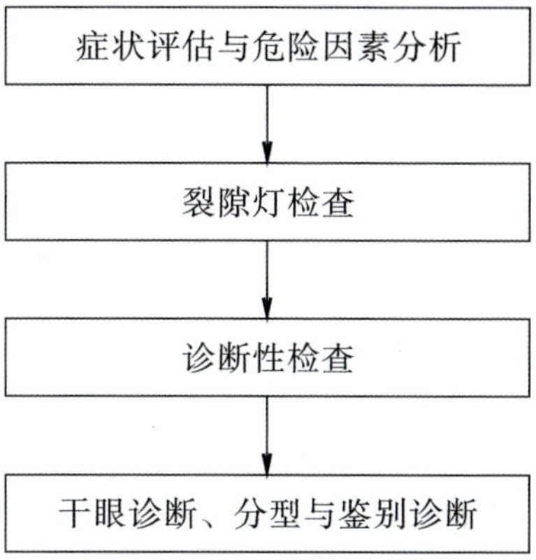

图 6-1　干眼诊断流程

第一节　症状评估与危险因素分析

1. 主诉　干眼常见症状包括眼部干涩感、异物感、烧灼感、眼痒、疼痛、眼红、视疲劳、视物模糊、视力波动等，亦可能存在畏光、眨眼频繁、迎风流泪等，根据主诉初步判断患者病情。

2. 问卷调查　就诊患者在候诊时完成问卷调查的填写，推荐填写的问卷（附录 1～附录 5）有：中国干眼问卷、眼表疾病指数（ocular surface disease index，OSDI）量表、干眼调查问卷-5（dry eye questionnaire，DEQ-5）、McMonnies 干眼调查问卷或干眼标准症状评估（standard patient evaluation of eye dryness，SPEED）问卷。到达诊室后，临床医师查看问卷评分，对患者的症状严重程度会有一个大致的了解。

3. 现病史　补充提问所填问卷和主诉中没有具体提到的问题，如眼部不适症状最早出现的时间、持续时间、发作的频率、加重或缓解因素等；是否曾就诊，若曾就诊，诊断是什么、如何治疗、效果如何等；对于症状严重或发病时间长的患者，询问是否有口干、关节痛等其他全身相关的症状。

4. 危险因素分析　进一步了解患者有无干眼危险因素，可从三个方面（既往史、个人史、家族史）、七个维度（生活习惯和工作方式相关因素、环境因素、全身疾病因素、眼部疾病因素、眼部手术相关因素、药物相关因素、其他因素）去分析，具体详见附录8。

通过干眼问卷调查填写及进一步详细的问诊，临床医师对患者的症状严重程度和危险因素有一个详细的了解，包括眼部及全身疾病史、用药史和手术史等，饮食和睡眠习惯、生活和工作环境以及精神心理状态等，为下一步的诊断性检查提供思路（图6-2）。

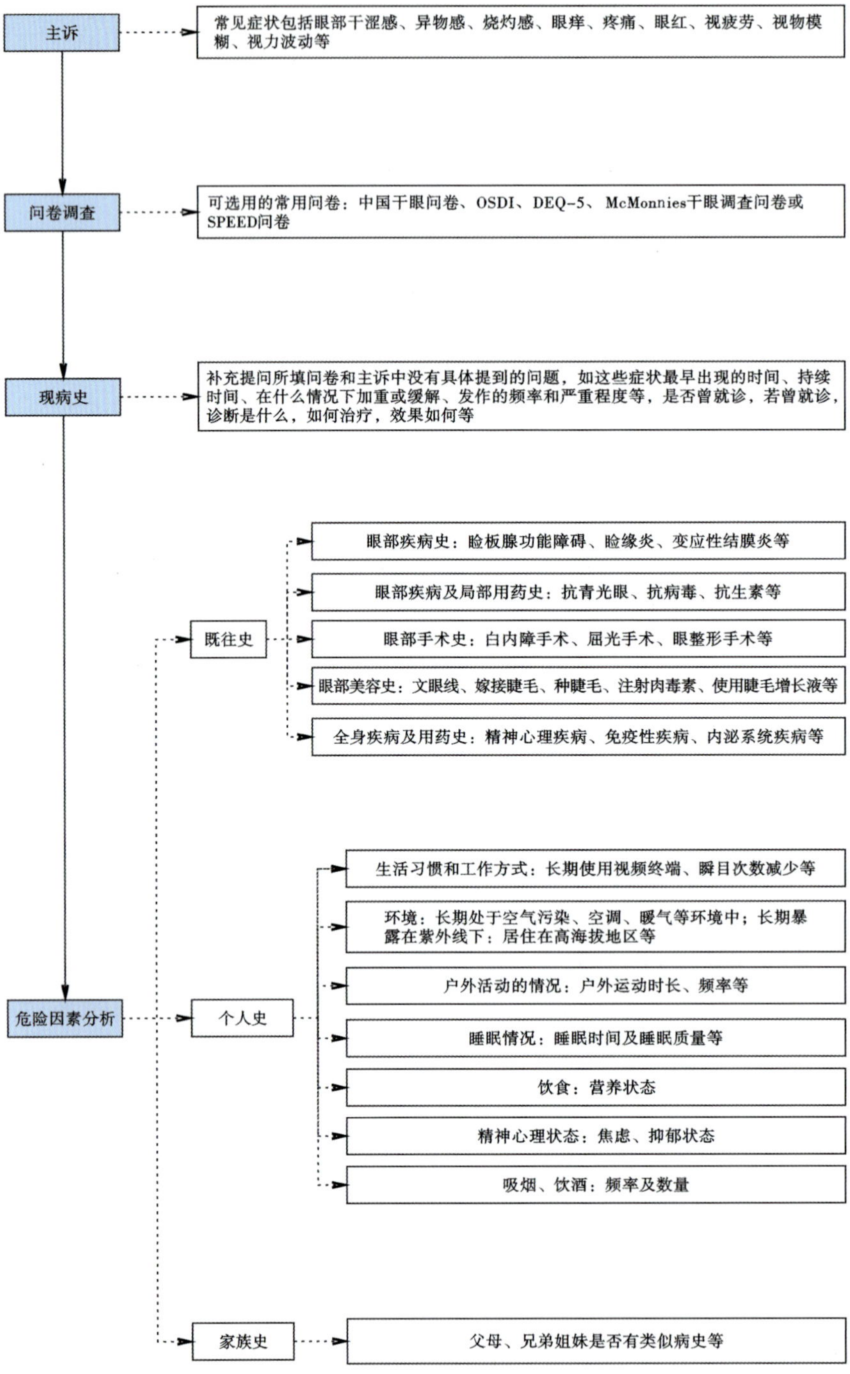

图6-2 症状评估和危险因素分析推荐流程

第二节　干眼检查流程

干眼的检查方法种类较多，对干眼进行临床评估时，检查应遵循从非接触到接触、由无创到有创的原则。除症状评估和危险因素分析外，裂隙灯检查和泪膜稳定性评估是干眼诊断的主要检查内容。

一、裂隙灯检查重点

裂隙灯检查可为进一步的干眼相关检查提供指导意见，首先使用裂隙灯观察眼表情况，推荐干眼检查顺序如下：眼睑→睫毛→睑缘→泪河高度→泪点→角膜→角膜缘→结膜→前房→虹膜→瞳孔→晶状体→眼底。

(1)首先检查眼睑，排除眼睑问题继发的干眼，如眼睑闭合不全、睑内翻或睑外翻等；若观察到眼睑闭合不全、睑内翻或睑外翻等，应结合病史考虑是否与眼部手术相关因素相关，是否合并面神经异常等。

(2)观察睫毛生长情况、睫毛根部分泌物情况、睑缘形态、睑板腺开口和加压后睑酯分泌情况，有无睑缘炎、睑板腺功能障碍或蠕形螨感染征象。

(3)粗略估计泪河高度，考虑是否存在水液缺乏型干眼。

(4)检查上下泪点的位置、大小和形态，是否植入泪点塞等。

(5)检查角膜上皮是否缺失、有无溃疡，必要时进行荧光素染色检查，观察角膜有无丝状物、黏液斑块、角化、新生血管、溃疡、瘢痕化等；角膜缘有无新生血管等。若观察到角膜丝状物可考虑水液缺乏型干眼，重度干眼可观察到角膜黏液斑块等。

(6)观察结膜是否充血、水肿、松弛、存在睑球粘连等；睑结膜有无滤泡、乳头等。

(7)观察前房有无细胞或闪辉，这提示眼内炎症。

二、其他相关检查

在裂隙灯检查的基础上，发现疑似干眼的患者，应进一步完善干眼相关检查。

(1)评估泪膜稳定性的检查有荧光素染色泪膜破裂时间(fluorescein breakup time，FBUT)和非干涉性泪膜破裂时间(noninvasive breakup time，NIBUT)，在非干扰(不影响泪液量和质)干眼检查项目结束后，建议首先行泪膜破裂时间检查(如FBUT和NIBUT)和角膜荧光素染色检查。此外，亦可行角膜地形图检查评估泪膜稳定性。

(2)若观察到泪河窄，考虑为水液缺乏型干眼，可行泪液分泌试验，对于不能配合的患者可行泪河高度或泪河试纸检查；若患者溢泪，需进一步进行泪道冲洗，检查泪道是否通畅。

(3)若观察到睫毛根部有结痂、油脂状分泌物，睫毛易脱落，考虑蠕形螨感染，可行螨虫镜检。

(4)若观察到睑缘充血、鳞屑、结痂、溃疡、形态不规则、新生血管等，加压后睑酯排出困难，考虑睑板腺功能障碍、睑缘炎等，可行泪膜脂质层分析、睑板腺分泌功能评估、睑板腺摄像、睑缘照相、睑缘微生物检查等。

(5)若观察到有泪点塞植入,在后续检查和治疗中应注意。

(6)若观察到角结膜病变,必要时行眼表活体染色检查。

(7)若观察到前房有细胞或闪辉,考虑眼内炎症,必要时行眼内检查。

(8)泪液渗透压、印迹细胞学检查和泪液蕨样变等实验室检查亦可辅助诊断干眼及相关疾病,根据病情需要酌情选择。

(9)若患者视物模糊或视力下降,排除白内障、青光眼等眼部疾病,可行验光,必要时行视觉质量、角膜地形图检查;考虑伴有角膜神经损伤时,可行角膜知觉或活体共聚焦显微镜检查。

(10)最后,考虑干眼由全身疾病引起,如精神心理疾病、免疫性疾病、内分泌系统疾病等,临床医师需与其他专科联合诊断。

干眼检查推荐流程见图6-3。

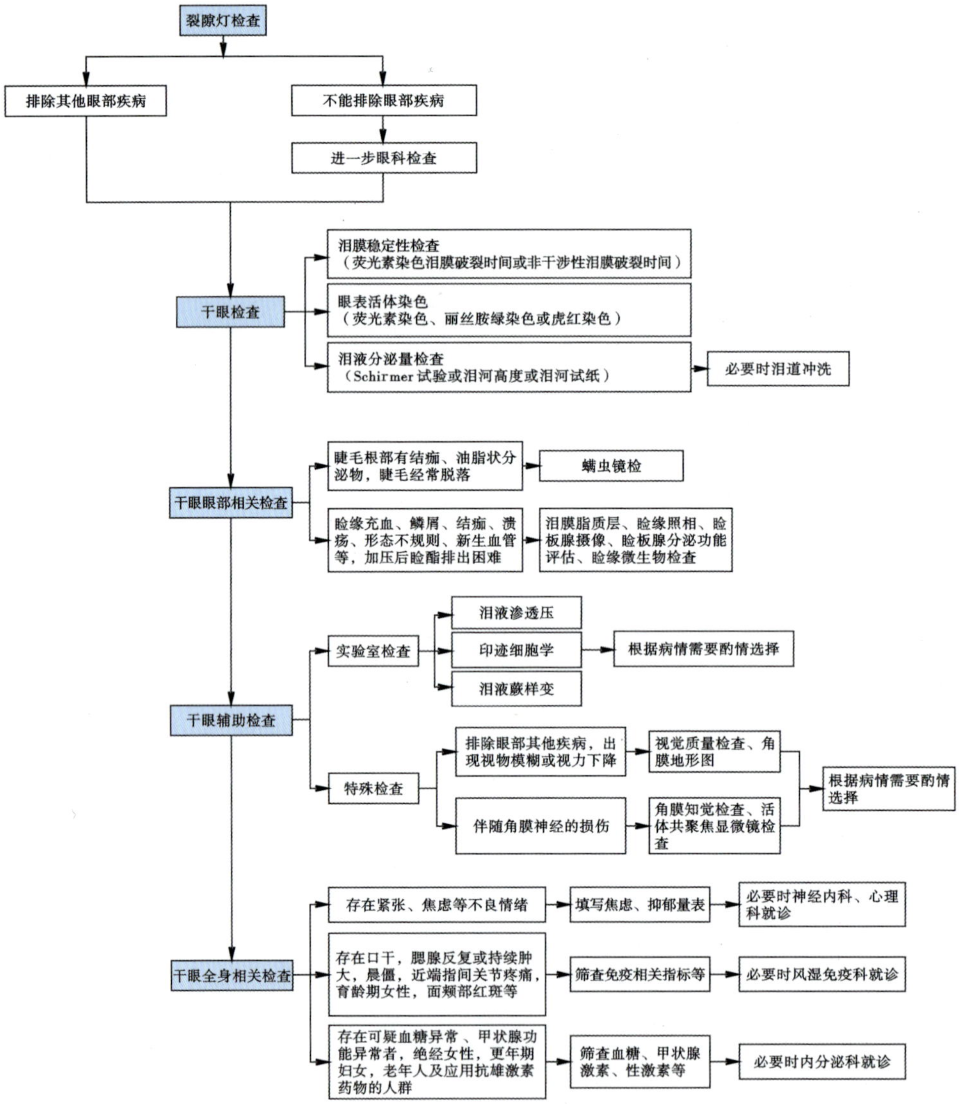

图6-3 干眼检查推荐流程

第三节　干眼诊断

通过症状评估及危险因素分析、诊断性检查及检查结果分析，可对患者做出初步诊断，干眼诊断推荐流程如下。

一、干眼临床前期

1. 有症状无体征的主观表现　指没有临床体征但是存在干眼类似症状，且这些主观症状在危险因素去除后可消失。

2. 无症状有体征的眼表改变　指没有主观症状但存在干眼临床体征，多在眼科检查中发现。

干眼诊断需同时满足症状和体征，有症状无体征的主观表现和无症状有体征的眼表改变均不能满足干眼的诊断，为了方便临床诊治，将上述两种临床表型归为干眼临床前期。

二、干眼诊断标准

（1）患者主诉有眼部干涩感、异物感、烧灼感、疲劳感、不适感、眼红、视力波动等主观症状之一，中国干眼问卷≥7 分或 OSDI 量表≥13 分；同时，患者 FBUT≤5 s 或 NIBUT<10 s 或 Schirmer Ⅰ试验（无麻醉）≤5 mm/5 min，可诊断干眼。

（2）患者有干眼相关症状，中国干眼问卷≥7 分或 OSDI 量表≥13 分；同时，患者 FBUT>5 s 且≤10 s 或 NIBUT 为 10～12 s，Schirmer Ⅰ试验（无麻醉）>5 mm/5 min 且≤10 mm/5 min，则须采用荧光素钠染色法检查角结膜，染色阳性（≥5 个点）可诊断干眼。

干眼严重程度分度见表 6-1。

表 6-1　干眼严重程度分度

分度	OSDI 量表分值	症状	体征
轻度	13～22	症状间断出现或在特定环境下持续存在	泪膜破裂时间 6～10 s；Schirmer Ⅰ试验 6～10 mm/5 min；结膜无或轻度充血，睑裂区结膜部分点状染色；角膜荧光素染色点<5 或不超过 1 个象限；睑缘正常或轻度充血，可有脂帽形成，睑板腺腺体缺失<1/3
中度	23～32	症状频繁出现或无特定环境下持续存在	泪膜破裂时间 2～5 s；Schirmer Ⅰ试验 3～5 mm/5 min；结膜中度充血，睑裂区结膜弥漫点片状染色；角膜荧光素染色点<30 或不超过 3 个象限；睑缘钝圆、增厚，睑板腺开口堵塞、隆起，睑板腺腺体缺失为 1/3～2/3

续表 6-1

分度	OSDI 量表分值	症状	体征
重度	33～100	症状严重且持续存在，影响生活质量	泪膜破裂时间<2 s 或无完整泪膜；Schirmer Ⅰ试验≤2 mm/5 min；结膜重度充血，睑裂区结膜大片染色；角膜荧光素染色弥漫融合成片，波及 3 个象限或中央光学区；睑缘肥厚、新生血管明显，睑板腺开口有脂栓形成或开口纤维化、闭锁或消失，睑板腺腺体缺失>2/3

注：表格中所列情况为并列关系，推荐以最高程度为评估标准。

第四节　干眼分型

干眼确诊后，可进一步对干眼进行分型和病因学分类，建议分为：蒸发过强型干眼（evaporative dry eye，EDE）、水液缺乏型干眼（aqueous deficient dry eye，ADDE）和两种干眼的混合型。

一、蒸发过强型干眼

依据现有的认识，干眼的蒸发过强因素比水液缺乏因素更加常见，蒸发过强型干眼由于泪液蒸发屏障功能的缺失或者眼表湿润性的降低而诱发，进而分类为眼睑相关的蒸发过强型干眼和眼表相关的蒸发过强型干眼。

（一）眼睑相关的蒸发过强型干眼

1. 年龄相关性睑板腺缺失。

2. 性激素对睑板腺功能的影响。

3. 睑板腺功能障碍。

（1）高睑酯排出状态——睑板腺皮脂溢（脂溢性皮炎和红斑痤疮）。

（2）低睑酯排出状态——阻塞性睑板腺功能障碍（瘢痕性睑板腺功能障碍和非瘢痕性睑板腺功能障碍）。

（3）睑板腺功能障碍中的泪液量减少。

（4）继发于全身性化学品暴露的睑板腺功能障碍（如多氯联苯）。

（5）前部（累及睫毛根部和毛囊）睑缘炎相关性睑板腺功能障碍。

（6）遗传性睑板腺疾病。

4. 睑裂疾病相关干眼（眼睑闭合不全、眼睑畸形、睑裂宽度变大或眼突等）。

5. 其他的眨眼相关性疾病（帕金森病和进行性眼肌麻痹）。

（二）眼表相关的蒸发过强型干眼

①过敏性眼病；②维生素 A 缺乏症；③短泪膜破裂时间干眼；④局部药物引起的眼表疾病。

二、水液缺乏型干眼

水液缺乏型干眼为各种原因引起的泪腺腺泡结构和功能异常导致泪腺分泌泪液减少，继而出现泪液高渗透压。水液缺乏型干眼分为 Sjögren 综合征干眼和非 Sjögren 综合征干眼。

（一）Sjögren 综合征干眼

1. Sjögren 综合征　是一种影响外分泌腺的慢性自身免疫性疾病，除其他器官外，尤其影响泪腺和唾液腺，引起眼干和口干。

2. Sjögren 综合征干眼相关的全身性疾病　①类风湿关节炎；②结节性多动脉炎；③系统性红斑狼疮；④Wegener 肉芽肿；⑤系统性硬化病；⑥原发性胆汁性肝硬化；⑦混合性结缔组织疾病。

（二）非 Sjögren 综合征干眼

1. 内在泪液缺乏　①泪腺摘除；②先天性无泪症；③Allgrowe 综合征（贲门失弛缓-无泪-肾上腺功能低下综合征）。

2. 年龄相关性非 Sjögren 综合征干眼　①泪腺的老化；②结膜的老化；③年龄相关性非 Sjögren 综合征干眼的眼表改变。

3. 泪腺的炎症和其他浸润　①结节病；②淋巴瘤；③病毒感染，如丙肝、人类免疫缺陷病毒-获得性免疫缺陷综合征（HIV-AIDS）；④放射性损伤。

4. 泪腺阻塞　①瘢痕性结膜炎；②眼部移植物抗宿主病；③Stevens-Johnson 综合征/中毒性表皮坏死；④黏膜类天疱疮和眼瘢痕性类天疱疮；⑤天疱疮；⑥沙眼；⑦化学损伤。

5. 泪液功能单位障碍引起的低分泌状态　由泪液分泌不足而不是泪腺器质性疾病引起的干眼。

（1）反射传入阻滞　局部使用麻醉药；三叉神经受损；屈光手术；神经营养性角膜炎；角膜接触镜的佩戴。

（2）促分泌阻滞　副交感神经损伤；药物抑制泪腺分泌；传入和传出共同阻滞（家族性自主神经功能障碍症）。

6. 其他疾病　①Meige（梅热）综合征：眼睑痉挛与干眼；②糖尿病；③假性囊膜剥脱综合征。

三、混合型干眼

1. 泪腺病理导致的器质性 ADDE，合并器质性 MGD 相关的 EDE　如，Sjögren 综合征。

2. 继发于眼表疾病的器质性 ADDE，合并器质性 MGD 相关的 EDE　如，继发于眼表疾病（如瘢痕性结膜炎、睑球粘连）的泪腺导管阻塞和瘢痕 MGD。

3. 具有功能性 EDE 的器质性 ADDE　如，严重的 ADDE 泪膜厚度变薄，会损害泪膜脂质层的扩散进而继发功能性 EDE。

4. 具有功能性 ADDE 的器质性 EDE　如，重度 EDE 丧失了角膜敏感性导致泪腺代偿性感觉驱动丧失，继而导致继发性功能型水液缺乏状态。

5. ADDE 演变至 EDE　当眨眼期间发生泪膜破裂时，在泪膜破裂处出现过度蒸发。推测任何足够严重的 ADDE 会转化为一种 EDE。

第五节　干眼鉴别诊断

许多疾病的症状与干眼相似，干眼也常与其他疾病相伴发，因此在明确干眼的诊断前，重要的是通过鉴别诊断排除其他类似干眼的疾病。详细的问诊和裂隙灯检查有助于干眼的鉴别诊断。以下列举需要鉴别的眼部及全身相关疾病。

1. 眼睑相关疾病　睑板腺囊肿；睑腺炎；前部睑缘炎；蠕形螨睑缘炎。

2. 角结膜异常　巨乳头性结膜炎；特应性角结膜炎；春季角结膜炎；病毒性结膜炎；细菌性结膜炎；沙眼；结膜松弛症；丝状角膜炎；间质性角膜炎；神经营养性角膜炎；大疱性角膜病变；药物毒性角膜损伤。

3. 视疲劳　屈光参差；集合调节功能异常；屈光度数欠矫或过矫。

4. 免疫、内分泌、血液相关疾病

(1) 对于出现口干、多发猖獗性龋齿、腮腺肿痛、关节痛及全身多系统受累症状和体征的患者，应考虑 Sjögren 综合征的可能。

(2) 表现为脸颊和鼻梁的蝴蝶样红斑，关节的红、肿、热、痛，全身乏力，发热，对光敏感等的患者，应考虑为系统性红斑狼疮的可能。

(3) 皮肤出现病损的患者，应考虑 Stevens-Johnson 综合征、银屑病、黏膜类天疱疮及天疱疮。

若有用药史及感染诱因，并出现红斑、暗红或紫癜性斑疹，随后出现水疱及大疱且尼氏征阳性，则应考虑 Stevens-Johnson 综合征。

若存在红斑、鳞屑性斑块，偶在红斑基础上出现多发无菌性脓疱，或者除皮损外出现关节病变，应考虑银屑病。

若皮损为多发水疱或大疱，则考虑黏膜类天疱疮或天疱疮，其中天疱疮患者表现为尼氏征阳性而黏膜类天疱疮患者尼氏征阴性。

(4) 出现晨起关节僵硬，手、腕、肘、膝部关节疼痛、肿胀，手部关节畸形和关节功能障碍等症状的患者，考虑类风湿关节炎的可能。

(5) 对于出现甲状腺触诊震颤、肿大，怕热、体重减轻、易怒、心悸等症状的患者，应考虑 Graves 病（毒性弥漫性甲状腺肿）的可能。

(6) 有血液病进行造血干细胞移植的患者，若出现眼部相关症状和全身多系统性病变，应考虑移植物抗宿主病的可能。

5. 心理因素

(1) 长期失眠患者，考虑存在睡眠障碍。

(2) 存在焦虑、抑郁等不良情绪的患者，考虑心理问题可能。

参考文献

[1] CRAIG J P, NICHOLS K K, AKPEK E K, et al. TFOS DEWS Ⅱ definition and classification report[J]. Ocul Surf, 2017, 15(3): 276-283.

[2] WOLFFSOHN J S, ARITA R, CHALMERS R, et al. TFOS DEWS Ⅱ diagnostic methodology report[J]. Ocul Surf, 2017, 15(3): 539-574.

[3] TSUBOTA K, YOKOI N, SHIMAZAKI J, et al. New perspectives on dry eye definition and diagnosis: a consensus report by the Asia dry eye society[J]. Ocul Surf, 2017, 15(1): 65-76.

[4] KOJIMA T, DOGRU M, KAWASHIMA M, et al. Advances in the diagnosis and treatment of dry eye[J]. Prog Retin Eye Res, 2020, 29: 100842.

[5] 亚洲干眼协会中国分会,海峡两岸医药卫生交流协会眼科学专业委员会眼表与泪液病学组,中国医师协会眼科医师分会眼表与干眼学组. 中国干眼专家共识:定义和分类(2020年)[J]. 中华眼科杂志,2020,56(6):418-422.

[6] 亚洲干眼协会中国分会,海峡两岸医药卫生交流协会眼科学专业委员会眼表与泪液病学组,中国医师协会眼科医师分会眼表与干眼学组. 中国干眼专家共识:检查和诊断(2020年)[J]. 中华眼科杂志,2020,56(10):741-747.

[7] 亚洲干眼协会中国分会,海峡两岸医药卫生交流协会眼科学专业委员会眼表与泪液病学组,中国医师协会眼科医师分会眼表与干眼学组. 中国干眼专家共识:免疫性疾病相关性干眼(2021年)[J]. 中华眼科杂志,2021,57(12):898-907.

[8] 胡静,李红,蔡善君. 糖尿病性干眼发病机制及治疗进展[J]. 国际眼科杂志,2022,22(4):583-586.

[9] 张鹏,接英. 雄激素与干眼[J]. 国际眼科纵览,2022,46(1):51-54.

[10] 亚洲干眼协会中国分会,海峡两岸医药卫生交流协会眼科学专业委员会眼表与泪液病学组. 我国睑板腺功能障碍诊断与治疗专家共识(2017年)[J]. 中华眼科杂志,2017,53(9):657-661.

[11] 孙旭光. 睑缘炎与睑板腺功能障碍[M]. 北京:人民卫生出版社,2015.

[12] 亚洲干眼协会中国分会,海峡两岸医药卫生交流协会眼科学专业委员会眼表与泪液病学组. 我国蠕形螨睑缘炎诊断和治疗专家共识(2018年)[J]. 中华眼科杂志,2018,54(7):491-495.

[13] 刘祖国. 干眼的临床诊断与治疗亟待规范化和精细化[J]. 中华眼科杂志,2017,53(9):641-644.

第七章

干眼防治与管理

干眼防治目标是缓解症状，保护视功能，尽可能去除病因；防治原则应根据干眼的类型和程度给予长期和个体化治疗；防治方案的选择应从单一到联合，从无创到有创。

目前干眼防治的具体方法有：干眼危险因素预防（病因预防）、药物治疗、物理治疗和手术治疗，根据干眼严重程度把干眼防治分为四个阶段。

第一阶段，干眼临床前期患者重在危险因素预防。

第二阶段，轻度干眼患者在预防危险因素的基础上，可选择热敷等居家管理措施，缓解干眼症状，必要时行药物治疗。

第三阶段，中度干眼患者建议医院就诊，行药物联合物理治疗。

第四阶段，重度干眼患者可考虑将危险因素预防、药物治疗和物理治疗等方法联合应用，必要时可行手术治疗。

干眼是一个慢性疾病，慢病管理需贯穿干眼防治的全过程。

第一节　干眼危险因素预防

预防已知危险因素对任何疾病防治都十分关键，干眼是多种因素导致的眼表疾病，在制定治疗方案之前，必须要对干眼危险因素进行深入的了解，以便为个性化治疗提供更多的信息，消除或改善这些危险因素可预防干眼的发生或逆转干眼临床前期的眼表病变。

一、可避免的危险因素预防

1. 增加有效眨眼次数　对于电脑编程者、财务人员、精细手工艺制作者、文学创作者、外科医生、长途汽车司机等干眼的高危人群，建议日常生活和工作中增加有效眨眼次数，最好可以设置定时提醒。

眨眼练习动作顺序：正常闭眼 2 s，睁眼再次正常闭眼 2 s，然后紧紧闭合眼睑 2 s。

2. 增加户外活动　大量研究发现在增加有氧运动量时，泪液量增加。因此，建议缺乏运动的干眼患者更多参与户外活动，增加有氧运动量，以改善泪液的分泌量，缓解干眼不适症状。

3. 改善睡眠　保证睡眠时间和睡眠质量，养成规律良好的睡眠习惯，尽量避免睡前饮用咖啡、茶等影响入睡的饮品，若入睡困难或失眠可考虑使用药物（如安眠药等）帮助睡眠。

4. 戒烟、戒酒　戒烟（或脱离被动吸烟环境）和戒酒均有助于缓解干眼不适症状。

5. 规范佩戴角膜接触镜　尽量选择佩戴框架眼镜，必须佩戴角膜接触镜时，应合理佩戴，严格规范戴镜时间，避免过夜戴镜（角膜塑形镜除外）和戴镜游泳；镜片尽量选择保湿性能良好、硬性透气性角膜接触镜等；缩短换镜周期；定期除蛋白、清洗和更换镜盒等；加强睑缘清洁及睑板腺护理；必要时给予药物治疗，建议使用可稳定泪膜的滴眼液，如不含防腐剂的人工泪液等；若出现眼表病变，需停戴角膜接触镜，遵医嘱治疗。

6. 合理使用眼部化妆品　尽量避免眼部化妆品使用，如需使用，选择正规厂家生产的合格眼部化妆和卸妆产品；提高卫生意识，包括在化眼妆前清洁手部，避免将化妆品涂抹到睫毛根部，防止化妆品接触眼睑边缘等。同时，建议及时有效卸妆，并指导患者进行自我睑缘清洁，必要时由医护人员进行深度睑缘清洁。

7. 正确对待眼部医美　尽量不文眼线、嫁接睫毛等，如必须行眼部整形手术时，需在正规医院进行，还应做到术前及术后合理用药、定期复诊。

8. 改善环境　尽可能远离污染的大气、空气；使用加湿器等改善室内空气干燥；夏季太阳光线强烈，应采取减少户外工作时间、穿防紫外线服装、打遮阳伞、戴紫外线屏蔽眼镜等措施来减少紫外线对人体及眼表的损害。

二、可干预的危险因素预防

（一）全身疾病因素预防

1. 控制原发病　全身病是引起干眼的根本原因之一，所以需在治疗干眼的同时，及时进行全身治疗，积极控制原发疾病，尤其是存在焦虑和（或）抑郁等不良情绪的患者。

2. 局部治疗措施　合并全身病的干眼患者治疗可局部使用滴眼液，也可尝试泪道栓塞治疗；合并睑板腺功能障碍（meibomian gland dysfunction，MGD）者，可联合睑缘清洁、热敷、雾化熏蒸、睑板腺按摩、强脉冲光（intense pulsed light，IPL）及热脉动等物理治疗。对于免疫性疾病相关性干眼患者，在药物和物理治疗方法无法控制病情时可考虑手术治疗。

3. 饮食与营养　除全身疾病外，饮食和营养在干眼的发生中发挥着重要作用。

（1）限制热量的摄入可以减轻泪腺的氧化损伤，维持泪腺功能。研究表明饮食结构的改变和能量摄入的减低可能对防治干眼有益，体脂增加可能加重干眼症状。

（2）减少食用肉类、野味、海鲜、含酵母食物和饮料等，从而限制嘌呤的摄入，避免痛风的发生。

（3）研究表明 ω-3 的抗炎特性有助于改善干眼的主观症状。因此，富含鱼类、坚果和其他来源的 ω-3 的饮食可能对干眼有效，具有减轻干眼炎症反应的潜在益处。

（4）乳铁蛋白和抗氧化剂在改善干眼症状方面是有效的。

（二）眼部疾病因素预防

1. MGD 防治

（1）去除病因：寻找可能的病因或危险因素，尽量避免或去除。

（2）物理治疗：清洁睑缘，交替热敷和冷敷，按摩眼睑，疏通阻塞的睑板腺。

（3）控制感染：对于合并睑板腺或睑缘感染的患者，短期应用抗生素，以局部治疗为主，严重患者联合口服药物治疗。

（4）抑制炎症反应：局部抗炎治疗，对病情顽固者可联合全身使用低剂量四环素类或大环内酯类药物。

（5）伴有干眼或相关角结膜病变者，应同时给予对症治疗。

2. 睑缘炎防治

（1）饮食清淡，注意眼部卫生等。

（2）局部物理治疗：眼部热敷、睑板腺按摩、睑缘清洁。

（3）局部药物治疗：睑缘涂药（如红霉素眼膏、夫西地酸凝胶、加替沙星凝胶、阿奇霉素等）；局部点药，如抗炎药物、人工泪液及预防性抗菌药物等。

（4）全身药物治疗：口服抗菌药（如四环素类药物、红霉素和阿奇霉素等）。

3. 变应性结膜炎防治

（1）脱离变应原：尽量避免或减少接触变应原，改善生活环境有助于缓解和控制变应性结膜炎病情，尘螨过敏者做好室内清洁和除螨工作，花粉过敏者在花粉季节尽量采取防护措施，大气污染严重时适当减少户外活动时间。

（2）眼部清洁及冷敷可一定程度减缓眼痒等不适症状。

（3）局部使用一些抗过敏的药物。

（4）对于伴有难以愈合的角膜上皮缺损或溃疡的变应性结膜炎，根据严重程度和性质，可考虑绷带镜、羊膜覆盖或其他手术治疗。

（三）眼部手术相关因素预防

眼手术相关性干眼是指眼部手术后出现的以泪膜稳态失衡为特点的干眼，包括术后出现干眼和术前已有干眼术后加重两种情况。眼手术相关性干眼与手术过程对眼组织结构的影响或损伤（如角膜屈光手术或白内障摘除手术中角膜神经切断、角膜表面规则性改变、开睑导致眼表长时间暴露等）、围手术期眼局部药物的使用以及患者术前的自身条件（如患者年龄、术前患干眼或 MGD、糖尿病）等因素相关，加强手术的术前和术后管理，对缓解和预防干眼是十分重要的。

1. 白内障摘除手术的管理

（1）术前的管理　术前若存在干眼常见症状，如眼部干涩、视疲劳、异物感、烧灼感、流泪、眼痒、眼红、眼分泌物增多、视力波动等，患者通常到干眼门诊就诊。然而，一些合并干眼的患者无明显症状，若术前未及时诊断并干预，可能导致术后因干眼加重而出现症状，影响手术满意度。所以术前的眼表评估十分重要，主要包括询问病史，如眼部手术史、全身及眼部长期用药史、角膜接触镜佩戴史等，询问是否存在眼部干涩、视疲劳、异物感、烧灼感、流泪、眼痒等干眼症状，眼部常规检查和干眼相关检查。

若术前发现已存在干眼，需要根据干眼的严重程度给出治疗方案，改善眼表状况。对于合并轻度干眼的患者，可于术前局部使用人工泪液并持续到术后，增强对围手术期各种损伤的抵抗力；合并轻度 MGD 的患者须术前 3 ~5 d 持续维持眼睑清洁，辅以睑板腺热敷、按摩等物理治疗。对于合并中、重度干眼或 MGD 的患者，建议进行系统性治疗，待患者角膜上皮缺损修复后再行白内障摘除手术。此外，对于术前合并感染性睑缘炎的患者，应先进行长期清洁、热敷、按摩（炎症反应活动期慎用）、局部或全身抗菌药物综合治疗后再考虑行白内障摘除手术，并在手术准备阶段注意消毒睑缘，降低术后眼内炎症发生的风险。术前有球结膜松弛、翼状胬肉、睑缘畸形和倒睫等干眼危险因素的患者，可酌情先行相关手术治疗。

对白内障摘除手术前合并干眼相关眼表疾病的患者应充分告知病情，并使其了解术后干眼的常见性，缓解患者的焦虑情绪。同时告知患者干眼是一种需要长期综合治疗的慢性疾病，进而加强患者随访的依从性，增加整体治疗方案的成功率。此外，干眼被认为是一种与精神心理因素相关的疾病，充分的医患沟通和心理疏导有助于促进干眼症状改善。

（2）术后的管理　白内障摘除手术后干眼症状在术后 1 d 即可出现，并可在术后 1 周达到高峰，随后逐渐缓解。由于术后药物毒性引起的干眼症状出现时间较晚，患者可因眼部干涩、异物感、烧灼感、流泪、眼红、视力波动等多种不适再次就医。若按照术后炎症反应或结膜炎治疗，加量使用抗生素和抗炎类滴眼液，可能无效或导致症状加重，因此对于术后出现上述症状的患者，务必考虑到发生干眼的可能性，并应进行干眼相关检查以明确诊断。

对于术前合并干眼的患者，待手术因素引起的干眼得到良好控制后，可按照常规方法长期维持干眼治疗，如使用不含防腐剂的人工泪液、促泪液分泌药物、抗炎药物及免疫抑制剂、促进上皮修复的药物、自体血清、物理治疗等。

术后应嘱患者规范用药，避免超时、超量使用眼部药物。同时，多种生活方式及环境均可能是发生干眼的危险因素，因此，对患者进行充分的健康教育，帮助其维持有利于改善眼表状况的生活习惯，对干眼的治疗具有重要意义。除临床治疗外，可嘱患者清淡饮食，注意全身补充水分及营养，适当增加 ω-3 不饱和脂肪酸的摄入（对具有心脑血管疾病风险的患者慎用）。

2. 角膜屈光手术的管理　随着我国多篇角膜屈光手术相关专家共识发布，手术质量不断提升，影响术后视力恢复的严重并发症或不良反应已罕有发生。但是，对于各种角膜屈光手术，如目前常见的飞秒激光辅助下准分子激光原位角膜磨镶术、飞秒激光小切口角膜基质透镜取出术、经上皮准分子激光角膜切削术等，干眼仍是术后早期比较常见的并发症之一。加强角膜屈光手术围手术期干眼的管理，是进一步提高我国角膜屈光手术术后视觉质量和患者满意度的重要措施。

（1）术前的管理　角膜屈光手术围手术期干眼具有特殊性。一方面干眼的发生与手术过程相关；另一方面随着角膜神经损伤修复，干眼症状及体征可逐渐减轻，因此术前进行患者教育意义重大。充分的沟通和解释有助于取得患者的信任和配合，确立合理的手术预期。术前告知中应包括干眼对术后视觉质量的影响，以引起患者的重视。

术前应停戴角膜接触镜，停戴软性角膜接触镜 1 周以上、硬性角膜接触镜 3 周以上、角膜塑形镜 3 个月以上。由于长时间使用视频终端可加重干眼，手机、电脑使用较频繁者应科学用眼，避免术后长时间持续近距离用眼。角膜屈光手术术前评估为严重干眼的患者，如影响术前角膜形态检查的干眼、已发生角膜点状着染的干眼等，应推迟手术，进行干眼治疗 2 ~ 4 周后复诊，重新评估眼表情况。术前 MGD 患者须积极治疗，避免术后干眼加重。

（2）术后的管理　角膜屈光手术后早期，由于角膜神经损伤未修复致角膜知觉减退、敏感度降低，眼干主诉可能相对较少，往往容易被忽视，此时应重视观察患者的眼部体征。术后存在眼酸、眼胀痛等不适时，应考虑视疲劳、神经痛等与干眼合并存在的可能。在明确干眼诊断后分析干眼的类型及严重程度，并采取针对性的治疗措施。

角膜屈光手术围手术期干眼的治疗以局部用药为主，包括人工泪液、低浓度糖皮质激素、促黏蛋白分泌剂、免疫抑制剂、自体血清等。也可以采取一些物理治疗措施如增加环境湿度、使用湿房镜、睑缘清洁、热敷、泪道栓塞、IPL、热脉动治疗等。

（四）药物相关因素预防

药物相关性干眼多合并其他基础疾病，贸然停药可能给基础疾病的治疗造成影响，因此药物相关性干眼的治疗往往需要多学科会诊，综合评估风险与获益，权衡利弊，在合理治疗基础疾病时，还应做出最佳的药物选择和调整；同时，采取相应措施缓解干眼症状，保护和修复眼表，维护视功能。

在治疗基础疾病用药期间一旦出现干眼症状，应考虑用药的合理性并调整用药方案，防止干眼的进一步恶化，这是治疗药物相关性干眼最关键的一步。一般在调整用药方案后，干眼症状即可缓解或消失。

眼局部药物相关性干眼与药物中的防腐剂和用药方式关系较为密切，应视眼表状态停药或更换含低毒防腐剂或不含防腐剂的剂型；减少所用药物的剂量和使用频率也可有效缓解干眼症状。

全身药物相关性干眼患者需要全身用药治疗基础疾病，干眼的发生多与药物自身因素有关。治疗时应谨慎停药，若须减量或更换药物，应与相关专科会诊，以相关专科医师意见为主导，为患者选择最佳用药方案，避免对基础疾病治疗产生影响。

三、不可干预的危险因素预防

年龄、性别及种族是干眼不可干预的危险因素，针对此类不可干预因素，尽可能地早筛查、早诊断，避免干眼的发生。

第二节　干眼药物治疗

一、补充泪液

(一)人工泪液

人工泪液的主要功能是润滑眼表，为治疗干眼的一线用药，其作为对症治疗方法适用于各种类型干眼。目前研制的人工泪液可模拟泪膜的1种或多种成分，定向补充缺失的泪膜成分。

补充水液层人工泪液主要作用为补充水分和润滑眼表，其主要成分包括玻璃酸钠、羧甲基纤维素、羟丙基甲基纤维素、聚乙烯醇、聚乙烯吡咯烷酮、聚乙二醇及聚丙烯酸等。

补充脂质层的人工泪液主要作用是防止泪液蒸发、延长泪膜的涂布时间、维持泪膜的稳定性，包括含有脂类成分和模拟脂质结构的人工泪液。此外，还有模拟黏蛋白结构、增加泪膜与角膜之间黏附性的含羟丙基胍成分的人工泪液。

临床医师应用人工泪液应根据干眼的类型、严重程度和患者使用的舒适度等因素进行个性化选择。轻度干眼宜选择黏稠度较低的人工泪液，如0.1%玻璃酸钠、聚乙二醇、0.5%羧甲基纤维素等，使用频率为每天4次；对于中、重度干眼，宜选择黏稠度较高的人工泪液，如0.3%玻璃酸钠、1%羧甲基纤维素、聚丙烯酸等。使用频率根据病情适当增加或按需使用；同时可以选择不同种类人工泪液组合使用，如将高黏稠度和低黏稠度人工泪液混合使用。对于MGD等脂质异常的干眼，应优先选用含脂质成分的人工泪液。需长期及高频率(如每天6次以上)使用人工泪液者，应优先选择不含防腐剂的人工泪液。眼用凝胶、膏剂在眼表面保持时间较长，主要用于重度干眼，但会造成视力模糊及眼部不适，可选择睡前应用。由于不同患者对不同种类人工泪液的舒适度感受存在个体差异，因此在遵循上述治疗原则的基础上，应选择患者舒适度高和依从性好的药物。

(二)促泪液分泌型滴眼液

促黏蛋白分泌剂目前主要有两种，一种是地夸磷索钠滴眼液，其为P2Y2受体激动剂，通过作用于眼表P2Y2受体，升高细胞内Ca^{2+}浓度促进黏蛋白分泌，对水液和脂质分泌具有一定促进作用。另一种是黏蛋白分泌激动剂——瑞巴派特滴眼液，通过增加内源性前列腺素E2合成，促进黏蛋白分泌，目前在国外已上市，但国内尚无此药。还有尚处于临床试验阶段的胸腺素β4滴眼液，在动物试验阶段证实可促进结膜杯状细胞再生、增加黏蛋白分泌。

此外，有两类口服制剂通过增强副交感神经递质——乙酰胆碱的活性或数量达到促进泪液分泌的作用：一类与Ⅲ型乙酰胆碱受体(M3受体)结合，刺激腺体分泌、促进泪液产生，如毛果芸香碱、西维美林、环戊硫酮等，但该药胃肠道反应较为明显，导致其应用受到限制；另一类通过抑制胆碱酯酶的活性，使胆碱能神经末梢释放的乙酰胆碱积聚，从而促进腺体分泌，如新斯的明，其不良反应主要是胆碱能危象。

二、抗炎

(一)抗炎药种类

目前临床常用的抗炎药包括非甾体抗炎药、糖皮质激素和免疫抑制剂。

1. 非甾体抗炎药　通过抑制环氧化酶,减少前列腺素等炎症介质的释放减轻炎症,但其抗炎作用较糖皮质激素弱,一般应用于轻、中度干眼或中、重度干眼患者的维持治疗。目前临床常用的有双氯芬酸钠、普拉洛芬及溴芬酸钠滴眼液,其中双氯芬酸钠有单支装不含防腐剂的剂型,副作用更小。虽然非甾体抗炎药无眼压升高及并发性白内障的风险,但有文献报道存在角膜知觉减退及角膜溶解等并发症。因此在临床使用过程中应谨慎选择,尤其是合并有角膜上皮病变的患者不建议使用。

2. 糖皮质激素　主要通过抑制丝裂原活化蛋白激酶通路减少促炎因子白细胞介素、肿瘤坏死因子和基质金属蛋白酶-9 的产生,迅速缓解患者的症状及体征。目前常用的糖皮质激素滴眼液,根据强度从强到弱有地塞米松、泼尼松龙、氯替泼诺、氟米龙,使用时应根据患者的病情合理选择。对于炎症反应重或合并有免疫性疾病的患者可选择高强度激素短期冲击治疗后逐渐替换为低强度激素;对于合并睑缘炎的患者可予地塞米松膏剂涂抹睑缘 1 ~2 周,炎症减轻后减量或停药。用药期间应严格监测眼压,一旦出现眼压升高应停药,必要时加用降眼压药物。

3. 免疫抑制剂　主要用于伴有眼部炎症的中、重度干眼,尤其是合并有免疫性疾病的患者。临床常用的药物包括环孢素 A 和他克莫司滴眼液。环孢素 A 通过与亲环蛋白 A 结合抑制钙调磷酸酶,阻断 T 细胞活化进而达到抗炎的作用,于 2003 年被美国 FDA 批准用于干眼的治疗。而他克莫司的抗炎作用明显高于环孢素 A,起效更快,可用于重症患者的冲击治疗,待炎症减轻后可改用环孢素 A。

应依据干眼的严重程度来合理选择上述三类常用的抗炎滴眼液。由于免疫抑制剂的起效慢于糖皮质激素,因此对于重症患者,可考虑免疫抑制剂联合糖皮质激素一起使用,当炎症控制后将糖皮质激素减量或停用。

4. 其他　立他司特(Lifitegrast)滴眼液是一种由淋巴细胞功能相关抗原-1 拮抗剂配制成的滴眼液,它的结构类似于配体细胞间黏附分子-1 的抗原决定簇,通过竞争性拮抗淋巴细胞功能相关抗原-1 与配体细胞间黏附分子-1 相互作用抑制 T 淋巴细胞的活化、分化、迁移以及炎症因子的释放,从而减轻眼表的炎症反应,在国外已被批准用于干眼的治疗。

(二)抗炎类药物的临床应用推荐

可根据角膜荧光素染色范围及程度进行分级抗炎治疗(染色程度及范围分级见第五章第一节),以 T2/G2 作为抗炎用药起始基线,可选用低浓度激素如 0.02% 氟米龙或非甾体抗炎药;T3/G2 ~ G3 可用 0.1% 氟米龙或 0.5% 氯替泼诺,联合非甾体抗炎药;T4/G3 ~ G4 可使用地塞米松或泼尼松龙进行短期冲击,然后待炎症减少后使用低浓度激素联合免疫抑制剂抗炎治疗。

三、修复眼表

修复眼表主要药物有以成纤维细胞生长因子、表皮生长因子、维生素 A 和小牛血去蛋白提取物眼部制剂为主要成分的滴眼液，可促进上皮增生、维护眼表微环境，多在干眼合并有角结膜上皮损伤时联合人工泪液一起使用。

除上述已商品化的滴眼液外，一些血液制品如自体血清，由于含有大量生物活性成分，亦有促进眼表上皮修复、改善眼表微环境的作用，治疗中、重度干眼患者效果显著，但其为自制滴眼液，需要有资质的单位配制且应严格按照使用方法使用，避免产生医源性感染。

血清的渗透压与泪液接近，且自体血清中包含有上皮生长因子、转化生长因子、成纤维细胞生长因子、血小板源性生长因子、维生素 A、维生素 E 等活性成分，具有促进眼表上皮生长、抑制细胞凋亡的作用；且其中包含的视黄酸可以上调黏蛋白。尽管 20% 自体血清可以短期内改善干眼患者的症状，且泪膜破裂时间、荧光素染色以及结膜印迹细胞学检查结果优于未使用血清前，但并没有足够的证据支持自体血清优于人工泪液。虽然很多研究报告了自体血清治疗干眼的有效性，但因制作单位、制作方法的不同导致其效果不一。下面介绍一种常用的自体血清配制方法。

(1)静脉穿刺获取 25 mL 血液，储存在不含抗凝剂的无菌容器内。

(2)进行常规病毒学检测：乙型肝炎五项，丙型肝炎、艾滋病及梅毒抗体。

(3)室温下正向静置 2 h(18 ~25 ℃)。

(4)以 3 000 g/min 离心 15 min。

(5)将上清液转移至 50 mL 的一次性注射器中。

(6)用平衡盐溶液稀释 5 倍即 1 : 4 稀释。

(7)轻摇后平均分配到无菌滴眼液瓶内(可用抗生素滴眼液瓶)。

(8)用标签注明患者姓名、生日以及血清提取的日期。

(9)未开瓶时 4 ℃冷藏可保存最长 1 个月，在-20 ℃中最多保存 3 个月，一般建议在-20 ℃中连续储存 1 个月，有条件者可采用锡箔纸包装以避光。

(10)复温开瓶使用后，应放于 4 ℃下避光冷藏，使用时间最好不超过 3 d，若超过 3 d 未使用完毕应丢弃。

注意事项：由于自体血清为血液制品，在制备过程中一定要注意避免医源性感染；严格按照使用和保存的有效时间进行使用，避免滴眼液污染致眼部感染的风险。

四、抗菌

在治疗睑缘炎相关干眼，如蠕形螨或细菌感染相关的睑缘炎时，局部或全身应用抗生素可以达到治疗目的。

1. 局部抗菌药　主要用于治疗睑缘炎，根据致病微生物的不同可选择不同药物。如甲硝唑：主要用于蠕形螨或厌氧菌感染相关的睑缘炎，每天早晚各 1 次，建议连续用药 2 ~3 月；红霉素、金霉素和氧氟沙星眼膏：主要用于治疗轻度睑缘炎，每天早晚各 1 次，建议连续用药 2 ~4 周。

2. 口服抗菌药　主要用于治疗 MGD 及其相关干眼。常用的有四环素类和大环内酯类，其可刺激人睑板腺上皮细胞分化、促进脂质聚集。首先推荐口服阿奇霉素，每天 1 次 50 mg，连服 3 d，停药 4 d，7 d 为一个疗程，共 3 个疗程；多西环素成人建议每天 2 次，每次 200 mg，2 周后改为每天 1 次，每次 100 mg，维持 2 个半月或每天 20 mg 长期维持；米诺环素每天 100 mg，用药 3 个月。但是口服抗生素的安全性及有效性仍待进一步研究。

五、抗氧化

研究表明，氧化应激参与干眼的病理反应，干眼患者泪液中含有氧自由基，活性氧可以破坏结膜杯状细胞、眼表神经髓鞘和泪液脂质层，导致泪膜不稳定及渗透压升高。因此人们开始探索抗氧化剂在干眼治疗中的应用。目前一种以线粒体中的氧化应激为作用靶点的抗氧化物 Visomitin 已在国外上市，用于治疗干眼，研究结果显示局部使用 Visomitin 滴眼液 6 周可明显改善患者干眼症状，增加泪膜稳定性并减少角膜的损伤。

六、其他

口服补充 ω-3 脂肪酸可改变睑板腺分泌的脂肪酸组成成分，使不饱和脂肪酸的含量增加，降低睑酯的熔点，使其在体温下呈液态，从而防止睑板腺开口阻塞，减缓泪液蒸发；其次 ω-3 脂肪酸还具有一定的抗炎作用，但其在治疗干眼方面的有效性尚存争议，且目前尚无标准化的使用方法。另外，雄激素可作用于睑板腺，促进睑酯生成，对于合并有 MGD 的围绝经期女性使用雄激素替代治疗不但可改善干眼症状，亦可改善泪膜破裂时间、睑酯分泌量、睑酯质量以及角膜荧光素染色评分。

随着对干眼发病机制的进一步研究，干眼的药物治疗已从单纯的人工泪液替代治疗向针对病因的个体化治疗转变。目前用于干眼治疗的药物种类很多，在临床诊治干眼患者时，一定要明确病因、干眼类型以及严重程度，根据不同情况合理选择药物，以期获得良好的治疗效果。

第三节　干眼物理治疗

一、睑缘清洁

睑缘清洁可有效去除睫毛根部的睑缘碎屑、堵塞睑板腺导管开口的固化分泌物和菌落，具有改善睑板腺开口堵塞情况和眼睑卫生的作用，有助于睑酯从腺管排出。目前睑缘清洁的方法有：医用棉签或清洁湿巾清洁、睑缘清洁仪深度清洁及睑缘清创术，可根据具体情况选择应用。含次氯酸、茶树油及其衍生物 4-松油醇的眼部专用湿巾具有抗炎、抗菌和抗寄生虫作用，可常规清洁睑缘。睑缘细菌感染、局部炎症反应及蠕形螨感染较重者，应选用睑缘清洁仪深度清洁睑缘，以便彻底清除睫毛根部的沉积物。睑缘清洁后可遵医嘱使用滴眼液或眼膏继续治疗。睑缘皮肤黏膜交接区增宽明显、睑板腺开口堵塞较重、睑缘污浊油脂较多和睑缘过度角化的患者，可选择睑缘清创术治疗。

睑缘清洁包括居家睑缘清洁和在医院进行的专业睑缘清洁。

（一）居家睑缘清洁

1. 医用棉签清洁　使用医用棉签清洁睑缘，可使用温开水或生理盐水沾湿棉签后，轻轻地擦拭睑缘，重点擦拭睫毛根部及睑板腺开口处。

对于使用湿润棉签清洁不彻底的患者，可辅助使用眼睑清洁液，其主要含表面活性剂、柔顺剂、抗菌成分，具有抑菌、消炎、保湿及光亮皮肤等作用。使用时用清洁液润湿医用棉签，轻轻地多次擦洗睑缘，重点擦拭睫毛根部及睑板腺开口区域，清洁结束后用干净的医用棉签擦拭，保持睑缘干燥。使用时应尽量避免清洁液进入眼内，若大量进入眼内，立即清水冲洗并及时就诊。

2. 清洁湿巾清洁　睑缘清洁湿巾多为免洗型，与清洁液相比，其方便携带且清理睑缘后无须清水冲洗，具有使用方便的优点，但其日均费用略高，经济实用性低于眼睑清洁液。

商品化清洁湿巾大部分为医用睑缘清洁湿巾，还有一些添加茶树油或次氯酸等特殊成分的茶树油湿巾、次氯酸清洁湿巾，用于除螨、抗菌。茶树油为桃金娘科白千层叶中提取的纯天然植物精油，液体，无色至淡黄色，其有效成分为4-松油醇。临床多项研究均证明使用50%茶树油可有效降低蠕形螨感染发生率，即使是5%茶树油，2次/d擦拭睑缘仍有除螨作用，故蠕形螨感染患者可使用茶树油湿巾进行除螨治疗。次氯酸清洁湿巾中所含的次氯酸成分是强氧化剂，极不稳定，是一种很弱的酸，比碳酸弱，和氢硫酸相当，常用于手、皮肤和黏膜的消毒。研究发现，次氯酸具有良好的皮肤耐受性及安全性，同时可降低病变皮肤中组胺、基质金属蛋白酶-9、白细胞介素-1和白细胞介素-6等炎症因子的表达，对不同类型睑缘炎有较好疗效，可改善睑缘炎患者的眼部症状，减轻葡萄球菌性睑缘炎及脂溢性睑缘炎睑缘充血状况，改善脂溢性睑缘炎结膜充血程度，提高泪膜稳定性。市面上销售的睑缘清洁湿巾种类较多，患者需根据临床医师的建议选择合适的清洁湿巾，并按说明书合理使用。

（二）医院内睑缘清洁

1. 睑缘清洁仪深度清洁　睑缘清洁仪是用于辅助治疗睑缘炎、MGD等眼表疾病的新装置（图7-1），其额定电压为220 V交流电，频率50 Hz，功率15 W，清洁时可用控制器调节刷头转速，范围在0～4 500 r/min之间。该设备由电动手柄和一次性清洁刷头构成，清洁刷头较柔软，通电后电动清洁刷头与睑缘、睫毛根部反复摩擦，可安全、有效、简便地清除睑缘微生物、鳞屑及角化组织（图7-2）。与传统的清洁方式相比，其清洁力度更强，对于治疗睑缘炎、睑缘炎相关角结膜病变和MGD及其相关干眼，是一种有效的治疗方式。

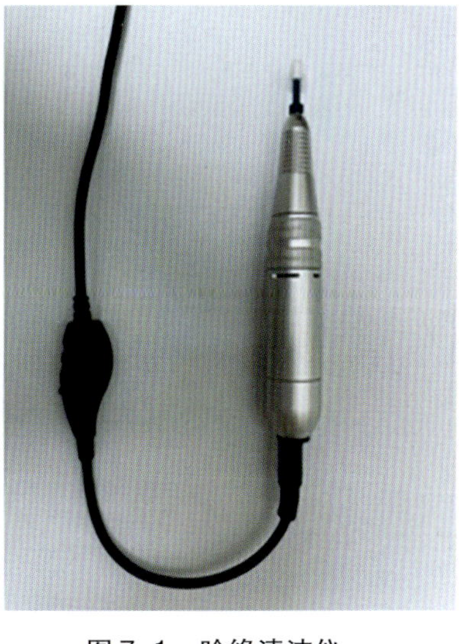

图7-1　睑缘清洁仪

(1)适应证　MGD 及其相关干眼、睑缘炎、睑缘炎相关角结膜病变等。

(2)禁忌证　溃疡型睑缘炎。

(3)物品准备　睑缘清洁仪、球形刷头、睑缘清洁液、一次性换药盘、抗生素滴眼液、医用棉签、一次性橡胶手套、护目镜。

(4)人员准备　七步洗手法洗手,衣帽整齐,戴口罩。

(5)操作步骤

1)协助患者取平卧位或半卧位,清洁患者眼周皮肤,并做好治疗前沟通工作。

2)操作者戴护目镜、一次性橡胶手套;组装清洁仪,手柄接通电源,打开中间螺纹旋钮开关,取下保护头;将眼睑清洁液倒入一次性换药盘中。

3)取出球形刷头,固定于手柄接口处,并检查是否安装牢固;刷头完全浸入清洁液内,至少 15 s,待其完全浸湿。

4)打开睑缘清洁仪开关,根据患者睑缘情况,调节合适的转向与转速。

5)嘱患者向下看,向上轻拉上眼睑,露出上睑缘,执笔式握住手柄前端,用完全浸湿的棉头顶端清洁睑缘,从内眦至外眦,匀速移动,重复 2 ~4 次,持续 15 ~20 s,清除睑缘上的油脂、鳞屑、痂皮等异物,清洁时询问患者有无不适。

6)以同样的方式清洁下睑缘。

7)完成一侧睑缘清洁后,关闭开关,更换清洁液,并换上新的刷头,以同样的方式清洁对侧眼。

8)清洁结束后,使用医用棉签擦拭眼睑周围皮肤,滴抗生素滴眼液。

9)治疗结束,询问患者有无不适,整理用物。

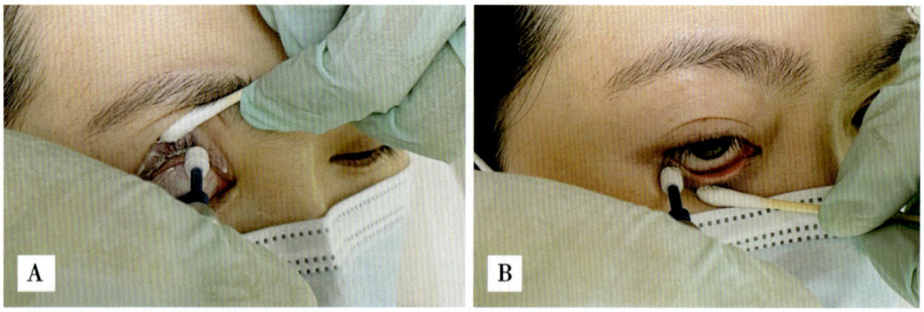

A:清洁上睑;B:清洁下睑。

图 7-2　睑缘深度清洁

(6)注意事项

1)在刷头接触患者睑缘前,应确保清洁刷头与手柄安装牢固。

2)调速过程中,刷头应远离患者,以免旋转时清洁液飞溅到患者身上。

3)若双眼病情轻重不一致,先清洁病情较轻侧的睑缘,后清洁病情较重侧的睑缘。

4)治疗时避免触碰到角膜。

5)治疗时刷头注意与棉签保持距离,以免刷头卷住棉签上棉絮。

6)治疗时若患者诉不适感,应立即停止。

7）每侧睑缘的治疗均应使用新的刷头。

8）治疗后 10 min 不建议热敷。

2. 睑缘清创术　睑缘清创术于 2013 年首次被提出，但目前临床上并不常用，现有的研究已证实，MGD 及其相关干眼，尤其是睑缘过度角化、睑缘皮肤黏膜交界区显著增宽的患者，应用高尔夫杆型显微刮刀（图 7-3）进行睑缘清创术，术后 1 个月患者的干眼及睑板腺功能均明显改善。在 Sjögren 综合征人群中使用睑缘清创术亦可明显改善患者的干眼症状和体征。

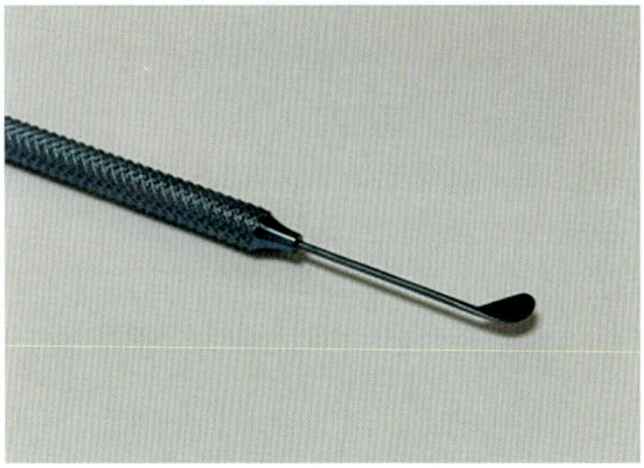

图 7-3　高尔夫杆型显微刮刀

（1）物品准备　表面麻醉剂、无菌高尔夫杆型显微刮刀、医用棉签、生理盐水、抗生素眼膏、一次性医用手套。

（2）人员准备　七步洗手法洗手，戴帽子、口罩。

（3）操作步骤

1）核对患者信息，告知治疗目的及大致流程，观察并评估患者睑缘情况。

2）用蘸取生理盐水的医用棉签清洁睑缘及周围皮肤。

3）患者取仰卧位，滴入表面麻醉剂（也可将麻醉剂浸湿医用棉签后擦拭睑缘进行表面麻醉）。

4）操作者戴手套，取出无菌高尔夫杆型显微刮刀，翻开上眼睑，用刮刀的头部沿着上睑缘从内眦到外眦刮除，边刮边挤压睑板腺开口。

5）上睑缘治疗结束后，以同样的方法清创下睑缘和对侧睑缘。

6）将抗生素眼膏涂于睑缘上，预防感染。

7）洗手并记录睑缘、睑酯性状等情况。

（4）注意事项

1）治疗前患者应去除眼妆、假睫毛等。

2）因治疗中使用的高尔夫杆型显微刮刀相对锐利，治疗过程中注意避免刺伤角膜等部位，可用眼睑板等对眼球进行保护。

3）治疗中，应注意询问患者的感受，以便掌握刮除的力度。

4）治疗后短时间内禁止热敷。

二、热敷

热敷在干眼治疗中主要适用于泪液中脂质的质和(或)量异常导致泪液蒸发过快引起的蒸发过强型干眼,其原理是通过局部加热,使熔点高的睑酯重新具有流动性,利于睑酯排出以改善或恢复睑板腺功能。

睑板腺功能正常者分泌的睑酯呈半透明的蛋清状,睑酯以全分泌的方式排放至腺管,睑酯的熔点为28～32 ℃,在眼睑的生理温度(35～37 ℃)下保持液态,睑板腺外围有眼轮匝肌包绕,瞬目时肌纤维收缩协助睑酯排出。而MGD患者睑酯可呈现出混浊油脂状、黏稠油脂状或牙膏状,其性质由稀变稠,熔点由低变高。研究表明睑板腺中内源性的蜡酯及胆固醇酯合成增多,会引起脂质的熔点和黏稠度升高,导致腺管阻塞,而睑酯成分中脂肪酸支链比例、不饱和程度以及碳链长度都是影响睑酯性状、流动性和熔点等物理性质的重要因素。Butovich等研究发现,当热敷温度达到40 ℃时可以促进睑板腺开口重新开放,使脂质融化从而促进睑酯的排出,维持泪膜的稳定性。TFOS DEWS Ⅱ指出40 ℃是指眼睑结膜和腺体的温度,而不是治疗设备接触表面的温度或眼睑外部皮肤的温度。

(一)热敷方式

目前热敷方式有:热毛巾、一次性蒸汽热敷眼罩和可循环使用的加热眼罩等。一般每次持续5～10 min,温度维持在约40 ℃即可。建议轻度干眼患者每天热敷1～2次,连续1个月;之后改为每日1次,连续1个月,可改善其症状。中、重度干眼具体疗程按病情而定。热敷时注意不要挤压眼球。以下介绍几种常用的热敷方法。

1.热毛巾　热毛巾加热眼睑是最简单的居家热敷方法,但这种方法用于MGD及其相关干眼的治疗尚未标准化,患者使用毛巾的时间和温度各不相同。Olson等发现MGD及其相关干眼患者用40 ℃热毛巾热敷眼睑5 min,泪膜脂质层的厚度可增加80%以上,热敷15 min脂质层厚度还可增加20%,而用常温(24 ℃)毛巾敷眼5 min,泪膜脂质层厚度没有增加。热敷需保证温度在一个有效的范围内,温度过低(<40 ℃)可能治疗效果不佳,温度过高(>45 ℃)又会造成皮肤烫伤。研究显示用(45.0±0.5) ℃的热敷物进行热敷,在使用1 min后其温度平均下降(1.8±0.2) ℃,使用2 min后温度平均下降(2.3±0.2) ℃。为达到40 ℃的有效温度,热敷物必须加热至45 ℃,紧密接触于眼睑皮肤面至少5 min,并且需要频繁重新加热,每2 min更换1次。尽管研究发现热毛巾热敷可有效治疗MGD及其相关干眼,但也有报道称,其使用不当可引起短暂视力下降。

2.一次性蒸汽热敷眼罩　一次性蒸汽热敷眼罩的技术原理为自发热控温,眼罩内原料常为水、铁粉、活性炭或矿物盐等。眼罩离开密闭包装后,其发热层中的铁与空气中的氧气接触,迅速发生氧化反应并释放出热量,氧化反应所产生的热能使得内部材料中所含的水分蒸发,形成细小湿润的水蒸气,眼罩与眼部接触的部分常用通气、透湿的材料,达到眼部热敷的作用。一次性蒸汽热敷眼罩使用时所产生的热能与水蒸气作用于眼部,可加速眼周血液循环,改善睑板腺功能,有效改善眼部疲劳及干眼症状。

目前,市面上的一次性蒸汽热敷眼罩大多分为粉状袋装型和薄片型。粉状袋装型蒸汽热敷眼罩发热材料为粉末状金属,如外围材质未进行严格挑选,则可能引发皮肤过敏;

袋中发热材料分布不均,则可导致发热部位不均和持续时间不稳定;因发热体呈粉末状,则有漏粉的可能性,从而伤及皮肤。薄片型蒸汽热敷眼罩发热材料为医用性金属发热材料,形态上只有 1 mm 左右的厚度,其发热温度可有效控制在 40 ℃左右,且作用有效时长一般控制在 15 ~25 min 之间,与国际公认的护眼最佳时间相符,降低了温度过高及发热时间过长对眼睛造成伤害的可能性。眼罩的外围使用医用柔性材料制作而成,其质地舒适、柔软,不易刺激皮肤而导致过敏或损伤。相较于粉状袋装型眼罩而言,薄片型眼罩在发热稳定性、有效时间可控性、安全性等方面更具优势。

一次性蒸汽热敷眼罩可视为传统热毛巾的升级,不仅比毛巾等物更方便携带,而且在温度及发热时间的控制上更加安全、可靠(图 7-4)。然而,一次性蒸汽热敷眼罩并非适用于所有人群,部分眼部皮肤较为敏感的患者在使用一次性蒸汽热敷眼罩后可能会出现红肿、发痒的现象,建议慎用。

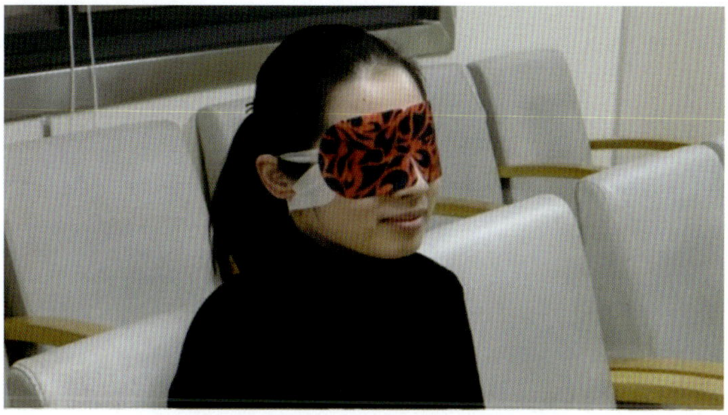

图 7-4　一次性蒸汽热敷眼罩热敷

3. 可循环使用的加热眼罩　近年来出现一些可循环使用的眼睑加热装置,这些眼睑加热装置具有操作简单、循环使用等特点。临床研究较多的是 MGDRx EyeBag 微波加热眼罩和通电加热的 Blephasteam 湿热眼罩。MGDRx EyeBag 是一种内含亚麻籽的可重复使用眼罩,可在微波炉中加热。Blephasteam 湿热眼罩是一种电气医疗设备,由一对可产生温暖、湿润环镜的护目镜组成,其供电装置产生的热源对眼周进行加热与加湿,可有效缓解干眼症状。

(二)使用指征及注意事项

1. 适应证　MGD 及其相关干眼、睑板腺囊肿、视疲劳等。

2. 禁忌证　急性炎症、皮肤炎症、失去分辨冷热能力等。

3. 注意事项

(1)热敷时注意不要挤压眼球。

(2)对于睑缘炎较重的患者,若出现局部充血、分泌物多、睑缘红肿等,待睑缘炎症反应消退后再行热敷。

(3)部分眼部皮肤较为敏感的患者在使用一次性蒸汽热敷眼罩后可能会出现红肿、发痒的现象,建议慎用。

（4）使用热敷眼罩前后 15 min 禁用滴眼液，若佩戴角膜接触镜，摘下后再使用蒸汽热敷眼罩。

（5）一次性蒸汽热敷眼罩中内容物不慎入眼时，切勿揉搓，立即用水冲洗，并咨询临床医师。

三、雾化熏蒸

（一）超声雾化熏蒸

超声雾化熏蒸作用原理是将药液置入超声雾化仪的容器中，通过熏蒸仪器和超声波的作用使药物雾化，与水蒸气一起形成雾化分子，充分分布于眼罩中，药物雾化分子渗入眼部皮肤与黏膜；一些仪器具有加热功能，喷雾呈热气熏蒸眼部，其温度一般控制在 40 ~ 45 ℃（图 7-5）。超声雾化熏蒸治疗能保持恒定温度、湿度和药物浓度，同时氧气的输入可加速眼部新陈代谢，改善眼组织低氧状态和血液循环，对干眼和视疲劳等可起到缓解作用，已被纳入 2020 年中国干眼专家共识。

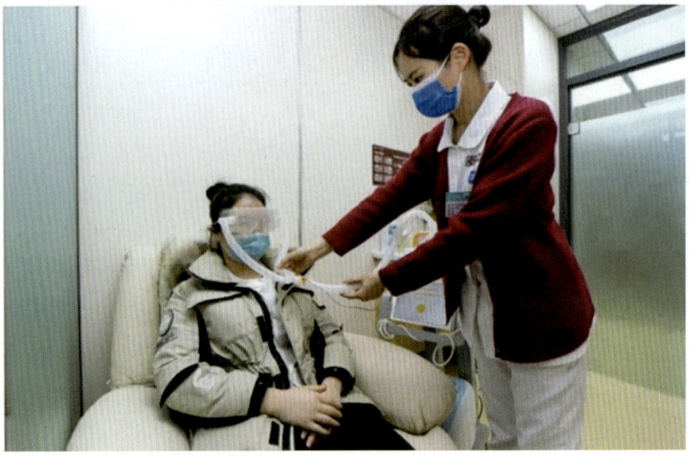

图 7-5　超声雾化熏蒸

目前超声雾化熏蒸治疗药物大致可分为单味或复方中药、西药以及中西药联合3 种。单味中药常用的有冰片、薄荷、密蒙花、鬼针草、鱼腥草等；复方中药需将药物混合煎成药液后进行雾化熏蒸，目前临床上复方中药种类繁多（如杞菊地黄汤、养血通络润目汤等），并没有统一的方剂。西药主要包括维生素 A、玻璃酸钠、环孢霉素 A 等，也可将阿奇霉素生理盐水溶液 250 mL : 250 mg 配比应用，此外还可将中西药结合进行超声雾化熏蒸。

超声雾化熏蒸治疗可使药物发挥更好的作用，具有不良反应小、起效快、无创、使用方便等优点。在干眼的治疗中，超声雾化熏蒸治疗能增加药物与角膜的接触面积，使药物直接渗透至眼表，且药物在结膜囊内停留较长时间，以增强药效，同时还使眼部保持湿润状态，较快改善患者眼部不适症状，提高生活质量。雾化熏蒸过程中，若出现眼睛红肿、发痒等不适应立即停止使用。需要注意的是，虽然报道的中药熏蒸的方剂较多，但这些中药方剂熏蒸的疗效，目前仍然存在较大的争议，如需中药熏蒸，需到正规医疗机构进行治疗。

1. 适应证　MGD 及其相关干眼、视频终端综合征等。

2. 禁忌证　出血性眼病、急性结膜炎、葡萄膜炎急性期、青光眼、眼外伤、眼肿胀瘀血、皮肤过敏等。

3. 物品准备　超声雾化熏蒸仪、熏蒸眼罩、纯净水或蒸馏水或灭菌注射用水（选其一）、熏蒸用药（根据各医院实际用药准备）。

4. 人员准备　操作者七步洗手法洗手，戴帽子、口罩。

5. 操作步骤

（1）患者信息核对无误后，取出超声雾化熏蒸仪药杯。

（2）水槽中加入纯净水，直至雾化器水位刻度线。

（3）放入药杯，将药液与纯净水以 1 ∶ 1 的比例倒入药杯中（70% ~ 80% 雾化量不低于 40 mL，最大雾化量不低于 45 mL）。

（4）盖上药杯盖，锁紧装置。

（5）打开雾化器总开关，调整医用超声雾化熏蒸仪控制面板，调节雾化量 80%，温度 40 ~ 45 ℃，风量 20%，可根据患者需求做出适当调整。

（6）打开制氧机开关，点击制氧按钮，调整氧气输出量。

（7）为患者戴上熏蒸眼罩并调整眼罩至合适松紧，接通超声雾化熏蒸仪管道，设置时间 20 min。

（8）待设置时间自动归零复位，为患者取下熏蒸眼罩，擦拭面部水液。关闭制氧机和超声雾化熏蒸仪控制面板开关。

（9）根据患者病情情况，酌情给予睑板腺按摩、冷敷等治疗。

（10）治疗结束后，洗手并记录患者治疗情况。

（11）清洗超声雾化熏蒸仪药杯、水槽，进行管道消毒。

6. 注意事项

（1）治疗前核对患者信息，告知患者治疗的大致过程及治疗目的。

（2）治疗前观察患者眼睑及睑缘情况，是否存在外伤、高度水肿等，询问是否患有青光眼、近期眼部手术史、全身及眼部药物过敏史等。

（3）治疗前患者需卸眼妆和取下角膜接触镜。

（4）治疗前操作者须确保药杯内药液充足，水槽和湿化瓶内须为纯净水或蒸馏水或灭菌注射用水。

（5）治疗过程中注意观察患者有无不适。

（6）治疗后药杯及时清洗，及时更换水槽里的水，闲置时将水排尽，避免滋生微生物或产生水垢。

（二）家庭版水蒸气加热仪

除在医院使用专业的设备进行超声雾化熏蒸外，家庭版水蒸气加热仪亦可供患者选择。Matsumoto 等对水蒸气加热仪与毛巾热敷的疗效进行了比较，发现 2 种方法均能改善眼部不适症状，水蒸气加热仪组在 10 min 内可增加泪膜脂质层厚度，延长泪膜破裂时间，而热毛巾热敷眼睑组在 10 min 内泪膜破裂时间没有明显改变，2 周后泪膜脂质层厚度的增加幅度也小于水蒸气加热仪组。家庭版水蒸气加热仪可以作为干眼患者居家治疗的一种选择，使用后也可酌情行居家睑板腺按摩。

四、睑板腺按摩

睑板腺按摩，是使用手指、棉签、玻璃棒等物体直接挤压上下睑板腺来促进阻塞的睑板腺分泌物排出，是目前使用最广泛的治疗 MGD 的方法之一。睑板腺按摩的基本原理是通过机械挤压睑板腺，疏通堵塞的睑板腺开口，排出睑板腺内的异常睑酯。睑板腺按摩包括居家按摩和在医院进行的专业按摩。

（一）居家睑板腺按摩

适用家庭的睑板腺按摩方法有手指按摩和使用眼睑按摩装置按摩，患者可在家自己操作，具有经济、方便的优点，但因挤压的力度有限，仅适用于轻度睑板腺开口阻塞者。

1. 手指按摩　一只手向外牵拉外眦，固定上、下眼睑，另一只手按睑板腺管走向，分别由上向下按摩上眼睑，由下向上按摩下眼睑，一般持续 3 ~ 5 min。

2. 装置按摩　Eyepeace 是一种自行管理的眼睑按摩装置（图 7-6），是 CE 认证的一类有机硅胶产品，通过垂直按摩动作按摩睑板腺，主要用于治疗 MGD。建议每天至少使用 1 次，并挤压 5 ~ 10 次。报道显示，MGD 患者使用 Eyepeace 进行睑板腺按摩 2 周后，泪膜破裂时间延长且眼表疾病指数量表评分降低。Eyepeace 眼睑按摩装置是一种新型居家睑板腺按摩设备，尚需进一步评估其在干眼治疗中的作用。

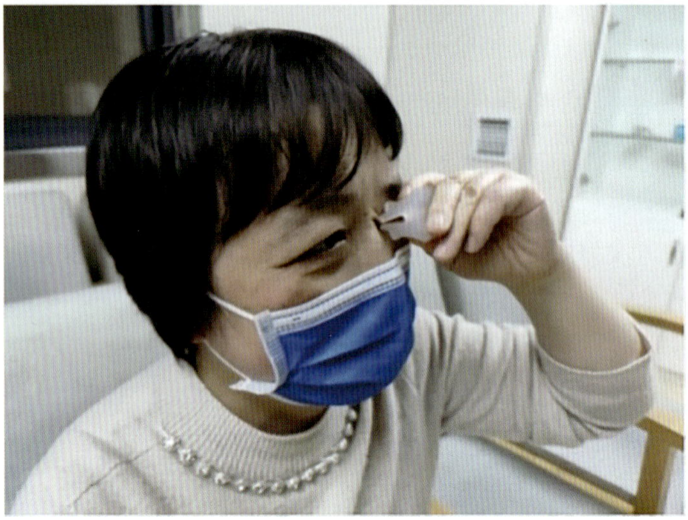

图 7-6　Eyepeace 眼睑按摩装置按摩

（二）医院内睑板腺按摩

专业睑板腺按摩适用于中、重度睑板腺开口阻塞者，因力度较大，挤压较为彻底，操作过程中患者可能会感到不适，但治疗效果较家庭按摩更佳。常用的方法：①棉签或玻璃棒按摩（图 7–7）；②睑板腺镊挤压按摩（图 7–8）；③睑板腺垫板按摩（图 7–9）。

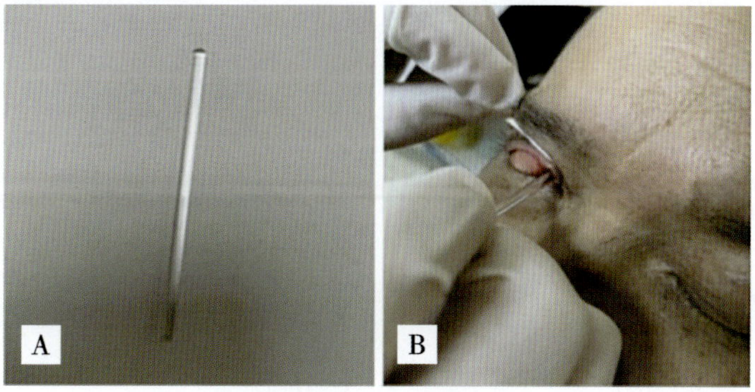

A：玻璃棒；B：玻璃棒按摩。

图 7–7　玻璃棒按摩

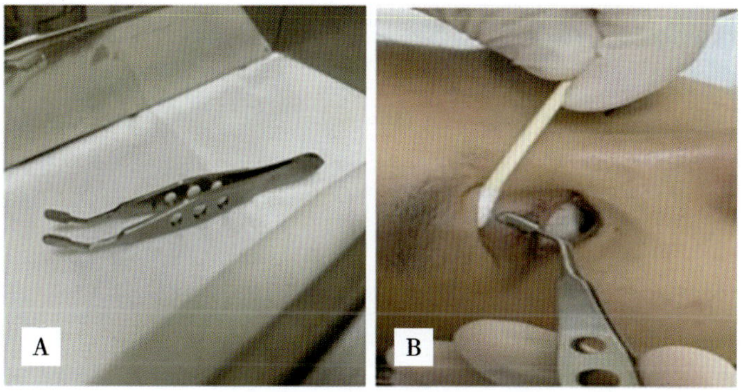

A：睑板腺镊；B：睑板腺镊挤压按摩。

图 7–8　睑板腺镊挤压按摩

目前按摩眼睑需要多大的压力尚无标准，但需以患者所能承受的疼痛为限。建议按摩前滴入表面麻醉剂以缓解患者疼痛。需注意的是，对于炎症活动期的患者，建议待炎症消退后再行按摩。

1. 玻璃棒按摩

（1）物品准备　无菌玻璃棒、医用棉签、抗生素滴眼液、表面麻醉剂。

（2）人员准备　七步洗手法洗手，衣帽整齐，戴口罩。

（3）操作步骤

1）核对患者信息，向患者及家属解释治疗目的和配合方法，以取得患者的配合。

2）评估患者的眼部情况，询问药物过敏史。

3）协助患者取坐位或仰卧位，检查玻璃棒是否光滑、有无破损。治疗前可酌情使用表面麻醉剂。

4）按摩上眼睑时，嘱患者向下看，提起上眼睑向外翻转，暴露上睑缘，一只手持棉签放于眼睑上方，另一只手持无菌玻璃棒沿睑板腺走向按摩睑板腺。按摩下眼睑时，嘱患

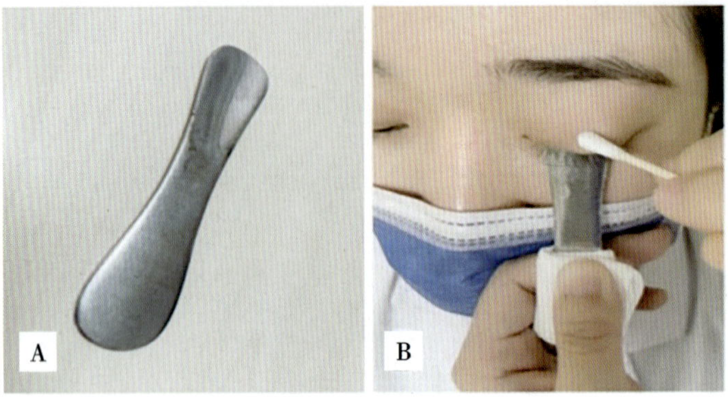

A：睑板腺垫板；B：睑板腺垫板按摩。

图 7-9　睑板腺垫板按摩

者向上看，一只手持棉签翻开下眼睑，暴露下睑缘，另一只手持无菌玻璃棒沿睑板腺走向按摩睑板腺（从内眦到外眦，由睑板腺中央导管末端向睑板腺开口方向按摩），按摩力度以能挤压出分泌物为宜，直至将睑板腺分泌物挤压干净。

5）按摩结束后滴抗生素滴眼液预防感染。

6）告知患者注意事项并询问有无不适症状。

7）洗手、记录。

（4）注意事项

1）按摩前患者需卸眼妆和取下角膜接触镜。

2）按摩过程中嘱患者配合，切勿随意转头，转动眼球等，以防角膜、结膜的划伤。

3）按摩过程中，如有眼部不适，立即停止操作并查看。

4）结束后，部分患者眼部有沙砾感，告知患者 1 ~2 d 内症状可消失。

5）治疗结束后记录排出睑酯的性状、睑板腺开口堵塞情况以及睑缘情况。

6）感染、眼部外伤的患者，不宜进行睑板腺按摩，以免加重病情。

2. 睑板腺镊挤压按摩

（1）物品准备　无菌睑板腺镊、表面麻醉剂、医用棉签、抗生素滴眼液。

（2）人员准备　七步洗手法洗手，衣帽整齐，戴口罩。

（3）操作步骤

1）核对患者信息，向患者解释治疗目的及大致过程。

2）患者取仰卧位或坐位头向后仰，双眼滴入表面麻醉剂。

3）一只手持医用棉签，另一只手持无菌睑板腺镊，嘱患者向下看，轻拉上眼睑，从内眦到外眦，由睑板腺中央导管末端向睑板腺开口方向按摩，力度以能挤出分泌物为宜，重复 2 ~3 次。

4）嘱患者向上看，轻拉下眼睑，从内眦到外眦，由睑板腺中央导管末端向睑板腺开口方向按摩，重复 2 ~3 次。

5）以同样的手法按摩另一眼。

6)治疗完毕,滴入抗生素滴眼液。

(4)注意事项

1)治疗前观察患者眼睑及睑缘情况,是否存在外伤、高度水肿等,评估患者对疼痛的敏感程度,并询问或观察是否有泪点塞植入、近期眼部尤其睑缘手术史、全身及眼部药物过敏史等。

2)对于炎症活动期的患者,建议待炎症反应消退后再行眼睑按摩。

3)治疗过程中嘱患者配合,切勿随意转头、转动眼球等,以防造成角膜、结膜的损伤;询问患者有无不适。

4)治疗后再次观察患者眼睑及睑缘情况,记录睑板腺分泌物情况。

3. 睑板腺垫板按摩

(1)物品准备　无菌眼睑板(HOZE 板)、抗生素眼膏、表面麻醉剂、医用棉签、抗生素滴眼液。

(2)人员准备　七步洗手法洗手,衣帽整齐,戴口罩。

(3)操作步骤

1)核对患者信息,向患者解释治疗目的及大致过程。

2)患者取仰卧位或坐位头向后仰,双眼滴入表面麻醉剂。

3)在眼睑板一端涂抹少量眼膏。

4)翻开患者上眼睑,将无菌眼睑板涂抹眼膏的一端轻轻插入患者上眼睑内,用无菌眼睑板撑起眼睑,另取一根医用棉签或玻璃棒按摩睑板腺,从内眦到外眦,由睑板腺中央导管末端向睑板腺开口方向按摩,按摩力度以能挤压出分泌物为宜,同时观察分泌物的性状和量,直至将睑板腺分泌物挤压干净,以同样的手法挤压下眼睑睑板腺和对侧眼睑板腺。

5)按摩结束后,滴抗生素滴眼液。

(4)注意事项

1)眼睑板放入患者眼睑内时,要尽量避免接触角膜,以防损伤。

2)如用力揉眼会损伤角膜,因此在按摩结束后,要告知患者 1 d 内不要揉眼。

五、冷敷

冷敷是应用比人体温度低的物理因子(冷水、冰块等)刺激皮肤或黏膜以治疗疾病的一种物理治疗方法,冷敷温度通常为 0 ℃以上、体温以下,通过寒冷刺激引起机体发生一系列功能改变(如降低体表温度、收缩局部血管、减慢血液循环、降低血管通透性和降低基础代谢率),从而达到止血、止痛、消炎和退热的目的。

随着对干眼研究的不断深入,近年来有学者提出使用冷敷的方法来治疗干眼,虽然冷敷治疗干眼的原理尚未清楚,但研究推测是基于冷受体原理。冷受体是一种能够被降温和薄荷醇激活的离子通道,眼部冷受体通常位于角膜和眼睑表面,对因泪液蒸发造成的温度变化非常敏感,与干眼发病密切相关。干眼患者出现眼表损伤时,眼表的冷受体也会损伤,感受器敏感度减低,当泪膜不稳定,泪液蒸发加快时,不能及时增加基础泪液分泌和眨眼次数,进而使干眼病情加重。研究表明,眼表冷敷可以降低局部温度,激活眼表面冷受体，提高基础泪液分泌，增加瞬目，从而改善干眼症状。因此，对于水液缺乏型干眼可以选用冷敷进行治疗，以促进基础泪液分泌。

目前在干眼冷敷治疗中，冷敷的温度和时长尚无统一标准，仍需大量的临床研究和实践验证，一般建议 5 ~ 10 min 为宜。冷敷可用于干眼的单独治疗，也可用于热敷、强脉冲光等与睑板腺按摩相结合的干眼治疗之后，以缓解睑板腺挤压按摩后的疼痛等不适症状，提高患者的治疗舒适感。

六、强脉冲光

强脉冲光（IPL）技术是一种以脉冲方式发射的高强度非激光光源，有多色性、非相干性和非平行性的特点，其光源是惰性气体（通常为氙气）闪光灯，发射的强光经过聚光和初步过滤，形成的 IPL，其波长一般在 400 ~ 1 200 nm 之间，可作用于皮肤组织，产生光热和光化学作用。IPL 在治疗皮肤病（如酒渣鼻、痤疮、毛细血管扩张等）方面已有广泛的应用，2002 年，Toyos 等人发现经 IPL 治疗的面部皮肤酒渣鼻患者的干眼症状显著改善，自此打开了 IPL 在眼科应用的大门。近年来，IPL 治疗被广泛应用，以改善 MGD 及相关干眼患者的症状和体征。

IPL 实现临床改善的潜在作用机制如下。①选择性光热作用：IPL 可通过选择性光热作用封闭睑缘扩张的毛细血管，非典型红斑血管的闭塞可使炎症介质的分泌量明显减少，从而清除眼睑和睑板腺中大量的炎症源。②热辐射效应：IPL 在眼睑局部应用后可对睑板腺发出热辐射效应，同时熔解睑酯。IPL 具有相当宽的红外光波频，可产生热效应，并作用于局部眼睑组织，升高局部组织的温度，疏通睑板腺导管并扩散到睑酯处，使其软化并排出，改善甚至恢复患眼瞬目时排泄睑酯的能力。③减少睑缘的螨虫和痤疮丙酸杆菌等微生物负荷：IPL 产生的热量可高于螨虫生存的适宜温度，干扰螨虫的存活环境，诱发螨虫体内蛋白发生凝固和坏死，并阻断炎症的级联反应，达到治疗螨虫性睑缘炎的目的。IPL 对眼睑皮肤微生物负荷的减少作用可用于痤疮丙酸杆菌性睑缘炎的治疗。④抗炎作用：IPL 可上调抗炎因子在局部组织中的表达，下调促炎因子在组织中的表达，抑制基质金属蛋白酶的活化，促进睑缘微环境的平衡。⑤光调节作用：IPL 的发射光可诱导组织细胞在基因和（或）蛋白水平发生变化。IPL 产生光化学级联反应能刺激睑板腺细胞线粒体增加三磷酸腺苷的产生，修饰其输出的活性氧物质并改变转录因子。研究发现，IPL 可通过光调节作用改变睑板腺腺泡细胞的活性，缓解腺体及周围组织的炎症反应。⑥恢复睑板腺的低氧环境：睑板腺是低耗氧的组织，低氧环境可促进睑板腺上皮细胞分化和刺激其分泌功能。IPL 治疗可通过封闭异常的扩张血管而恢复睑板腺的低氧环境。随着 IPL 越来越普遍地用于干眼的治疗，其作用原理将被进一步阐明（图 7-10）。

目前研究表明，在 MGD 及其相关干眼的物理治疗方法中，IPL 是一种无创、安全、作用快捷、疗效肯定的治疗方式。随着 IPL 技术的不断升级和相关研究的逐步深入，IPL 技术在治疗 MGD 及相关干眼方面将发挥日益重要的作用。IPL 的治疗领域也在不断被探索，已不仅仅局限于 MGD 及其相关干眼的治疗，其应用已拓展到睑缘炎、睑腺炎和睑板腺囊肿等疾病治疗中。

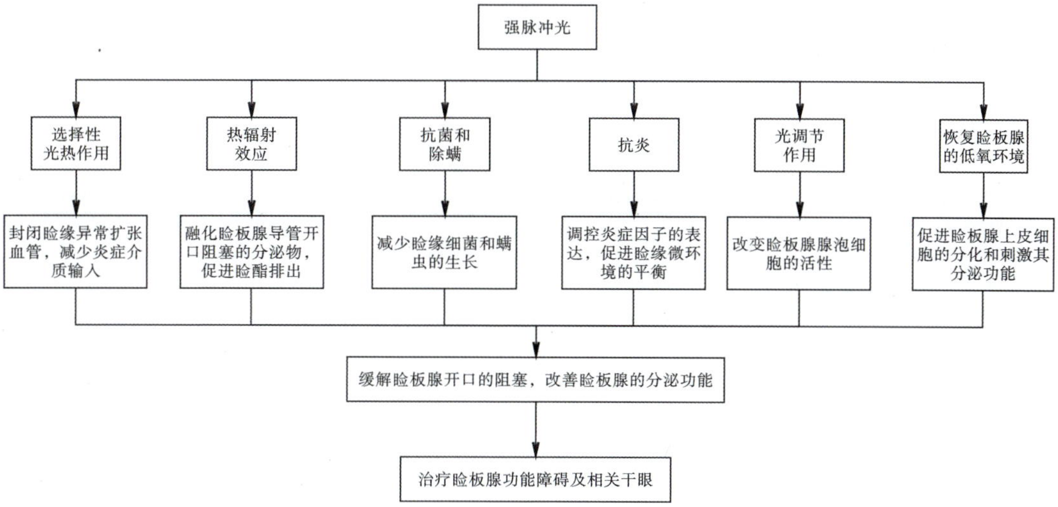

图 7–10　IPL 治疗 MGD 及相关干眼的作用机制

1. 禁忌证

（1）绝对禁忌证　光敏性皮肤及患有光敏相关疾病；治疗区域皮损为癌前期病变或恶性肿瘤；治疗部位感染；治疗区域开放性伤口；患者治疗期望值过高。

（2）相对禁忌证　口服维 A 酸类药物者；近 2 周内有日光暴晒史，治疗后不能做到防晒者；妊娠或哺乳期；瘢痕体质者；免疫力低下或正在服用糖皮质激素类药物、免疫抑制剂的患者；有凝血功能障碍者；有精神疾病或精神障碍不能配合治疗者；有其他严重系统性疾病者。

2. 物品准备　洁面乳、遮光眼贴、眼罩或医用纱布（选其一）、医用棉签、光子治疗用凝胶、护目镜、IPL 治疗仪、内置眼盾和小光导治疗头（必要时）。

3. 人员准备　操作者七步洗手法洗手，戴帽子、口罩。

4. 操作步骤

（1）治疗前患者需清洁面部皮肤，佩戴角膜接触镜者，需取下。

（2）患者取仰卧位或半卧位，用遮光眼贴遮盖患者眼部，嘱患者治疗过程中自然闭眼；如需治疗上睑区域应考虑放内置眼盾，以保护内眼组织免受照射损伤。

（3）在治疗区域均匀涂抹 2 mm 厚光子治疗用凝胶，操作者佩戴护目镜，开始治疗前在 侧面颊部位打 测试光斑，观察皮肤反应并询问患者感受。

（4）将大光导治疗头轻置于凝胶上，从一侧耳际开始发射光斑，沿下睑尽量靠近睑缘处进行照射，包括颧骨区及以下面部、鼻部进行治疗，直至另一侧耳际。每个治疗光斑应相接，光斑重叠部分不应超过 10%，每侧 8 ~ 10 个治疗光斑，完整操作进行 2 遍。进一步将小光导治疗头横向贴近下睑缘进行治疗，光斑相接且重叠不超过 10%，每侧 3 ~ 4 个治疗光斑，重复操作 2 遍。上睑病变严重者可在放置眼盾后于上睑用小光导治疗头进行治疗，每个治疗光斑相接，光斑重叠部分不应超过 10%，每侧 3 ~ 4 个治疗光斑，重复操作 2 遍。以上操作均应避开患者毛发区。

(5)治疗结束后去除患者面部的光子治疗用凝胶,根据患者病情联合睑板腺按摩,排出已融化的异常睑酯,增加治疗效果。

(6)按摩结束后,记录患者睑板腺的分泌物情况,交待患者治疗后注意事项及下次治疗时间。

5. 注意事项

(1)治疗时注意事项　治疗时须做好眼部保护,进行下睑治疗时患者应自然闭眼,进行上睑治疗时要求患者闭眼并注视脚尖方向,并在眼部角膜处放置眼盾,防止虹膜色素吸收照射能量而导致眼组织损伤。

治疗时不慎将脉冲光光斑发射到眉毛、睫毛等毛发生长部位造成毛发缺失者,治疗后约1个月毛发生长可恢复,1次IPL照射不会造成永久脱毛。

(2)治疗后注意事项

1)治疗后3 d内面部避免接触热水(如桑拿、汗蒸、热水浴等),禁止揉搓。

2)注意面部保湿,避免化妆。

3)治疗后1个月内注意面部防晒,建议外出戴帽子、口罩,可以使用防晒指数在SPF30或PA+++以上的防晒霜,以防出现面部色素沉着。

4)规律作息,平时用眼时间不宜过长,每用眼30 min~1 h可休息10~15 min。

5)IPL的治疗频率:每2~4周进行一次治疗,一个疗程治疗3~4次,单次疗程通常为2~4个月,也可根据治疗情况延长疗程以巩固治疗效果。

6)IPL治疗1个疗程后需进行眼表泪液及睑板腺分泌功能的检查,以评估治疗效果,IPL治疗每个疗程完成后3~6个月内可根据患者OSDI评分及相关干眼检查结果调整或重新制订治疗方案。

七、热脉动

LipiFlow睑板腺热脉动治疗仪是一种用于治疗MGD的电动热脉冲设备,由美国TearScience公司研发,已通过FDA、CE与CFDA认证,可同时对上、下眼睑的睑结膜面进行加热,并同时从眼睑皮肤面对睑板腺进行脉冲式按摩,主要适应于睑板腺导管囊样扩张的成人患者,包括MGD和蒸发过强型干眼。

LipiFlow睑板腺热脉动治疗仪主要由两部分组成,一部分是由生物相容性聚碳酸酯和硅树脂材料制成的一次性热脉动激活头(图7-11A),另一部分是温度压力自动控制装置。一次性热脉动激活头包含前后两个部分,前部是气压充气式按摩杯,带有气囊,通过特殊程序进行控制;后部是睑板腺热敷器,似巩膜镜片,接触上、下睑结膜面,但不与角膜接触,使其之间存在一空气间隙,对上、下睑结膜面提供可控的由内向外的定向加热,且其凹面绝缘隔热材料可保护角膜,不会因为温度过高而灼伤(图7-11B)。睑板腺热敷器可在12 min内对上、下睑板腺进行加热且使温度恒定于42.5 ℃。按摩杯位于眼睑皮肤面,在加热的同时沿着腺体开口走行方向使用恒定压力(脉冲式压力<41 kPa)对睑板腺进行挤压,使熔解的睑酯排出。热脉动激活头不可重复使用,治疗结束后需丢弃。

LipiFlow系统可达到:①对眼睑组织进行加热,同时排出睑板腺内容物,持续改善干眼症状和睑板腺分泌功能；②解决 MGD 堵塞的核心问题。通常经过 12 min 的治疗，MGD 患者的症状和体征均可明显改善。据报道，一次治疗的疗效可维持 8 个月 ~1 年，但是实际维持疗效时间，仍待临床进一步验证。

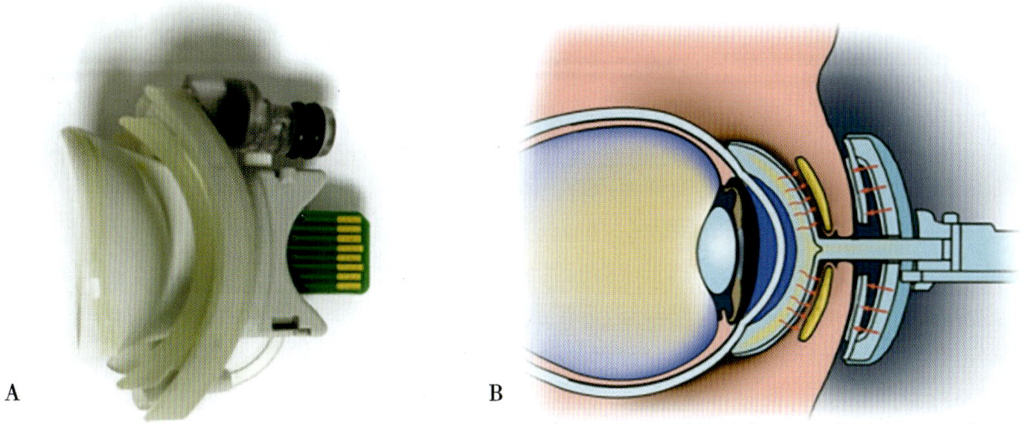

A：一次性热脉动激活头；B：热脉动激活头放入眼部后示意。

图 7-11　LipiFlow 睑板腺热脉动治疗仪

1. 适应证

（1）3 个月内有干眼症状，SPEED 评分≥6 分，或 OSDI 评分≥13 分，脂质层厚度≤60 nm。

（2）有睑板腺阻塞的证据。

（3）有一定数量有功能的睑板腺。

2. 禁忌证

（1）眼睑、皮肤炎症反应，如眼部有急性病毒、细菌、原虫或真菌感染，或有慢性病史，如前部睑缘炎、特应性皮炎、脂溢性皮炎、酒渣鼻等。

（2）角膜上皮缺损、荧光素染色 3 级以上，或角膜上皮基底膜营养不良等。

（3）眼睑有痉挛、内翻、外翻、水肿、闭合不全、严重倒睫或上睑下垂等异常；眼睑、结膜瘢痕性病变，如沙眼、类天疱疮、化学伤、热烧伤、放射损伤等。

（4）近 3 个月内有眼部手术史或外伤史，包括内眼、眼整形、角膜或屈光手术，或进行过泪点塞植入术等。

3. 物品准备　清洁湿纸巾、表面麻醉剂、高尔夫杆型显微刮刀、LipiFlow 睑板腺热脉动治疗仪、抗生素滴眼液。

4. 人员准备　操作者七步洗手法洗手，戴帽子、口罩。

5. 操作步骤

（1）治疗前填写问卷调查，记录症状并评分。

（2）做好治疗前沟通工作，告知患者治疗的适应证及禁忌证，治疗过程中的注意事项和可能出现的不适或不良反应，签署知情同意书。

（3）患者取坐位或卧位，双眼结膜囊内各滴入 1 滴表面麻醉剂。

（4）用清洁湿纸巾擦拭患者睑缘、眼周及鼻梁、额头部位，用高尔夫杆型显微刮刀清除睑缘生物膜及角化脂栓。

（5）打开 LipiFlow 开关，待其自检完毕后输入患者个人资料；设置温度和时间等参数，连接激活头与温压控制系统。

（6）将激活头安置于患者一只眼的上下结膜囊内使睑板腺热敷器位于睑结膜面，按摩杯位于皮肤面并妥善固定。嘱患者轻闭双眼后启动系统（操作技巧：患者注视正上方，操作者一只手分开患者眼睑，另一只手持一次性使用的治疗头，像放置较大的角膜接触镜一样，将治疗头正确放置于眼睑的内外侧，嘱患者闭眼。注意避免擦伤角结膜，禁止压迫角膜）。以同样的方法将激活头安置于另一眼。

（7）开启治疗后，仪器开始检测，在感应到患者体温后很快进入加热状态，在 1 min 内迅速升温并恒定于 42.5 ℃，进行睑板腺热敷按摩治疗，治疗总计时 12 min（图 7-12A）。

（8）治疗 12 min 内，患者眼睑会感觉到热度及压力，操作者应密切关注作用于内眼睑的温度（42.5 ℃恒温），以确保整个治疗过程的安全（图 7-12B）。

（9）治疗结束后，将激活头取出，观察治疗头上脂质附着情况，并行裂隙灯检查，观察睑缘及角膜情况，滴抗生素滴眼液。患者如有不适，及时进行对症处理。

（10）双眼治疗结束后，查看并打印治疗报告并退出程序。

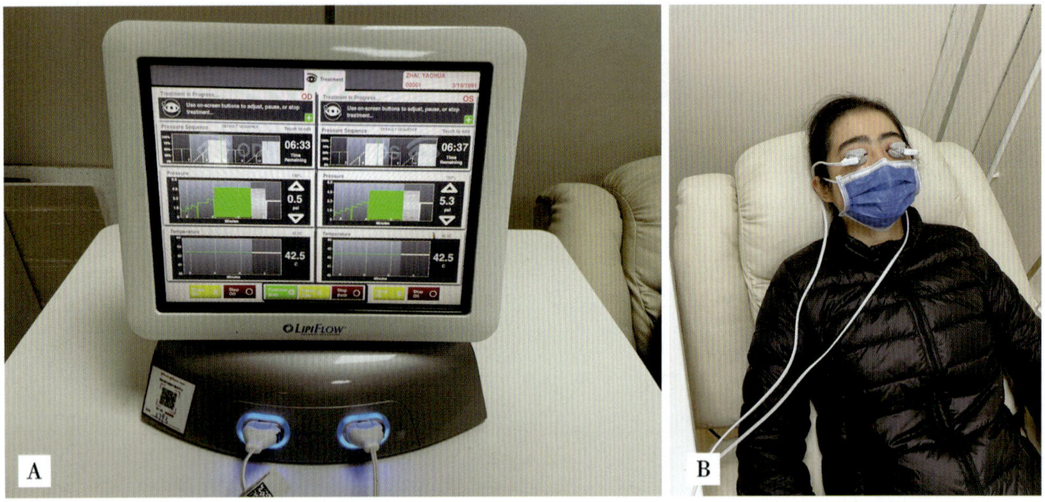

A：LipiFlow 系统控制面板；B：LipiFlow 热脉动治疗中。

图 7-12　LipiFlow 热脉动治疗

6. 注意事项

（1）治疗当日勿使用眼霜等眼部化妆品。

（2）治疗前 24 h 停戴角膜接触镜。

（3）植入过泪点塞的患者，在治疗过程中泪点塞可能会松动，治疗前需评估后再进行治疗。

（4）治疗后出现眼睛微红和湿润感，一般 4 h 后会得到改善。

(5)治疗后 3 ~ 7 d,一些患者会感到眼睛较干涩,这是因为治疗过程中睑板腺堵塞的睑酯排出,睑板腺需要时间重新分泌健康睑酯。

(6)激活头的大小可能不适合睑裂小或结膜囊浅的患者。

(7)嘱患者居家进行综合治疗、家庭护理,若需药物治疗,按医嘱使用。

(8)定期复查,随访建议治疗后 6 ~ 8 周、治疗后 3 个月、治疗后 6 个月。

1)随访建议必查项目(治疗前后评估对照):睑板腺开口数量、排出能力评分(有脂栓予以去除)、分泌物性状评估、SPEED 问卷。

2)随访选查项目:泪膜破裂时间、眼表活体染色评估、泪膜脂质层厚度分析、睑板腺摄像、泪液渗透压等。

7. 并发症及相应处理

(1)不良反应　眼睑或眼球疼痛要求停止治疗;眼睑疼痛或发炎(如水肿、擦伤、血疱、皮炎、睑腺炎或睑板腺囊肿);眼球表面疼痛或发炎(如角膜擦伤、结膜水肿或结膜充血);眼部症状(如烧伤、刺痛、撕裂痛、发痒、流泪、发红、异物感、视觉障碍、光敏)。

(2)可能的风险　包括电振和电磁对眼组织的影响、热损伤、机械损伤以及由于仪器故障所导致的眼组织(包括结膜、角膜或晶状体等)损伤。

(3)处理措施　轻度的损伤可使用药物对症治疗,严重时可能需要手术。

八、湿房镜

湿房镜,又叫保湿护目镜,是一种功能性眼镜,通过提供一个密闭的空间,减少眼表暴露和空气流动所致的泪液蒸发,使水分在较小的空间里不断循环,从而达到保存泪液、改善泪膜的目的。同时,佩戴湿房镜能阻隔风沙、粉尘、紫外线、变应原等外界环境对眼表的刺激,有利于缓解干眼(图 7-13)。

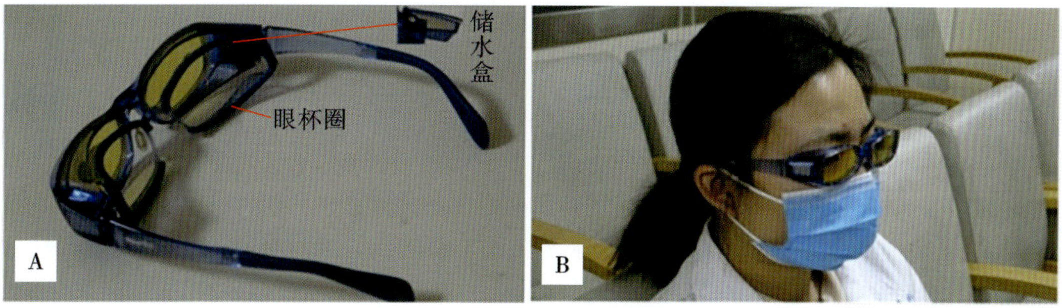

A:湿房镜;B:佩戴中的湿房镜。

图 7-13　湿房镜治疗

湿房镜最早起源于美国,较早应用于干眼的治疗,它是根据面部流线型设计的聚氨酯塑料眼罩,从结构和原理来看,与普通眼镜的差别主要是多了一个可拆卸的密封眼杯圈和隐藏在镜框两侧的带蒸发孔装置的储水盒,储水盒里面内置海绵,可加入纯净水、湿房镜专用水或托玛琳红外冷热体,水蒸气通过蒸发孔蒸发出来,使眼周空气湿度增高,最高可维持在 90% 左右。

Korb 等研究让干眼患者佩戴泳镜并对泪膜脂质层进行动态监测，发现患者泪膜脂质层明显增厚。对于每天应用人工泪液次数较多的患者，建议联合应用湿房镜以减少人工泪液的使用频次。

目前市场上销售的湿房镜种类繁多，对于近视、远视、散光、老视的干眼人群，还可以定制相应度数的湿房镜。干眼人群可根据自身的需求，选择购买正规厂商生产的适合自己的湿房镜产品。

1. 适应证　各类型干眼，尤其是蒸发过强型干眼；甲状腺相关眼病；暴露性角膜炎；翼状胬肉术后；视频终端综合征或在干燥环境中工作或生活者。

2. 物品准备　湿房镜、湿房镜专用水、托玛琳（备用）。

3. 操作步骤

（1）取出湿房镜，取下镜框侧方的储水盒，打开储水盒盖子。

（2）在海绵中加入纯净水或湿房镜专用水，盖上盖子。

（3）蒸发过强型干眼、混合型干眼患者可使用托玛琳。

（4）安装储水盒并佩戴湿房镜。

4. 注意事项

（1）放置湿房镜时，镜脚交互叠好，并存放于专用眼镜盒，避免镜片的正面与桌面直接接触，划伤镜片。

（2）湿房镜沾染灰尘、汗水、油脂等污渍，先用清水或专用的眼镜清洁液清洗，再用专用镜布轻轻擦拭，以防磨损镜片。

（3）湿房镜不用时存放于阴凉、避光及干燥处。

（4）湿房镜镜片起雾时可用防雾布擦拭。

（5）湿房镜使用规范流程需严格按照所选用的产品说明书进行操作。

九、泪道栓塞治疗

泪液产生后排到结膜囊，经瞬目运动分布于眼球的表面，并向内眦汇集于泪湖，再由泪点、泪小管的虹吸作用，进入泪道。泪道是泪液流出的通道，按照泪液进入泪道的顺序，泪道包括泪点、泪小管、泪总管、泪囊、鼻泪管（图 7-14）。干眼患者尤其是水液缺乏型干眼，眼表泪液量下降，为使泪液存留眼表的时间延长，减少泪液排出量是方法之一。

2020 年中国干眼专家共识指出，对于使用人工泪液难以缓解症状的中、重度干眼，可考虑行泪道栓塞治疗。泪道栓塞是物理治疗，其原理主要是通过医用材料特制的泪点塞或泪小管栓阻塞泪道，延长眼表自身泪液的停留时间，同时降低泪液渗透压，恢复和维持眼表健康环境，以减少人工泪液的使用频率。

泪道栓塞治疗方法最常见的是泪点塞植入术和泪小管栓植入术，泪点塞可被置于泪点的开口处，泪小管栓可被放置于泪小管的深处。水液缺乏型干眼是使用泪道栓塞治疗的明确适应证，而蒸发过强型干眼在选择该项治疗时仍然存在争议，因为泪道栓塞治疗是否能改善睑板腺的状态和脂质层的稳定性目前尚未明确（表 7-1）。

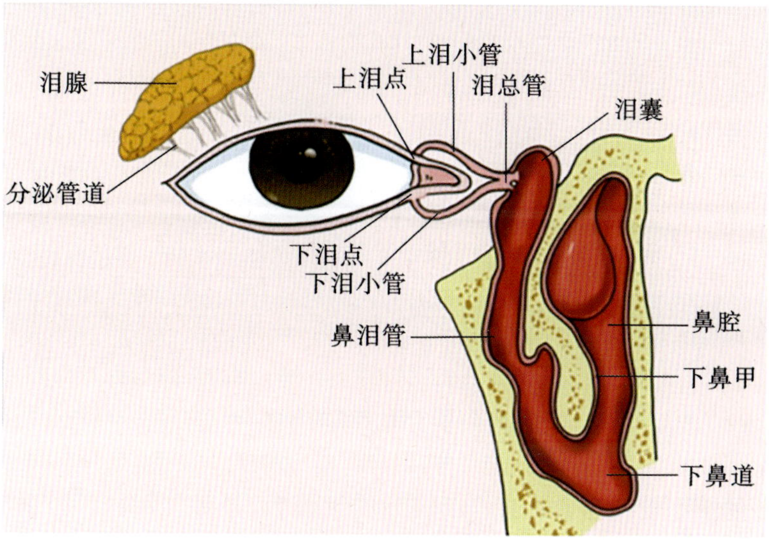

图 7-14 泪道示意

表 7-1 泪道栓塞

泪道栓塞	优点	缺点
泪点塞	位置容易观察，易取出	易脱落丢失
		局部刺激、异物感、引发肉芽肿
		溢泪发生率高
泪小管栓	舒适度高，不易丢失	取出困难
		不易观察其在泪道中的位置
		泪小管炎的发生率高

目前常用的泪点塞有软性硅胶泪点塞和硬性硅胶泪点塞，预装 Painless 式泪点塞是法国一家公司研发的单一尺寸的泪点塞，因其由软硅胶制成，故具有高弹性的特点，预装时以拉伸的状态固定于放置器上，植入后可回弹恢复原有的形状，同一尺寸可适合大多数直径的泪点，此泪点塞植入前无须使用表面麻醉剂，也无须测量泪点直径。UltraPlug 泪点塞是一种直径在 0.4～0.8 mm 范围内的软硅胶泪点塞，由头部、颈部和一个基底部组成。硬性硅胶泪点塞设计上同软性一样，但患者的舒适度会稍差，并且不能做成单一尺寸，对泪点的测量技术要求较高，操作相对繁琐。

最近报道了一种环孢素缓释泪点塞，其由圆柱形甲基丙烯酸羟乙酯芯、环孢素微粒药物、不可渗透的有机硅胶壳组成，环孢素以约 3 μg/d 的速度缓慢释放，能够持续释放 3 个月，这可能成为未来治疗干眼等眼表疾病的新手段(图 7-15)。

常用的泪小管栓根据材质不同可分为可降解型(临时性)和不可降解型(永久性)。

可降解型泪小管栓的材质可以在短期降解，时间可为数天至数月。以去端肽胶原蛋

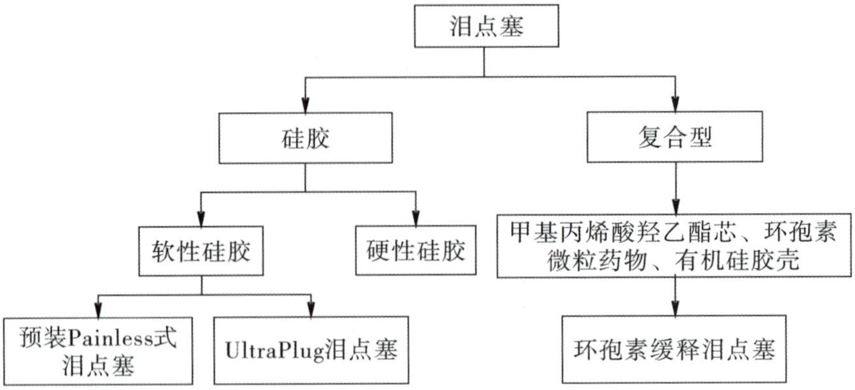

图 7-15 泪点塞的种类

白为主要成分的泪小管栓通常会在 7～14 d 内被吸收，是最常用的可降解型泪小管栓。以聚对二氧环己酮为主要成分的泪小管栓（VisiPlug）有直径为 0.4 mm 和 0.5 mm、长度均为 2 mm 的两种型号供选择，通常在 6 个月左右降解。

不可降解型泪小管栓植入后，如无副作用可永久使用。Herrick 泪小管栓以硅胶为主要成分制成，呈锥形置于泪小管内。SmartPlug 泪小管栓呈圆柱形，以热变疏水性丙烯酸酯为主要成分，常温下长度为 6.0 mm，直径为 0.4 mm，插入泪点时，在体温作用下尺寸和形状会发生改变，以适应不同直径的泪小管内径。FORM FIT 型泪小管栓由水凝胶制成，可注射进入泪小管，其在 10 min 内可以与水结合并在原位扩张以贴合泪小管的形状，因此在使用这种泪小管栓时，免去了选择尺寸的烦恼（图 7-16）。

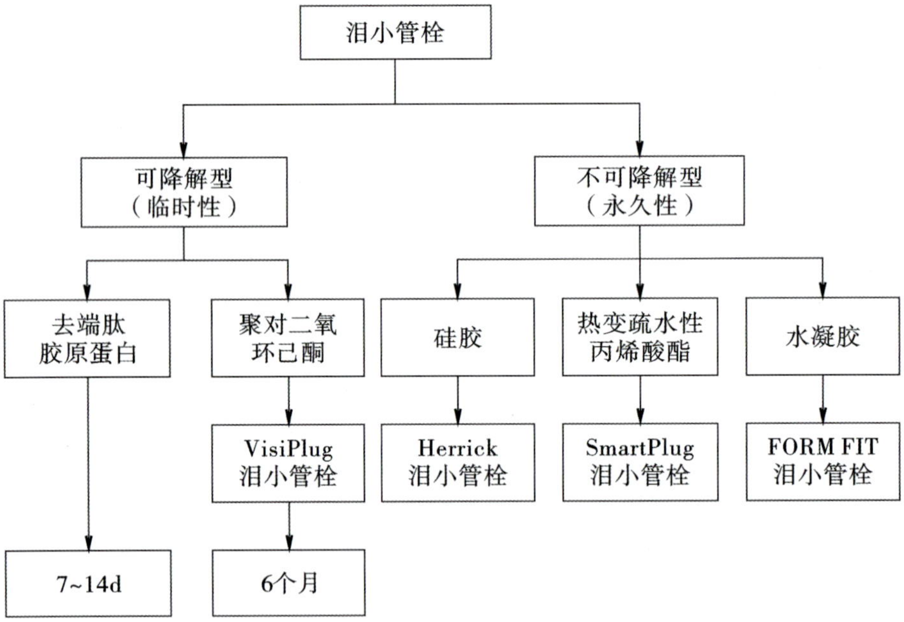

图 7-16 泪小管栓的种类

（一）泪道栓塞治疗的适应证和禁忌证

1. 适应证　水液缺乏型干眼等。

2. 禁忌证　泪道不通畅或部分通畅者，对材料过敏者，泪点外翻、泪道闭塞者，严重眼表炎症未控制者，泪道感染（如泪小管炎和泪囊炎）者，其他由于严重全身疾病等原因不能配合此项治疗者。

（二）泪道栓塞治疗前准备

1. 术前评估　了解干眼类型、严重程度及既往治疗情况；了解患者的局部、全身情况和心理状况，以及患者对泪点塞或泪小管栓的接受程度。

2. 控制眼表炎症　术前局部可适当应用抗生素及抗炎药物。

3. 泪道冲洗　泪道通畅且无异常分泌物排出，方可植入泪点塞或泪小管栓。

4. 测量泪点直径　以便选择相应的泪点塞或泪小管栓直径。

5. 术前谈话　告知患者泪道栓塞治疗只增加储泪功能，而不改变原发病及其疾病进展，尤其是全身疾病伴发干眼的情况。需告知患者泪道栓塞治疗可能发生的并发症，如材料过敏反应、植入后泪小管及眼表炎症反应。有干眼症状者仍需要继续使用人工泪液及抗炎药物，泪点塞或泪小管栓有脱出或移位可能，有并发症等情况时需要取出。谈话后签署知情同意书。

（三）泪道栓塞治疗方法

1. 泪点塞植入术

（1）物品准备　泪点塞植入术知情同意书、裂隙灯（或眼科手术显微镜）、无菌泪点塞及其释放器（图 7-17）、生理盐水、一次性冲洗针头、无菌注射器、表面麻醉剂、抗生素滴眼液、量规或泪点测量器、医用棉签。

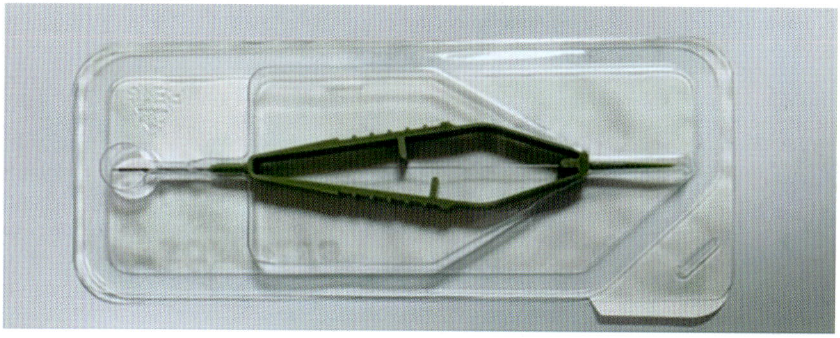

图 7-17　泪点塞及其释放器

（2）人员准备　操作者仪表整洁，戴口罩帽子，七步洗手法洗手。

（3）操作步骤

1）先于裂隙灯下用医用棉签辅助暴露泪点（量规测量泪点直径），确定泪点塞型号；再冲洗预放置泪点塞眼泪道，并记录冲洗结果。

2）双眼滴表面麻醉剂各 1 滴。

3）再次测量泪点直径，核对泪点塞型号，检查泪点塞情况，取出泪点塞装置，裂隙灯下（或眼科手术显微镜下）找到患者一泪点，用装置的一头扩张泪点，扩张完成后，将装有泪点塞的另一头对准泪点，在泪点塞放入泪点后，挤压装置释放泪点塞。

4）嘱患者眨眼，询问患者是否有不适感，并观察是否需要调整泪点塞位置（图7-18）。

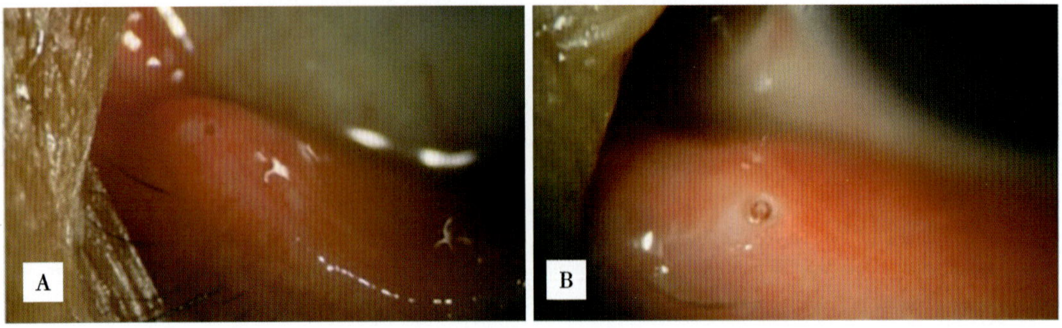

A：植入前；B：植入后。

图7-18 泪点塞植入

5）挤压泪点，确定泪点塞是否安装牢固，抗生素滴眼液滴眼。

6）告知患者注意事项，将泪点塞释放器交予患者保存，以便日后泪点塞取出存放。

7）整理物品，洗手记录。

（4）操作注意事项

1）治疗前核对患者信息，告知患者治疗的大致过程及治疗目的。

2）检查患者睑缘及泪点情况，询问患者有无全身及眼部药物及材料过敏史等。

3）告知患者术后可能出现情况：眼部有异物感或异物感加重；引起眼表炎症，如眼部反复充血、分泌物增多等症状；泪点塞移位或脱出；出现溢泪现象、过敏症状或局部组织增生等。

4）因泪点塞过小且透明，操作时不可随意挤压装置中央部位，以免释放泪点塞，导致泪点塞脱离，甚至丢失。

5）治疗中，不可反复扩张泪点，避免安装时泪点塞掉入泪道，造成取出困难。

6）治疗时注意询问患者舒适度，以便及时调整泪点塞的位置。

7）有条件的医院可在泪点塞放置前后拍照记录，以便资料保存。

8）治疗完毕后嘱患者尽量避免用力揉眼、擤鼻涕等动作，抗生素治疗7～10 d，定期人工泪液冲洗眼表，减少眼表代谢物残留。

2. 泪小管栓植入术

（1）物品准备　裂隙灯（或眼科手术显微镜）、无菌泪小管栓、泪小管栓专用放置镊（图7-19）、推进器（或冲洗针头）、表面麻醉剂、抗生素滴眼液、医用棉签。

（2）人员准备　操作者仪表整洁，戴口罩、帽子，七步洗手法洗手。

（3）操作步骤

1）裂隙灯下医用棉签辅助暴露泪点并挤压，观察有无异常分泌物。

2）双眼滴表面麻醉剂各1滴。

3）患者取卧位或坐位，核对信息，根据泪点直径测量结果选出直径适合的泪小管栓。检查泪小管栓情况，用泪小管栓专用放置镊取出泪小管栓，自然光线下找到泪点并放置泪小管栓，取推进器（或冲洗针头）垂直方向缓慢推动泪小管栓进入泪道，当推动受阻后，调整推进器推动方向为水平位继续推进，直至完全推入泪小管内水平部（图 7–20）。

4）抗生素滴眼液滴眼。

5）告知患者注意事项。

6）整理物品，洗手记录。

（4）注意事项

1）操作前核对患者信息，告知患者操作的大致过程及操作目的。

2）检查患者睑缘及泪点情况，询问患者有无全身及眼部药物及材料过敏史等。

3）告知患者术后可能出现情况：引起眼表炎症，如眼部分泌物增多等症状；出现溢泪现象和过敏等。

4）因泪小管栓过小，操作时建议选用泪小管栓专用放置镊，以免夹取过程中丢失。

5）操作时注意询问患者舒适度，以便适时调整泪小管栓的位置。

6）操作完毕后嘱患者尽量避免用力擤鼻涕等动作，抗生素治疗 7 ~ 10 d，定期人工泪液冲洗眼表，减少眼表代谢物残留。

7）术后避免行泪道冲洗，以免冲走泪小管栓。

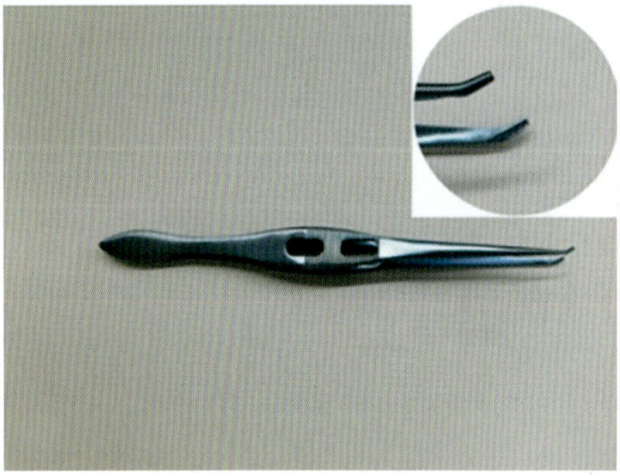

图 7–19　泪小管栓专用放置镊

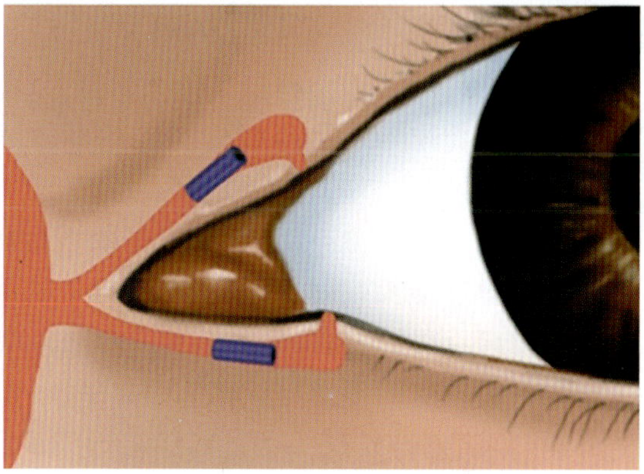

图 7–20　植入泪小管栓后示意图

（四）并发症及相应处理

1. 泪点塞丢失　最常见的并发症，丢失率在 30% ~ 50% 之间，上泪点植入丢失风险更高，选择较大尺寸可减少风险，植入后应嘱患者不要反复揉搓内眦部，避免脱落，在丢失多次的情况下，可选择使用泪小管栓。

2. 局部刺激　一般为泪点塞引起，尤其是硬质硅胶泪点塞常见，泪点塞的尾部呈盘状，反复与结膜和角膜接触，需要重新放置或取出泪点塞。

3. 化脓性肉芽肿　肉芽肿的发生可能与硅胶表面不规则和泪点塞型号过大有关。移除泪点塞，进行泪道冲洗，局部抗生素及激素治疗即可。必要时可切除或刮除局部增生的肉芽组织。

4. 溢泪　发生率为1.5%～36.5%，与泪小管栓相比，泪点塞的发生率更高。部分患者随时间可以缓解，严重者可取出泪点塞。

5. 毒性泪液综合征　泪点塞会导致富含细胞因子和炎症介质的泪液停滞，称为毒性泪液综合征，因此在放置泪点塞前，有必要进行抗炎治疗。

6. 泪点狭窄　泪点塞丢失或移除后的一个常见并发症，可能与周围碎屑堆积导致泪点黏膜炎症有关。

7. 泪点塞远端移位　型号太小或在放置时用力过大，泪点塞的尾部进入泪小管，可用镊子迅速拔出。

8. 泪小管炎　泪点塞植入术发生率为0～6%，泪小管栓植入术发生率为6%～60%。处理方式有：泪道加压冲洗，但对于不能冲出存于泪囊中的，需通过泪囊内窥镜取出；如内窥镜不能取出，行泪小管切开取出，进行广谱抗生素治疗，疗程为3～4周。

十、治疗性接触镜

治疗性接触镜是非矫正屈光不正的一类接触镜，可覆盖眼表，保护角膜。干眼治疗常用的接触镜有治疗性软性角膜接触镜和硬性透气性巩膜镜，主要作用包括对角膜的机械保护和减少角膜的干燥。

（一）治疗性软性角膜接触镜

治疗性软性角膜接触镜又称绷带镜，是指可覆盖于角膜表面，用于保护眼表、辅助治疗角膜及眼表疾病的一种软性角膜接触镜，有透氧性高、抗沉淀性能良好、佩戴舒适的特点。

研究发现绷带镜可稳定泪膜，帮助上皮细胞修复，并且可以通过保护敏感的角膜神经免受外界环境的刺激，从而达到缓解角膜疼痛的效果。绷带镜缓解眼表疼痛的具体机制尚不明确，可能与直接屏蔽眼表的疼痛感受器或起到支持保护细胞结构及细胞外基质的作用有关。绷带镜还可以预防眼表干燥，保护眼表疼痛感受器免受睑缘及睑结膜创伤的影响（如瘢痕性疾病），因此可用来治疗干眼。

干眼患者使用绷带镜治疗时多需过夜佩戴或连续多日佩戴，因此对镜片的透氧性要求较高。目前含水量为24%～50%之间的硅水凝胶材质使用最多，其透氧系数也较高，在110～140之间，可保证氧气的供给到达角膜。干眼患者需选择合适的接触镜镜片参数，常用的镜片参数：直径14～18 mm；中心厚度0.038～0.09 mm；基弧半径8.3～8.9 mm。

随着制备角膜接触镜技术的发展，已有用药物缓释角膜接触镜治疗干眼的报道。负载的治疗干眼的药物有人工泪液、促分泌制剂、渗透压保护剂和抗炎类药物等，其中抗炎类药物中包括非甾体抗炎药、糖皮质激素和免疫抑制剂，不同类型药物释放方式不同，药效也不相同。

1. 适应证　大疱性角膜病变；倒睫；各种原因导致的眼睑闭合不全（如眼睑缺损、眼球突出、睑外翻、上睑下垂矫正术后等原因导致的眼睑闭合不全以及麻醉状态下角膜暴露等）；伴有角膜上皮病变的干眼；神经营养性角膜病变或麻痹性角膜炎；丝状角膜炎；持续性角膜上皮缺损（一般是指角膜上皮缺损状态持续 2 周以上）；迁延性角膜溃疡；眼部手术后（如各类激光角膜屈光手术、角膜胶原交联术、角膜移植手术、翼状胬肉切除手术、羊膜移植术，其他手术如白内障摘除术、抗青光眼手术、玻璃体视网膜手术后存在角膜病变等）；眼部外伤，如角膜化学伤、角膜擦伤和微小的角膜穿透伤（排除感染可能性后）等。

2. 禁忌证　活动性细菌、真菌及阿米巴原虫等感染性角膜炎或角膜溃疡；急性结膜炎；慢性泪囊炎；无法或不愿遵从医嘱复查者；对于接触镜及其储存液成分过敏者。

3. 物品准备　绷带镜、人工泪液、裂隙灯、吸棒、抗生素滴眼液、无絮纸巾。

4. 人员准备　操作者仪表整洁，戴口罩、帽子，修剪指甲，七步洗手法洗手。

5. 操作步骤

（1）治疗前核对患者信息，检查患者眼表情况，选择合适绷带镜。

（2）患者取坐位或仰卧位，滴入人工泪液；操作者清洗双手用无絮纸巾擦干。

（3）用吸棒取出绷带镜，将镜片放在示指指腹上，检查镜片是否有破损和异物，注意观察镜片正反面（碗状为正面，盘状为反面），嘱患者 45°向下看，操作者辅助撑开患者上下眼睑，顺势将绷带镜送入眼中，慢慢放松上下眼睑，观察镜片位置，排出气泡。

（4）裂隙灯下观察镜片的位置，镜片应位于角膜的中央，嘱患者眨眼并观察上下移动幅度。

（5）佩戴成功后滴入抗生素滴眼液。

6. 注意事项

（1）可在佩戴之前先点人工泪液，或者将绷带镜镜片浸泡于人工泪液后佩戴。

（2）荧光素染色后应待荧光素清除后再佩戴绷带镜。禁用含明显颜色的滴眼液，禁止使用油性眼膏类制剂，同时尽可能使用无防腐剂或含有弱毒性防腐剂的滴眼液。

（3）佩戴过程中观察角膜上皮愈合程度可定期取出或更换镜片，一般同一副镜片连续过夜佩戴最长不超过 21 d。

（4）戴镜过程中，需嘱咐患者定期复诊，初次戴镜后 1 周内复查 1 次，观察角膜有无水肿、结膜是否充血严重、角膜缘有无浅表新生血管生成、有无异常分泌物等，如戴镜过程中突然出现视力下降、流泪、眼红、眼痛、分泌物增多等不适症状，应立即就诊。

7. 不良反应及处理原则

（1）眼干涩　泪液量少的患者，佩戴绷带镜可导致眼部出现干涩症状，尽量选择透氧性高的镜片，并可在治疗原发病的同时补充人工泪液，尽量使用不含防腐剂的滴眼液。

（2）镜片脱落或移位　眼部化学伤、Stevens-Johnson 综合征等患者佩戴绷带镜过程中，由于睑球粘连、眼睑结构异常以及眼表不规则等原因，易导致镜片脱落、移位或镜片折叠等情况发生。应在戴镜期间给予人工泪液，嘱咐患者避免揉眼，脱落的镜片须严格清洁消毒后才能再次佩戴，或更换新镜片。

（3）感染　佩戴绷带镜期间，若发生细菌和真菌等微生物感染，及时行角膜刮片及镜片微生物培养，以便明确病因，选择正确治疗药物。因此戴镜期间避免游泳和眼部接触污水。

（4）刺激症状　连续佩戴绷带镜几周后，仍可发生刺激症状，导致眼表轻度炎症反应,停戴一段时间后,症状可缓解。

(5)角膜水肿、角膜新生血管形成　部分长期佩戴绷带镜的患者,角膜缘可见浅表的新生血管出现,但很少超过角膜缘 1～2 mm。停戴绷带镜后,新生血管可消退。

(6)巨乳头性结膜炎　长期反复使用绷带镜者,可能会出现巨乳头性结膜炎,可能是长期的眼睑机械摩擦及绷带镜上钙和蛋白类物质沉积导致。绷带镜含水量越高,沉积物越易堆积,故选择含水量中等的硅水凝胶材料,可减少巨乳头性结膜炎的发生。

(二)硬性透气性巩膜镜

硬性透气性巩膜镜的出现拓展了接触镜在各类眼表疾病中的应用(图 7-21A)。1990 年美国首次报道将巩膜镜用于重度干眼患者的治疗,在此后全世界范围内陆续有类似报道出现。研究表明,长期佩戴巩膜镜可减轻患者干眼相关症状、提供有效眼表保护并改善患者视力。2010 年巩膜镜教育协会建议,根据配适范围对巩膜镜进行专业化命名:仅覆盖角膜的接触镜为角膜镜(直径 8.0～12.5 mm);同时覆盖角膜与巩膜的称角巩膜镜(直径 12.5～15.0 mm);覆盖巩膜的镜片为迷你巩膜镜(直径 15.0～18.0 mm)和全巩膜镜(直径 18.0～25.0 mm)。

巩膜镜治疗干眼的原理是通过其特殊的设计,镜片与角膜之间存在空间可长时间储存液体,这样不仅可以湿润眼表,还可以防止睑缘对角膜的机械性损伤,同时还能达到矫正角膜不规则散光的目的。通常巩膜镜需要根据患者实际情况验配及定制,价格相对昂贵,限制了巩膜镜的推广和使用。

巩膜镜由 3 个部分组成:光学区、过渡区和着陆区(或接触区)(图 7-21B)。光学区横跨角膜且不与角膜接触,保证角膜安全的同时,通过调节其设计增高或降低镜片中央或旁中央的拱高,达到良好矫正视力的目的;过渡区连接光学区和着陆区,位于角巩膜缘区域,与光学区相互协调,获得理想的角膜拱高,还需保留一定的间隙,储存大量的泪液降低镜片粘连的风险,避免角膜缘干细胞的损伤,实现从光学区到着陆区的完美过渡;着陆区是整个镜片的承重区域,与眼表直接接触,此区域对于镜片能否配适成功十分关键。在角巩膜缘的位置,巩膜的形态可以为凹状、凸状或切线形态,此区域需与巩膜的形状保持平衡,从而在更宽的接触面里使镜片重量平均分配,避免局部受到压迫。为了保证镜片的成型性,巩膜镜的厚度高于普通硬性透气性接触镜(RGP)镜片,一般 0.25～0.50 mm不等。由于佩戴过程中镜片几乎不动,因此泪液交换带来的氧气较少,为了保证角膜良好的透氧性,其透氧系数值>100,最高可达 140,以确保佩戴时角膜氧需求。

在一些情况下,不同眼部的形态需不同的镜片设计,如扁平角膜,建议采用逆几何设计的镜片;对于老视者可在普通巩膜镜的基础上后期加入多焦点设计;睑裂斑、滤过泡等局部隆起影响巩膜镜适配的患者,可改良边缘设计,个性化制作镜片边缘的凹槽。

临床医师除了根据厂家的指南来选择镜片,有经验的巩膜镜验配者也可根据角膜轮廓与巩膜边缘来选择最初的试戴片。一个适配良好的巩膜镜,应该是镜片在巩膜着陆,完全覆盖角膜,且在不移动的情况下保持半封闭状态。

1. 适应证　中、重度干眼,角膜缘干细胞缺乏、Stevens-Johnson 综合征、眼瘢痕性类天疱疮等引起的干眼;圆锥角膜及角膜扩张症;烧伤;各种原因导致的眼睑闭合不全,如眼睑缺损、眼球突出、睑外翻、上睑下垂矫正术后等;神经营养性角膜病变或麻痹性角膜炎;持续角膜上皮缺损;倒睫;眼部外伤或手术后严重散光为提高屈光状态,可以酌情选择佩戴;美观、参加水上运动项目、暴露于多尘环境等特殊情况。

2. 禁忌证　活动性细菌、真菌及阿米巴原虫等感染导致的角膜炎或角膜溃疡;急性结膜炎;慢性泪囊炎;无法或不愿遵从医嘱复查者;对于接触镜及其储存液成分过敏者。

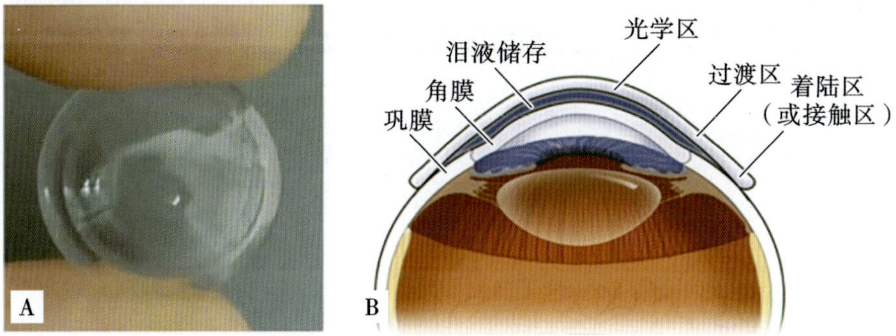

A:巩膜镜;B:适配示意。

图 7-21　巩膜镜及适配示意

3. 物品准备　巩膜镜、洗手液、生理盐水、裂隙灯、眼前节 OCT 测量仪、巩膜镜吸棒、抗生素滴眼液、荧光素钠试纸。

4. 人员准备　操作者仪表整洁,戴口罩、帽子,七步洗手法洗手。

5. 操作步骤

(1)操作前核对患者信息,检查患者眼表情况,根据综合验光、角膜地形图检查结果,选择合适的巩膜镜试戴片。

(2)操作者把镜片放置在吸棒上,镜片呈碗状,充满生理盐水。

(3)嘱患者取坐位,腰部以上略向前倾,低头并将下颌回收,使面部与地面呈水平位,睁大双眼,操作者辅助先撑开患者下眼睑,顺势将巩膜镜送入眼中,再撑开上眼睑,使镜片与眼球充分接触后松开上下眼睑。

(4)嘱患者眨眼数次,裂隙灯下观察镜片中是否有气泡(若气泡较小能移动,并且没有累及视轴的可以忽略;若有一个固定的较大的气泡,则需要重新佩戴镜片;若镜片下不断有气泡出现,则提示镜片弧度可能较大)。当镜片下无气泡,便可观察角膜与镜片之间的适配程度,摘下镜片,清洗干净后,将镜片中充满荧光素钠染色生理盐水,再次佩戴,将裂隙灯光调至 45°,评估镜片中央泪液厚度(拱高),并可使用 OCT 精准测量。一般认为,对于全巩膜镜,初始中央泪液间隙厚度为 250 ~ 300 μm,过渡区泪液间隙为 120 ~ 150 μm,迷你巩膜镜的泪液厚度可以略小;确保镜片中央有足够的泪液间隙后,则可以评估镜片的边缘状态,理想情况是接触区应与角膜缘外 0.5 ~ 1.0 mm 的结膜组织接触,应均匀地分布在巩膜表面的结膜组织上,不能对结膜血管造成压迫。

(5)待镜片佩戴合适后,佩戴 1 ~ 2 h 再次评估;此时中央泪液的间隙可能会有所减少,但不能小于 100 ~ 200 μm,过渡区泪液间隙为 80 ~ 100 μm,若为全巩膜镜的设计,空间应更大;且还需要观察泪液的交换情况,镜片下荧光素的快速迁移说明新的含氧泪液能迅速补充到镜片下的泪液空间，对于泪液交换程度较差的患者，建议佩戴中定期摘下镜片，更新镜片下泪液；镜片边缘应接近结膜组织轮廓，没有相互挤压或边缘抬高；若镜片表面出现脂质沉淀，则应先积极治疗 MGD。

（6）镜片的适配状态可以接受后，在试戴片基础上进行片上验光将更加精确。一般镜片稳定后，可能会出现视力过矫的情况，如仅需要通过球镜矫正则可直接将后顶点换算后的屈光力加到试戴片上，如需要用球柱镜矫正，则需要厂家提供散光矫正设计。

（7）试戴结束后，摘下巩膜镜，抗生素滴眼液滴眼，填写巩膜镜订单。

（8）待巩膜镜制作完成后，患者需按上述方法在医院内学会自行佩戴，并定期复查，以保证巩膜镜的长期佩戴效果。

6. 注意事项

（1）巩膜镜不是治疗眼表疾病的首选，验配前需要了解患者之前所接受的治疗及其疗效，如人工泪液、糖皮质激素、环孢素、自体血清、泪道栓塞治疗、口服药物、手术等。了解患者对巩膜镜治疗的期望值和目标效果。

（2）如发现严重的 MGD，必须在佩戴巩膜镜前进行治疗，以免过多的脂质沉淀在镜片表面，对视力和舒适度造成影响。患者泪液量少时需要在配镜期间使用人工泪液保持镜片表面湿润。

（3）与患者详细地沟通，告知患者巩膜镜只是一种辅助治疗，并不能取代之前所有的治疗方式，并且在巩膜镜佩戴时，可能还需要同时使用框架镜获得理想视力，有严重的眼表疾病患者，可能还需要与湿房镜配合使用。

（4）巩膜镜验配需参考多种角膜地形图参数进行修订；眼前节 OCT 可以观察巩膜镜接触区与巩膜之间的关系，记录每次复查时角膜、结膜及巩膜轮廓的变化；眼前段照相能精确记录角膜与结膜的状态及每次复查时的变化；建议使用活体共聚焦显微镜或角膜内皮测量仪对内皮细胞密度评估，如内皮细胞密度降低，则要慎重考虑佩戴巩膜镜。

（5）向患者解释巩膜镜的价格要比一般接触镜高很多，验配过程相对复杂，其适配也需要一个过程。当患者需自行在家摘戴时，可能需要较长时间的练习，且需要经常复查。患者佩戴成功后，患者初次戴镜后 1 ~2 周、1 个月、3 个月内定期复查，观察视力、巩膜压迫情况，观察角膜有无水肿、结膜是否充血严重、角膜缘有无浅表新生血管生成、有无异常分泌物等。如戴镜过程中突感眼痛或其他不适症状，应及时就诊。

（6）巩膜镜中的填充液为生理盐水，目前还无其他物质充当填充液的报道。

7. 并发症及处理措施

（1）镜片下气泡　由于巩膜镜直径大，镜下泪液交换少，气泡很难在佩戴过程中自行排出，必须摘掉镜片重新佩戴。镜片下气泡会造成不适和视力不良，也会使角膜上皮点染。最常见的原因是镜片佩戴方式不当或镜片配适不良。可通过荧光素染色，观察镜片下是否存在某子午线上泪液交换多或镜片翘起，根据实际情况进行局部调整。如果镜下气泡发生频率不高，可能是戴镜操作不当引起的。

（2）球结膜充血　充血的原因很多，可能由于机械性刺激、角膜缺氧、过敏，甚至细菌性感染等因素，最常见的原因是镜片配适不良。

（3）巩膜镜雾视　巩膜镜佩戴时镜片下半部分为密闭状态，当泪液中的碎片堆积到一定量时，可造成透明度下降。直径大、泪液间隙宽、眼表疾病或边缘配适过紧都会造成巩膜镜雾视的概率增加。可以通过使用无防腐剂护理液、重新摘戴等方式改善症状。

(4)角膜缺氧和水肿　尽管巩膜镜材料的透氧系数值很高，但是依然要注意角膜缺氧出现的可能。在保证镜片成型性的基础上，使用高透氧材料、尽量减少镜片厚度、预留镜片下沉的最小泪液间隙量，均可降低角膜缺氧和水肿发生的可能。

(5)感染性角膜炎和角膜浸润　文献报道，巩膜镜佩戴者发生感染性角膜炎的概率不高。但在眼表疾病、护理液毒性反应、过夜佩戴的情况下，发生感染性角膜炎的概率会大大增加。如巩膜镜佩戴过程中出现角膜浸润、眼红、疼痛、前房反应等情况，应及时停戴巩膜镜并进行微生物药敏培养。

(6)巨乳头性结膜炎　长期佩戴巩膜镜者，可出现巨乳头性结膜炎，可能是长期的眼睑机械摩擦及巩膜镜上钙和蛋白类物质沉积导致。减少或停戴巩膜镜，加强巩膜镜护理，必要时可使用肥大细胞稳定剂、糖皮质激素类药物。

第四节　干眼手术治疗

一、睑板腺腺管探通术

2010年首次报道睑板腺腺管探通术用于治疗阻塞性MGD。报道显示，术后96%的患者症状明显缓解。此后间断有国内外研究用该法治疗MGD，效果良好，尤其是对常规治疗方法无效的MGD患者。2/3的患者进行一次睑板腺腺管探通即可获得满意的长期疗效；且有研究表明睑板腺腺管探通术后4.5～12月，睑板腺的面积可有明显增加，提示导管通畅可能会促进腺体功能的恢复。该方法虽可明显改善MGD患者的体征，但是与常规治疗方案相比，其优势并不明显。目前常用的不锈钢探针的直径为76 μm，长度包括4种，分别为1、2、4、6 mm。

睑板腺腺管探通术可去除终末导管周围的纤维组织，疏通睑板腺开口，释放累积的睑酯，改善导管通畅性，同时增加局部药物对病变睑板腺的通透性，从而改善MGD患者的主观症状，并改善泪膜破裂时间、睑酯的黏性、睑缘形态以及结膜充血。亦发现可缓解隐匿性导管内阻塞，修复或确认导管内解剖的完整性以及导管和(或)腺口流出通道的开放性。

1. 适应证　MGD，如红外睑板腺照相显示睑板腺阻塞包括导管扩张、腺泡囊性或萎缩改变；早期睑腺炎或睑板腺囊肿可能需要辅助导管内皮质类固醇注射。

2. 禁忌证　水液缺乏型干眼和眼表过敏性疾病等。

3. 操作步骤

(1)评估睑板腺开口及腺体状态：使用裂隙灯、红外或透照法观察睑板腺开口，评估腺体情况。

(2)充分的麻醉：表面麻醉剂滴于下方穹隆后，将含有8%利多卡因的麻醉软膏大量涂抹于下睑缘,闭眼 10~15 min,下穹隆再滴入表面麻醉剂;或用无菌棉签蘸取 2% 利多卡因凝胶涂抹于睑缘,10 min 涂 3 次联合 2% 利多卡因注射于睑缘。

(3)患者坐于裂隙灯前,调整至舒服的位置。

(4)首先使用 1 mm 长的探针(该探针较硬,更易安全地刺穿开口处的纤维板进而到达远端导管),以掷镖或猛击动作垂直插入腺口,亦可通过"画圈"的方式来找到睑板腺开口。

(5)听到砰砰声即有沙砾感表明探针进入导管。

(6)一旦导管内阻塞解除,常可见到睑酯沿着金属探针排出,并伴有腺口处点状出血。

(7)然后选择 2 mm 或 4 mm 长的探针探通远端导管,此时探针更容易穿过,基本没有阻力。

(8)根据病情需要,可于导管内注射所需药物如地塞米松。

(9)用无菌生理盐水充分冲洗眼表并用棉签擦洗睑缘。

4. 注意事项　该方法为侵入性、有创性操作,且操作过程中可能会损伤复杂的导管系统,因此临床使用过程中应严格把握适应证、规范操作过程,尽量减少相关并发症。

二、羊膜相关手术

羊膜是人胎膜内层的一层膜,包含单层上皮层、厚的基底膜和无血管的基质。羊膜因含有很多活性因子,具有促进眼表上皮修复、抗炎、抗瘢痕形成等作用,目前常被应用于眼表疾病的治疗。

羊膜覆盖可减少眼睑的机械性摩擦,保护角结膜上皮并促进其修复;羊膜移植可减轻炎症反应,一定程度上使角膜基质增厚,减少或避免角膜穿孔发生的风险。

1. 适应证　合并有持续性角膜上皮缺损、上皮糜烂、角膜溃疡等的重度干眼。

2. 禁忌证　眼部急性感染性疾病,如急性期的细菌、真菌、棘阿米巴角膜炎。

3. 操作步骤

(1)羊膜覆盖　适用于单纯上皮缺损或上皮糜烂以及合并角膜基质浅溃疡的患者。

1)常规消毒、铺无菌洞巾。

2)行全身麻醉或 2% 利多卡因行球周麻醉。

3)将复水后的羊膜上皮面向上,平铺于角结膜表面。

4)以 10-0 尼龙线于角膜缘外 2 mm 处平行于角膜缘连续缝合固定于浅层巩膜 1 周,并于角膜缘外 5 mm 处缝合固定于球结膜或以 10-0 尼龙线于角膜缘外 5 mm 处放射状连续缝合 1 周或以生物蛋白胶将羊膜固定于角结膜表面。

5)涂抗生素眼膏包眼。

(2)羊膜移植联合羊膜覆盖　适合于角膜溃疡较深的患者。

1)常规消毒、铺无菌洞巾。

2)行全身麻醉或 2% 利多卡因行球周麻醉。

3)清除溃疡基底的坏死组织,将溃疡表面修平整。

4)将复水后的羊膜修剪成与溃疡区大小一致的植片,平铺于溃疡表面,若溃疡较深可考虑多层羊膜，以10-0尼龙线间断或连续缝合固定于溃疡边缘的正常角膜组织或以生物蛋白胶将羊膜固定于角膜溃疡表面。

5）将复水后的羊膜上皮面向上，平铺于角结膜表面，以10-0尼龙线于角膜缘外2 mm处平行于角膜缘连续缝合固定于浅层巩膜1周，并于角膜缘外5 mm处缝合固定于球结膜或以10-0尼龙线于角膜缘外5 mm处放射状连续缝合1周。

6）涂抗生素眼膏包眼。

4. 注意事项　对于合并有角膜溃疡的患者，除了排除病原菌，亦应尽量清除坏死组织，保证病灶区清洁、干燥。

三、睑缘缝合术

睑缘缝合术可减少泪液蒸发，亦可减少眨眼时眼睑对眼表组织的机械性摩擦；解除因睑内翻、睑外翻、睑裂闭合不全导致干眼的病因，促进眼表上皮修复，改善眼部不适症状。目前常用的有临时性睑缘缝合和永久性睑缘缝合。

1. 适应证　重度干眼合并角结膜损伤；眼睑异常导致的重度干眼。

2. 临时性睑缘缝合术　多适用于病情相对较轻且不合并眼睑结构异常的患者。

（1）2%利多卡因行上、下睑局部浸润麻醉。

（2）根据病变部位及程度，确定缝合部位（睑缘中央或中内和中外1/3）。

（3）以2-0或5-0带针丝线于上、下睑缘中央或中内和中外1/3处做垂直于睑缘的褥式缝合，即先于下睑缘外2～3 mm处皮肤面进针，睑缘内侧出针，再于上睑缘内侧进针，睑缘外2～3 mm处皮肤面出针，间隔3 mm后于上睑缘外2 mm处皮肤面进针，睑缘内侧出针，再于下睑缘内侧进针，睑缘外2 mm处皮肤面出针，结扎缝线。

（4）可于皮肤面缝线处穿入硅胶管垫压。

（5）涂抗生素眼膏包眼。

3. 永久性睑缘缝合术　多适用于病情较重或合并有眼睑结构异常的患者。

（1）2%利多卡因行上、下睑局部浸润麻醉。

（2）根据病变部位及程度，确定缝合部位（睑缘中央或中内和中外1/3）。

（3）以11号尖刀片于上、下睑缘中央或中内和中外1/3处做睑缘创面，即切除睑缘表面皮肤、黏膜及少量皮下组织。

（4）以2-0或5-0带针丝线于上、下睑缘中央或中内和中外1/3处做垂直于睑缘的褥式缝合。

（5）可于皮肤面缝线处穿入硅胶管垫压。

（6）涂抗生素眼膏包眼。

4. 注意事项　缝合的部位应对应于角结膜病变严重的部位或眼睑结构异常的部位；睑缘内侧出针或进针时应尽量靠近睑结膜面但不要跨越睑结膜面，避免缝线对眼表的损伤；对于合并有眼睑内翻的患者，睑缘皮肤面出针应尽量靠近睑缘以起到使眼睑轻度外翻的作用。

四、结膜松弛矫正术

结膜松弛即结膜存在过多皱褶，以结膜非水肿性松弛、脱垂为特点，通常发生于下方球结膜。结膜松弛的严重程度与干眼的严重程度相关。轻、中度结膜松弛可破坏泪膜导致泪膜不稳定进而导致干眼，重度结膜松弛由于多余的结膜遮挡下泪点并影响睑裂闭合，容易导致溢泪。切除和(或)固定多余的球结膜可消除其对泪河的干扰，使结膜表面更平滑进而减少眨眼相关的微创伤，从而改善干眼和溢泪等相关症状。该手术仅适用于对常规干眼治疗效果差的患者(由结膜松弛导致的干眼)。文献报道有多种手术方式可进行结膜松弛矫正，包括单纯结膜切除、球结膜电凝和(或)高频射频消融术、结膜切除联合羊膜移植以及球结膜固定等，经典的方式为单纯结膜切除术。

(一)操作步骤

1. 单纯结膜切除术

(1)使用表面麻醉剂行结膜表面麻醉。

(2)常规消毒、铺无菌洞巾。

(3)开睑器开睑，以显微无齿镊提起松弛结膜，估计切除范围。

(4)于角膜缘下方 4 ~5 mm 处做沿角膜缘的弧形切口。

(5)切除新月形的多余球结膜，并以 10-0 尼龙线间断或连续对位缝合。

(6)涂抗生素眼膏包眼。

2. 球结膜电凝和(或)高频射频消融术

(1)使用表面麻醉剂行结膜表面麻醉。

(2)常规消毒、铺无菌洞巾。

(3)开睑器开睑，用眼科无齿镊夹提松弛的球结膜，估计电凝范围，标记电凝处。

(4)在电凝标记处以平行于角膜缘的弧度电凝 8 ~ 12 个点，能量一般为 20% ~ 40%，时间为 0.5 ~2.0 s，若为射频消融一般能量设置为 3 mJ，时间为 0.1 s。

(5)电凝处结膜组织凝固、苍白缺血，进而产生瘢痕收缩作用，使松弛的结膜皱褶消失。

(6)涂抗生素眼膏包眼。

3. 结膜切除联合羊膜移植术

(1)使用表面麻醉剂行结膜表面麻醉。

(2)常规消毒、铺无菌洞巾。

(3)开睑器开睑，以显微无齿镊提起松弛结膜估计切除范围。

(4)于角膜缘下方 4 ~5 mm 处做沿角膜缘的弧形切口。

(5)切除新月形的多余球结膜，将远端球结膜回退至下穹隆。

(6)嘱患者向上注视或于巩膜表面行固定缝线牵拉眼球上转，尽可能暴露结膜缺损区。

(7)将复水后的羊膜上皮面向上，平铺于结膜缺损区的巩膜表面，以 10-0 尼龙线间断或连续对位缝合于球结膜创缘。

(8)亦可使用纤维蛋白胶将羊膜固定于巩膜表面,并修剪多余羊膜。

(9)涂抗生素眼膏包眼。

4. 球结膜固定术

(1)使用表面麻醉剂行结膜表面麻醉。

(2)常规消毒、铺无菌洞巾。

(3)将球结膜向下方穹隆部铺平,使球结膜与眼球贴合紧密。

(4)根据结膜松弛的范围和部位,以6-0或8-0可吸收线于距下方角膜缘8 mm处将球结膜固定于浅层巩膜,一般固定缝合6~8针。

(5)严重病例可将8 mm以外的多余球结膜切除后行巩膜固定缝合。

(6)涂抗生素眼膏包眼。

(二)注意事项

术中判断切除结膜的范围非常重要,切除过少会导致矫正不完全,不能改善相应症状,切除过多会导致下穹隆缩窄,下睑瘢痕性内翻甚至眼球活动受限。为避免这种情况发生,术前应于裂隙灯下仔细观察结膜松弛范围及部位,必要时行标记或作图,若术中不慎将结膜组织切除过多可行羊膜移植术以降低下穹隆缩窄的可能。

五、泪点和泪小管相关手术

随着泪点塞和泪小管栓的使用,该手术方式的应用已很少,目前多用于不能使用或不能耐受泪点塞或泪小管栓的水液缺乏型干眼患者,通过减少或阻止泪液引流至鼻腔,增加泪液在眼表存留时间,促进眼表上皮的正常增殖分化。具体手术方式有泪点完全或部分热凝(烧灼、透热和氩激光)、泪点缝合、泪点结膜瓣遮盖、泪小管结扎等,最常用的为泪点热凝术。尽管有少量研究表明该手术方式可以显著改善移植物抗宿主病和Stevens-Johnson综合征患者的干眼症状和体征,但目前缺少大量、高质量的研究证明其效果,且该方法为永久性破坏泪点,有可能导致溢泪的发生。

(一)操作步骤

1. 泪点热凝术　可以使用烧灼、透热或氩激光进行,烧灼能量越高,术后泪点再通率越低,浅表、短暂的热凝可达到部分封闭的作用。研究报道当泪点直径<0.5 mm时即可明显改善干眼的症状、泪膜破裂时间、泪液分泌试验和眼表染色。而长时间、深部组织的热凝且伴有局部组织变白可达到完全封闭的作用。

(1)2%利多卡因注射于泪点周围皮肤及结膜进行局部浸润麻醉;常规消毒、铺无菌洞巾。

(2)调整并测试烧灼器温度。

(3)将一次性眼用烧灼针头插入泪点并穿过水平部达泪小管远端,打开烧灼器开关进行烧灼。

(4)待泪点周围组织收缩变白后停止,需要5~10 s。

(5)于泪点及针头表面滴少量生理盐水,然后轻轻取出针头。

(6)局部涂抗生素眼膏。

2. 泪点缝合术

(1)使用表面麻醉剂行表面麻醉,2% 利多卡因注射于泪点周围皮肤及结膜进行局部浸润麻醉。

(2)常规消毒、铺无菌洞巾。

(3)使用合适的角膜环钻从泪点和泪小管的垂直部做直径 0.6 mm、深度 2 mm 的钻切。

(4)完全去除钻切部位上皮细胞。

(5)以 6-0 缝线平行于睑缘方向间断对位缝合切口。

(6)涂抗生素眼膏包眼。

3. 泪点结膜瓣遮盖术

(1)使用表面麻醉剂行表面麻醉,2% 利多卡因注射于泪点周围皮肤及结膜进行局部浸润麻醉。

(2)常规消毒、铺无菌洞巾。

(3)以 6-0 聚丙烯线缝合至下睑板下缘进行开睑。

(4)用 11 号手术刀于下泪点前方和外侧做两个垂直的长约 3 mm 的切口,一个切口平行于睑缘,一个垂直于睑缘。

(5)提起切口处睑结膜向内眦方向分离结膜下组织,剪除包含泪点在内的结膜组织并将泪点凸起部分修剪平整。

(6)用 7-0 可吸收线缝合固定覆盖于泪点开口处的结膜及缺损边缘处。

(7)涂抗生素眼膏包眼。

4. 泪小管结扎术

(1)使用表面麻醉剂行表面麻醉,2% 利多卡因注射于泪点周围皮肤及结膜进行局部浸润麻醉。

(2)常规消毒、铺无菌洞巾。

(3)于下泪小管内插入泪道探针以确定泪小管位置。

(4)用 6-0 可吸收线于泪小管下方皮肤进针,穿过泪小管于其上方皮肤出针,再于该出针点进针于泪小管下方皮肤出针,结扎缝线。

(5)结扎时活动探针以确定结扎处为泪小管,拔出探针后打结。

(二)注意事项

行泪点封闭治疗前应先行泪道冲洗,以确定泪道是否通畅以及是否合并有急性炎症,只有泪道通畅且无明显感染性炎症时可行该治疗;该手术并发症主要有局部疼痛和肉芽肿形成,若出现肉芽组织,可给予糖皮质激素滴眼液治疗;术后约 1/4 的患者会出现泪点再通。

六、腺体移植术

自体唾液腺移植治疗干眼的原理是唾液与正常泪液具有相似的成分,其黏蛋白成分高于泪液,能增加液体在眼表的存留时间,改善眼表环境。该手术方法多适用于其他方法治疗效果欠佳的重度水液缺乏型干眼，但对于病变累及唾液腺的 Sjögren 综合征患者并不适用。

腺体移植常用的方法包括将大唾液腺移植至颞侧皮下，并将导管引流至上穹隆，如下颌下腺或舌下腺；将大唾液腺腮腺导管转位至上穹隆；将小唾液腺如唇腺直接移植至上穹隆和（或）下穹隆。

目前腮腺导管转位由于其有神经支配，容易导致味觉反射性溢泪已很少使用；下颌下腺及舌下腺移植操作复杂、受温度影响明显，术后有出现血栓、导管阻塞以及溢泪的可能；而唇腺移植操作简单，分泌液更接近于泪液，且对正常组织损伤小，近年来逐渐成为腺体移植的主要方式。自 1998 年首次报道舌下腺移植治疗重度干眼后，很少有对该腺体移植的报道，因此本节仅对下颌下腺及唇腺移植进行详细描述。

（一）操作步骤

1. 自体下颌下腺游离移植

（1）术前准备：除常规术区备皮及全麻术前准备外，进行口腔清洁，氯己定漱口，术前 3 d 抗生素滴眼液滴眼。

（2）全身麻醉。

（3）分离下颌下腺：侧卧位，常规患侧颌下切口，切开皮肤、皮下组织及颈阔肌；在下颌下腺被膜外分离下颌下腺组织，暴露并保护面前静脉、颌外动脉及其伴行静脉，结扎其远心端。游离与舌神经相连的颌下神经节，切断结扎，向口内方向充分游离下颌下腺导管至口底。

（4）处理下颌下腺导管：碘伏消毒口腔黏膜、开口器开口，探针探查术侧下颌下腺导管口并插入导管。在导管开口周围做环形切口，保留 3～5 mm 的黏膜组织，沿舌下皱襞内侧切开黏膜，解剖下颌下腺导管。

（5）从口外牵引下颌下腺导管：尽量游离面前静脉、颌外动脉及其伴行静脉，行静脉回流试验，确定主要回流静脉。断蒂后完整游离下颌下腺及其导管、动静脉。颌下切口分层缝合，同时缝合口内切口，经口外切口放置引流。

（6）游离下颌下腺转移至颞部受体区：颌外动脉与颞浅动脉吻合，面前静脉或颌外动脉伴行静脉与颞浅静脉或颞深静脉吻合。

（7）在导管内插入硅胶管：向硅胶管内注水，观察导管有无渗漏。

（8）固定导管：在上穹隆处做结膜切口，将导管经皮下隧道引至结膜穹隆部，导管周围黏膜与穹隆部结膜缝合，导管内留置硅胶管，眶外皮肤固定。

（9）关闭创口，关闭颞部窗口，置负压引流。移植成功的下颌下腺于颞区皮下可触及质软、边界较清、轻度隆起的腺体；轻轻挤压后即可见清亮分泌液体自位于结膜囊的导管口流出。

2. 唇腺移植

（1）全身麻醉。

（2）制作唇腺植片：术中于手术侧下唇内侧黏膜做矩形切口，上界达唇红缘下，前界距中线 1.0 cm。黏膜瓣制取约 2.0 cm×2.5 cm，切开黏膜、黏膜下组织，显露唇腺，于唇腺深面口轮匝肌浅面向远中分离至远中边界，离断黏膜瓣，放入生理盐水中备用；下唇部经电凝彻底止血后用碘仿纱条覆盖创面,防止感染。

(3)唇腺移植:眼科常规消毒铺巾,用4-0丝线牵引固定上眼睑,暴露上、下穹隆。从上、下穹隆部水平剪开结膜,一般从内眦起到外眦为止,然后分离结膜下组织。制作植床后,将移植片水平均分为二,用8-0可吸收缝线将其固定于上、下穹隆部,唇腺组织黏膜面向上,先固定内、外眦部,再间隔2~3 mm将其与结膜固定。

(4)涂抗生素眼膏包眼。

(二)注意事项

腺体移植时一定要仔细分离组织、辨认解剖结构,且需要与口腔颌面外科医生一起完成手术;下颌下腺移植术后要密切随访,早期发现并发症,早期处理;唇腺移植分离上、下方穹隆时注意勿损伤直肌,合并睑球粘连时应先分离睑球粘连。

七、角膜缘干细胞移植术

慢性期Stevens-Johnson综合征或稳定期的眼部烧伤患者通常合并有角膜缘干细胞缺乏,从而导致角膜结膜化;而严重的干眼亦会导致角膜缘干细胞损伤,出现角膜结膜化。目前多采用角膜缘干细胞移植来治疗角膜缘干细胞缺乏,根据移植成分及材料来源的不同,又有很多种手术方式,如自体结膜角膜缘移植、活体结膜角膜缘移植、异体角膜缘移植、单纯角膜缘上皮移植以及体外培养的角膜缘干细胞移植和口腔黏膜上皮细胞移植等。

其中自体结膜角膜缘移植是治疗单眼角膜缘干细胞缺乏最常用的手术方式,而活体结膜角膜缘移植和异体角膜缘移植多用于治疗双眼角膜缘干细胞缺乏患者;体外培养的角膜缘干细胞移植和口腔黏膜上皮细胞移植则需要有实验室进行细胞培养制作相应的细胞膜片;单纯角膜缘上皮移植是近年来出现的新的手术方式,需要联合羊膜移植。角膜缘干细胞移植可去除角膜表面血管膜,移植带有正常角膜缘干细胞的组织以修复受损角膜缘、改善泪膜稳定性。本节就常用的自体结膜角膜缘移植、体外培养的角膜缘干细胞移植以及单纯角膜缘上皮移植进行介绍。

(一)操作步骤

1. 自体结膜角膜缘移植

(1)常规消毒双眼、铺无菌洞巾。

(2)2%利多卡因行双眼球周或球后麻醉,或全身麻醉,开睑器开睑。

(3)首先以12道放射状角膜标记器于供体眼角膜做标记。

(4)选择上、下方角膜缘处2~3个钟点位(角膜缘干细胞完全缺乏,若是部分缺乏则选择受体眼缺损区一致的范围)做放射状切开至角膜缘后3~4 mm(可根据受体眼病变情况调整),从穹隆至角膜缘方向分离结膜下组织至角膜缘,用角巩膜剪尽量靠前剪除供体植片,但不要损伤角膜。

(5)将剪除的2块供体置于平衡盐溶液中保存备用。

(6)使用8-0可吸收线或10-0尼龙线将远端结膜切口缝合固定于角膜缘后1 mm

的巩膜表面，涂抗生素眼膏包眼。

(7)视野更换到受体眼，在12点和6点位角膜缘处行结膜环形切开(角膜缘干细胞完全缺乏，若是部分缺乏则选择病变区切开)，以角膜板层刀或11号刀片剖切去除角膜表面血管膜，暴露出正常角膜基质，烧灼止血。

(8)取出供体组织，以10-0尼龙线以正确的方向对位缝合即供体角膜缘与受体角膜缘对位缝合，供体远端与受体球结膜远端对位缝合。

(9)涂抗生素眼膏包眼。

2. 体外培养的角膜缘干细胞移植

(1)球周麻醉或全身麻醉，麻醉成功后，开睑器开睑。

(2)角巩膜剪沿角膜缘环形剪开结膜，使用眼科剪充分分离眼前段结膜及筋膜组织。

(3)采用3-0的丝线缝合上、下直肌，固定眼位。

(4)打开3点位至9点位穹隆部结膜，烧灼止血。

(5)以角膜板层刀或11号刀片剖切去除角膜表面血管膜暴露出正常角膜基质。

(6)将实验室培养的带有同种异体或自体角膜缘干细胞的羊膜组织覆盖于眼表，上皮面向上并铺平。

(7)以10-0尼龙线将羊膜组织间断缝合固定于角膜缘。

(8)远端间断缝合固定于结膜下，球结膜伤口间断对位缝合。

(9)佩戴高透氧角膜接触镜。

3. 单纯角膜缘上皮移植　根据角膜缘上皮细胞放置的部位分为3种手术方式。①角膜缘上皮细胞位于角巩膜表面，以纤维蛋白胶固定于角膜缘，表面覆盖羊膜；②先将羊膜覆盖于角巩膜表面，将角膜缘上皮细胞以纤维蛋白胶固定于羊膜表面角膜缘位置，表面覆盖大直径绷带镜；③先将羊膜覆盖于角巩膜表面，将角膜缘上皮细胞以纤维蛋白胶固定于羊膜表面角膜缘位置，表面再覆盖一层羊膜组织，即所谓的“三明治”法。本节介绍其中相对复杂的“三明治”方法。

(1)常规消毒双眼、铺无菌洞巾。

(2)2%利多卡因行双眼球周或球后麻醉或全身麻醉。

(3)在供体眼角膜缘后2～3 mm处做一个长约3 mm的弧形切口，向前剖切至角膜缘内1 mm处浅层角膜，获取2～3 mm的角膜缘结膜组织并保存在平衡盐溶液中。

(4)在受体眼上进行360°结膜环形切开，以角膜板层刀或11号刀片剖切去除角膜表面血管膜暴露出正常角膜基质，烧灼止血。

(5)羊膜固定在角膜表面，周边固定在结膜下。

(6)将供体结膜角膜缘组织切成几小块，置于羊膜表面角膜缘的位置；使用纤维蛋白胶连接各节段，纤维蛋白胶的凝固时间为10 min。

(7)在该区域表面再覆盖一层羊膜。

(8)涂抗生素眼膏包眼。

(二)注意事项

手术过程一定要操作轻柔，减少对角膜缘干细胞的损伤；对于异体来源的角膜缘干细胞移植，术后需要使用免疫抑制剂，且应识别免疫排斥特点，早期发现及治疗对于角膜缘干细胞存活及术后长期效果十分重要。

第五节　干眼慢病管理

慢性疾病，简称“慢病”或“慢性病”，是对一组在较长时间范围内持续存在的疾病的总称。长期性、非传染性和难治愈性是慢性疾病的临床属性。不同机构对慢病划分也存在差异：美国疾病控制与预防中心将心脏病、癌症与糖尿病划分为慢性疾病；而世界卫生组织则划分了四种慢病类型：癌症、心血管疾病、慢性呼吸系统疾病和糖尿病。依据慢性疾病的临床属性并结合干眼的现有研究，2020 年中国干眼专家共识将干眼定义为一种慢性眼表疾病。

干眼是一种慢性疾病，需要进行慢病管理，我国的干眼慢病管理刚刚起步，尚无成熟的管理模式可供参考。美国疾病与预防控制中心将慢病管理定义为面向慢病人群的一种以患者为中心的、有组织性的、主动的卫生服务模式。本书依据慢病管理的定义，参考其他慢病的管理模式，结合干眼防治的临床特点，提出干眼慢病管理模式（图 7-22），该模式包含九项任务：诊断检出、危险程度评估、分级管理、危险因素预防、医疗措施、常规随访、异常报警、依从度管理、健康教育，具体如下。

（一）诊断检出

诊断检出是实施慢病管理的前提条件。根据主诉、问诊、危险因素分析和干眼相关检查，依据诊断标准做出诊断。

对于有症状且有体征的患者，根据国内外干眼专家共识诊断标准做出干眼诊断及分型，诊断为蒸发过强型干眼、水液缺乏型干眼或混合型干眼，依据严重程度分为轻度、中度和重度。此外，针对部分眼局部治疗效果欠佳，伴（不伴）全身症状的干眼患者，要尽早地进行相关全身疾病筛查，做到全身疾病的早发现、早诊断、早治疗，缩短全身病确诊时间，降低全身病对眼部的损害。

（二）危险程度评估

危险程度评估是实现有效管理与细化治疗方案的基础。根据诊断标准将患者分为干眼临床前期（有症状无体征的主观表现和无症状有体征的眼表改变）和干眼，根据干眼严重程度分为轻度、中度和重度，从而制订个性化的管理计划，构建个人健康档案。

（三）分级管理

分级管理决定医疗资源的分配情况。分级管理的主要内容是危险因素预防和医疗措施，并根据病情严重程度把干眼的防治分为四个阶段：第一阶段干眼临床前期、第二阶段轻度干眼、第三阶段中度干眼、第四阶段重度干眼，在不同的阶段给予相应的防治措施。

（四）危险因素预防

干眼危险因素包括生活习惯和工作方式相关因素、环境因素、全身疾病因素、眼部疾病因素、眼部手术相关因素、药物相关因素和其他因素七个维度，可分为三类：可避免危险因素、可干预危险因素和不可干预危险因素，根据危险因素的不同种类可实施不同的预防措施，干眼临床前期患者重在危险因素的预防。

（五）医疗措施

干眼医疗措施主要有药物治疗、物理治疗和手术治疗，推荐根据疾病的严重程度分阶段实施各种治疗和管理方案，不同的防治阶段可选择一种或同时选择多种方法联合治疗。危险因素预防和医疗措施共同组成治疗方案的核心内容。

（六）常规随访

常规随访是院外管理的主要手段。随访是保证慢性疾病院外延续性管理的关键环节之一，也是建立和保持良好医患关系的重要手段。随访内容包括疾病的复查、治疗方式的调整、药物的开具，在管理计划中，患者可记录使用滴眼液的种类、数量、频次，并记录物理治疗的方式、频次，根据病情在医生的指导下进行治疗和随访。

（七）异常报警

异常报警是及时发现患者不良事件的保证。若患者眼红、眼痒等眼部不适再次出现或病情加重，需及时反馈并进行就诊。医生根据不同的情况，需要采取的干预措施可分为密切观察与立即处理。

（八）依从度管理

依从度管理是保证长期高效管理的关键。依从度是针对自我管理依从性低的患者执行强化干预，在干眼的慢病管理中，需针对自我管理依从性低的干眼患者进行提醒与教育。

（九）健康教育

健康教育是提升患者健康意识的重要方式。利用各种渠道宣传普及干眼知识，如：①公众号、短视频等，提高患者对干眼及其危险因素的认识，强调改变生活方式和坚持治疗的重要性和必要性；②告知患者需重视自己的眼部健康状况，调动患者的积极性，减轻心理压力，疏导不良情绪；③培养和建立干眼患者的信心，指导患者提高自我管理意识，并掌握自我管理的能力。

干眼防治与慢病管理流程见图 7-22。

我国干眼慢病管理刚刚起步，需将其他慢性疾病成熟的管理经验应用到干眼领域，利用互联网、大数据与人工智能、远程医疗、移动医疗及智慧医疗技术，完善干眼慢病管理模式，提高干眼防治的质量和效费比，进一步构建干眼慢病管理体系，实现干眼慢病管理。

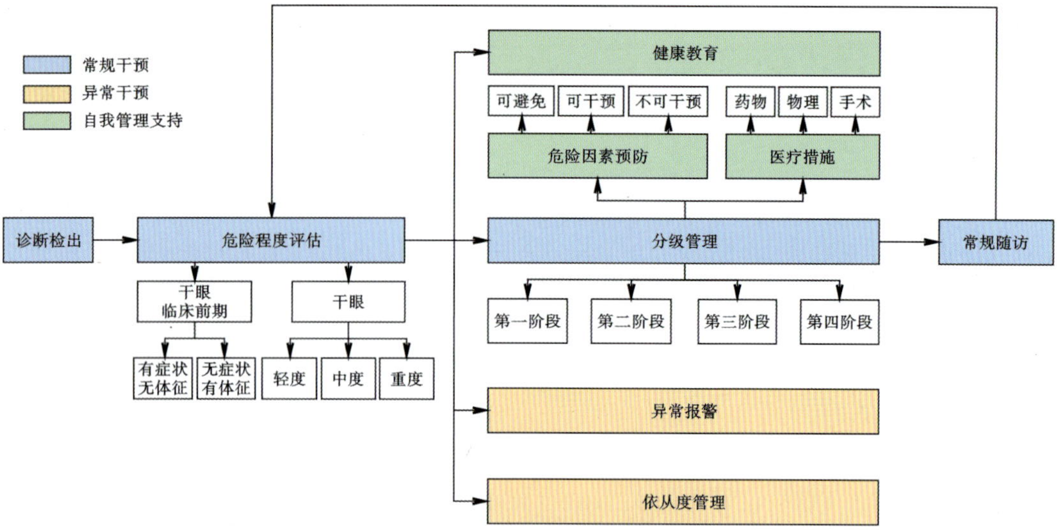

图 7-22　干眼防治与慢病管理

注：根据不同任务在管理过程中的执行方式与触发时机，可将其归为常规干预、异常干预与自我管理支持三大类，其中常规干预包括诊断检出、危险程度评估、分级管理与常规随访；异常干预包括异常报警与依从度管理；自我管理支持则包括危险因素预防、医疗措施与健康教育。这些任务之间存在着一定的时序关系，如诊断检出、危险程度评估与分级管理任务具有较明显的先后顺序，危险因素预防与医疗措施一般跟随分级管理任务发生，而健康教育、依从度管理与异常报警任务的触发则具有相对的不定时性。

参考文献

[1] JONES L, DOWNIE L E, KORB D, et al. TFOS DEWS Ⅱ management and therapy report[J]. Ocular Surface, 2017, 15(3): 575-628.

[2] 亚洲干眼协会中国分会，海峡两岸医药卫生交流协会眼科学专业委员会眼表与泪液病学组，中国医师协会眼科医师分会眼表与干眼学组. 中国干眼专家共识：治疗(2020 年)[J]. 中华眼科杂志, 2020, 56(12): 907-913.

[3] 亚洲干眼协会中国分会，海峡两岸医药卫生交流协会眼科学专业委员会眼表与泪液病学组，中国医师协会眼科医师分会眼表与干眼学组. 中国干眼专家共识：生活方式相关性干眼(2022 年)[J]. 中华眼科杂志, 2022, 58(8): 573-583.

[4] KOJIMA T, DOGRU M, KAWASHIMA M, et al. Advances in the diagnosis and treatment of dry eye[J]. Prog Retin Eye Res, 2020, 29: 100842.

[5] PEART D J, WALSHE I H, SWEENEY E L, et al. The effect of acute exercise on environmentally induced symptoms of dry eye[J]. Physiol Rep, 2020, 8(2): e14262.

[6] 赵丁梦，杨嘉玮，朱思泉. 干眼与睡眠障碍关系的研究进展[J]. 国际眼科杂志, 2021, 21(5): 814-817.

[7] 中国健康管理协会接触镜安全监控与视觉健康专业委员会. 中国接触镜不良反应诊

断和治疗专家共识(2021 年)[J]. 中华眼科杂志,2021,57(8):573-579.
[8]LI Z,LIU R,MA Q,et al. Eyeliner tattoos disturb ocular surface homeostasis[J]. Ocul Surf,2022,23:216-218.
[9]中华医学会风湿病学分会. 系统性红斑狼疮诊断及治疗指南中华医学会风湿病学分会[J]. 中华风湿病学杂志,2010,14(5):342-346.
[10]亚洲干眼协会中国分会,海峡两岸医药卫生交流协会眼科学专业委员会眼表与泪液病学组,中国医师协会眼科医师分会眼表与干眼学组. 中国干眼专家共识:免疫性疾病相关性干眼(2021 年)[J]. 中华眼科杂志,2021,57(12):898-907.
[11]亚洲干眼协会中国分会,海峡两岸医药卫生交流协会眼科学专业委员会眼表与泪液病学组. 我国睑板腺功能障碍诊断与治疗专家共识(2017 年)[J]. 中华眼科杂志,2017,53(9):657-661.
[12]孙旭光. 睑缘炎与睑板腺功能障碍[M]. 北京:人民卫生出版社,2015.
[13]亚洲干眼协会中国分会,海峡两岸医药卫生交流协会眼科学专业委员会眼表与泪液病学组. 我国蠕形螨睑缘炎诊断和治疗专家共识(2018 年)[J]. 中华眼科杂志,2018,54(7):491-495.
[14]中华医学会眼科学分会角膜病学组. 我国变应性结膜炎诊断和治疗专家共识(2018 年)[J]. 中华眼科杂志,2018,54(6):409-414.
[15]亚洲干眼协会中国分会,海峡两岸医药卫生交流协会眼科学专业委员会眼表与泪液病学组,中国医师协会眼科医师分会眼表与干眼学组. 中国干眼专家共识:眼手术相关性干眼(2021 年)[J]. 中华眼科杂志,2021,57(8):564-572.
[16]亚洲干眼协会中国分会,海峡两岸医药卫生交流协会眼科学专业委员会眼表与泪液病学组,中国医师协会眼科医师分会眼表与干眼学组. 中国干眼专家共识:药物相关性干眼(2021 年)[J]. 中华眼科杂志,2021,57(10):734-742.
[17]刘祖国. 干眼[M]. 北京:人民卫生出版社,2017.
[18]赵璐,潘志强. 干眼的药物治疗[J]. 国际眼科纵览,2020,44(5):331-339.
[19]KORB D R,BLACKIE C A. Debridement-scaling:a new procedure that increases Meibomian gland function and reduces dry eye symptoms[J]. Cornea,2013,32(12):1554-7.
[20]NGO W,CAFFERY B,SRINIVASAN S,et al. Effect of lid debridement-scaling in sjögren syndrome dry eye[J]. Optom Vis Sci,2015,92(9):e316-320.
[21]王玉倩,李颖,戴鹏飞,等. 茶树油眼贴联合睑缘深度清洁治疗蠕形螨睑缘炎的临床疗效[J]. 国际眼科杂志,2020,20(10):1791-1796
[22]CHENG A M,SHEHA H,TSENG S C. Recent advances on ocular Demodex infestation[J]. Curr Opin Ophthalmol,2015,26(4):295e300.
[23]杨舒,邵毅,李兰,等. 单纯使用次氯酸眼部清洁湿巾对睑缘炎的短期临床疗效[J]. 国际眼科杂志,2021,21(6):1101-1106.
[24]赵兵,张晓琳,孙立群,等. 水蒸气加热仪和眼睑按摩联合点眼与仅点眼治疗睑板腺功能障碍的疗效比较[J]. 中华实验眼科杂志,2016,34(11):1009-1013.
[25]BILKHU P S,NAROO S A,WOLFFSOHN J S. Randomised masked clinical trial of the

MGD Rxeyebag for the treatment of meibomian gland dysfunction-related evaporative dry eye[J]. Br J Ophthalmol,2014,98(12):1707-1711.

[26]TURNBULL P R K,MISRA S L,CRAIG J P. Comparison of treatment effect across varying severities of meibomian gland dropout[J]. Cont Lens Anterior Eye,2018,41(1):88-92.

[27]陈旻. 热敷联合睑板腺按摩治疗干眼的临床分析[D]. 南京:南京中医药大学,2021.

[28]鲍印磊. 超声雾化联合睑板腺按摩治疗蒸发过强型干眼的临床观察[D]. 济南:山东大学,2020.

[29]杨雪艳,赵永旺,唐云骢,等. 参麦润目组方超声雾化治疗睑板腺功能障碍相关性干眼的疗效[J]. 国际眼科杂志,2020,20(10):1786-1790.

[30]孙旭光,晋秀明,徐雯. 图解干眼诊疗[M]. 北京:人民卫生出版社,2020.

[31]张维杰,刘海霞. 物理因子治疗技术[M]. 北京:人民卫生出版社,2016.

[32]WANG M T M,FENGJ,WONG J,et al. Randomised trial of the clinical utility of an eyelid massage device for the management of meibomian gland dysfunction[J]. Cont Lens Anterior Eye,2019,42(6):620-624.

[33]PIÑA R,UGARTE G,CAMPOS M,et al. Role of TRPM8 channels in altered cold sensitivity of corneal primary sensory neurons induced by axonal damage[J]. J Neurosci,2019,39(41):8177-8192.

[34]VORA G K,GUPTA P K. Intense pulsed light therapy for the treatment of evaporative dry eye disease[J]. Curr Opin Ophthalmol,2015,26(4):314-318.

[35]TOYOS R,MCGILL W,BRISCOE D. Intense pulsed light treatment for dry eye disease due to meibomian gland dysfunction:a 3-year retrospective study[J]. Photomed Laser Surg,2015,33(1):41-46.

[36]CRAIG J,CHEN Y,TURNBULL P. Prospective trial of intense pulsed light for the treatment of meibomian gland dysfunction[J]. Invest Ophthalmol Vis Sci,2015,56(3):1965-1970.

[37]VEGUNTA S,PATEL D,SHEN J. Combination therapy of intense pulsed light therapy and meibomian gland expression (IPL/MGX) can improve dry eye symptoms and meibomian gland function in patients with refractory dry eye:a ret-rospective analysis[J]. Cornea,2016,35(3):318-322.

[38]JIANG X,LV H,SONG H,et al. Evaluation of the safety and effectiveness of intense pulsed light in the treatment of meibomian gland dysfunction[J]. J Ophthalmol,2016,2016:1910694.

[39]DELL S J,GASTER R N,BARBARINO S C,et al. Prospective evaluation of intense pulsed light and meibomian gland expression efficacy on relieving signs and symptoms of dry eye disease due to meibomian gland dysfunction[J]. Clin Ophthalmol,2017,11:817-827.

[40]DELL S J. Intense pulsed light for evaporative dry eye disease[J]. Clin Ophthalmol,

2017,11:1167-1173.

[41] KENRICK C J,ALLOO S S. The limitation of applying heat to the external lid surface: a case of recalcitrant meibomian gland dysfunction[J]. Case Rep Ophthalmol,2017,8(1):7-12.

[42] LANE S S,DUBINER H B,EPSTEIN R J,et al. A new system,the LipiFlow,for the treatment of meibomian gland dysfunction[J]. Cornea,2012,31(4):396-404.

[43] 梁庆丰,刘含若,郭燕,等. 睑板腺热脉动系统治疗睑板腺功能障碍的临床观察. 中华眼科杂志,2015,51(12):924-931.

[44] ZHAO Y,XIE J,LI J,et al. Evaluation of monocular treatment for meibomian gland dysfunction with an automated thermodynamic system in elderly Chinese patients: a contralateral eye study[J]. J Ophthalmol,2016,2016:9640643.

[45] ZHAO Y,VEERAPPAN A,YEO S,et al. Clinical trial of thermal pulsation (LipiFlow) in meibomian gland dysfunction with preteatment meibography[J]. Eye Contact Lens,2016,42(6):339-346.

[46] 赵慧,刘祖国,肖辛野,等. 非加热型湿房镜治疗干眼的临床疗效[J]. 中华眼视光学与视觉科学杂志,2014,16(9):517-521.

[47] 沈光林,马晓萍. 湿房镜对蒸发过强型干眼患者泪膜稳定性的影响[J]. 中国实用眼科杂志,2015,33(10):1127-1131.

[48] SHEN G,QI Q,MA X. Effect of moisture chamber spectacles on tear functions in dry eye disease[J]. Optom Vis Sci,2016,93(2):158-164.

[49] 刘祖国,王华. 干眼的泪道栓塞治疗[J]. 中华眼科杂志,2011,47(5):478-480.

[50] MARCET M M,SHTEIN R M,BRADLEY E A,et al. Safety and efficacy of lacrimal drainage system plugs for dry eye syndrome: a report by the American Academy of Ophthalmology[J]. Ophthalmology,2015,122(8):1681-1687.

[51] KIMURA K,YOKOI N,INAGAKI K,et al. Treatment progress of large-size puncta and clinical investigation of the extrusion rate and other complications associated with large-size punctal plugs[J]. Nippon Ganka Gakkai Zasshi,2014,118(6):490-494.

[52] FOULKS G N,FORSTOT S L,DONSHIK P C,et al. Clinical guidelines for management of dry eye associated with Sjögren disease[J]. Ocul Surf,2015,13(2):118-132.

[53] HIRAI K,TAKANO Y,UCHIO E,et al. Clinical evaluation of the therapeutic effects of atelocollagen absorbable punctal plugs[J]. Clin Ophthalmol,2012,6:133-138.

[54] CAPITA L,CHALITA M R,DOS SANTOS-NETO L L. Prospective evaluation of hypromellose 2% for punctal occlusion in patients with dry eye[J]. Cornea,2015,34(2):188-192.

[55] LAMBIASE A,SULLIVAN B D,SCHMIDT TA,et al. A two-week,randomized,double-masked study to evaluate safety and efficacy of lubricin (150 μg/mL) eye drops versus sodium hyaluronate (HA) 0.18% eye drops (Vismed®) in patients with moderate dry eye disease[J]. Ocul Surf,2017,15(1):77-87.

[56]EGRILMEZ S,ASLAN F,KARABULUT G,et al. Clinical efficacy of the SmartPlug™ in the treatment of primary Sjogren's syndrome with keratoconjunctivitis sicca:one-year follow-up study[J]. Rheumatol Int,2011,31(12):1567-1570.

[57]RABENSTEINER D F,BOLDIN I,KLEIN A,et al. Collared silicone punctal plugs compared to intracanalicular plugs for the treatment of dry eye[J]. Curr Eye Res,2013,38(5):521-525.

[58]JOGANATHAN V, MEHTA P, MURRAY A, et al. Complications of intracanalicular plugs:a case series[J]. Orbit,2010,29(5):271-273.

[59]PAPAS E B,CIOLINO J B,JACOBS D,et al. The TFOS international workshop on contact lens discomfort:report of the management and therapy subcommittee[J]. Invest Ophthalmol Vis Sci,2013,54(11):183-203.

[60]STAPLETON F,KEAY L,EDWARDS K,et al. The incidence of contact lens-related microbial keratitis in Australia[J]. Ophthalmology,2008,115(10):1655-1662.

[61]中国健康管理协会接触镜安全监控与视觉健康专业委员会. 中国治疗用绷带镜临床应用专家共识(2019 年)[J]. 中华眼科杂志,2019,55(6):405-412.

[62]TOUGERON-BROUSSEAU B,DELCAMPE A,GUEUDRY J,et al. Vision-related function after scleral lens fitting in ocular complications of stevens-Johnson syndrome and toxic epidermal necrolysis[J]. Am J Ophthalmol 2009,148(6):852-859.

[63]HEUR M,BACH D,THEOPHANOUS C,CHIU G B. Prosthetic replacement of the ocular surface ecosystem scleral lens therapy for patients with ocular symptoms of chronic Stevens-Johnson syndrome[J]. Am J Ophthalmol,2014,158(1):49-54.

[64]FERNANDES M,SHARMA S. Polymicrobial and microsporidial keratitis in a patient using Boston scleral contact lens for Sjogren's syndrome and ocular cicatricial pemphigoid[J]. Contact Lens Anter Eye,2013,36(2):95-97.

[65]ALIPOUR F,KHEIRKHAH A,JABARVAND BEHROUZ M. Use of mini scleral contact lenses in moderate to severe dry eye[J]. Cont Lens Anter Eye,2012,35(6):272-276.

[66]GREY F,CARLEY F,BISWAS S,et al. Scleral contact lens management of bilateral exposure and neurotrophic keratopathy[J]. Cont Lens Anter Eye,2012,35(6):288-291.

[67]WANG Y,KORNBERG D L,ST CLAIR R M,et al. Corneal nerve structure and function after long-term wear of fluid-filled scleral lens[J]. Cornea,2015,34(4):427-432.

[68]MASKIN S L. Intraductal meibomian gland probing relieves symptoms of obstructive meibomian gland dysfunction[J]. Cornea,2010,29 (10):1145-1152.

[69]MAGNO M,MOSCHOWITS E,ARITA R,et al. Intraductal meibomian gland probing and its efficacy in the treatment of meibomian gland dysfunction [J]. Surv Ophthalmol, 2021,66 (4):612-622.

[70]SABETI S,KHEIRKHAH A,YIN J,et al. Management of meibomian gland dysfunction:a review[J]. Surv Ophthalmol,2020,65 (2):205-217.

[71]HOLZCHUH R,VILLA ALBERS M B,OSAKI T H,et al. Two-year outcome of partial

lacrimal punctal occlusion in the management of dry eye related to Sjogren syndrome[J]. Curr Eye Res,2011,36 (6):507-512.
[72]YAZICI B, BILGE A D, NAQADAN F. Lacrimal punctal occlusion with conjunctival flap[J]. Ophthalmic Plast Reconstr Surg,2015,31 (4):300-302.
[73]WALKDEN A. Amniotic membrane transplantation in ophthalmology:an updated perspective[J]. Clin Ophthalmol,2020,14:2057-2072.
[74]MARMALIDOU A, KHEIRKHAH A, DANA R. Conjunctivochalasis: a systematic review[J]. Surv Ophthalmol,2018,63 (4):554-564.
[75]CHENG A M,YIN H Y,CHEN R,et al. Restoration of fornix tear reservoir in conjunctivochalasis with fornix reconstruction[J]. Cornea,2016,35 (6):736-740.
[76]江利红,张兴儒,张靖华,等. 结膜新月形切除术与双极电凝术治疗结膜松弛症的临床疗效观察[J]. 中华眼科杂志,2012,48(5):409-412.
[77]SANGWAN V S, BASU S, MACNEIL S, et al. Simple limbal epithelial transplantation (SLET):a novel surgical technique for the treatment of unilateral limbal stem cell deficiency[J]. Br J Ophthalmol,2012,96 (7):931-934.
[78]DAYA S M. Conjunctival-limbal autograft[J]. CurrOpin Ophthalmol,2017,28 (4):370-376.
[79]谢立信. 临床角膜病学[M]. 北京:人民卫生出版社. 2014.
[80]罗顺荣,邹留河,闫超,等. 自体唇腺移植治疗重症干眼[J]. 中华眼科杂志,2013,49(1):22-26.
[81]江哲宁. 数字化慢病管理系统的研究与实践[D]. 杭州:浙江大学,2021.
[82]叶莹. 数字化糖尿病管理路径的构建及系统应用[D]. 杭州:浙江大学,2021.
[83]刘祖国,王华. 关注干眼慢性疾病管理体系的建设[J]. 中华眼科杂志,2018,54(2):81-83.

第八章

病例分析

病例 1　干眼临床前期

患者女性,39 岁,会计,双眼干涩、眼痒、针刺感 1 年。

1 年前使用电脑、手机后出现双眼干涩、眼痒、针刺感,伴畏光、畏风等症状,右眼重,症状持续 1 周后,于外院诊断为"双眼干眼",双眼局部使用"玻璃酸钠滴眼液、小牛血去蛋白眼用凝胶、聚乙烯醇滴眼液",应用 2 个月后,症状未缓解。

停看手机、电脑等电子产品后眼部不适症状可自行缓解。

间断于外院多次就诊,除局部药物使用外,辅助中医治疗(中药包敷眼、眼部针灸、口服中药等),治疗效果均欠佳,为进一步治疗来我院就诊。

既往行"双眼下睑袋矫正术",余全身情况无特殊。

1. 首次门诊就诊

(1)OSDI　52.75 分。

(2)眼科检查　见表 8-1。

表 8-1　眼科检查

项目		右眼	左眼
视力	裸眼视力	0.3	0.15
	矫正视力	-2.00DS/-4.00DC×92→1.0	-2.50DS/-2.25DC×78→1.0
眼压		18.6 mmHg	18.8 mmHg
眼睑		启闭自如,无充血、水肿	启闭自如,无充血、水肿
睑缘		睑缘轻度充血,泪点位置正常,按压泪囊区未见异常分泌物	睑缘轻度充血,泪点位置正常,按压泪囊区未见异常分泌物
结膜		无充血、水肿	无充血、水肿
角膜		透明,KP(-)	透明,KP(-)
前房		中深,房闪(-)	中深,房闪(-)
虹膜		纹理清	纹理清
瞳孔		圆,直径 3.0 mm,对光反射灵敏	圆,直径 3.0 mm,对光反射灵敏
晶状体		透明	透明
眼底		未见异常	未见异常

注:KP(keratic precipitates),角膜后沉着物。

（3）干眼相关检查　见表 8-2，图 8-1。

表 8-2　干眼检查

项目	右眼	左眼
荧光素染色泪膜破裂时间	11 s	10 s
角膜荧光素染色	(－)	(－)
Schirmer Ⅰ试验	14 mm/5 min	12 mm/5 min

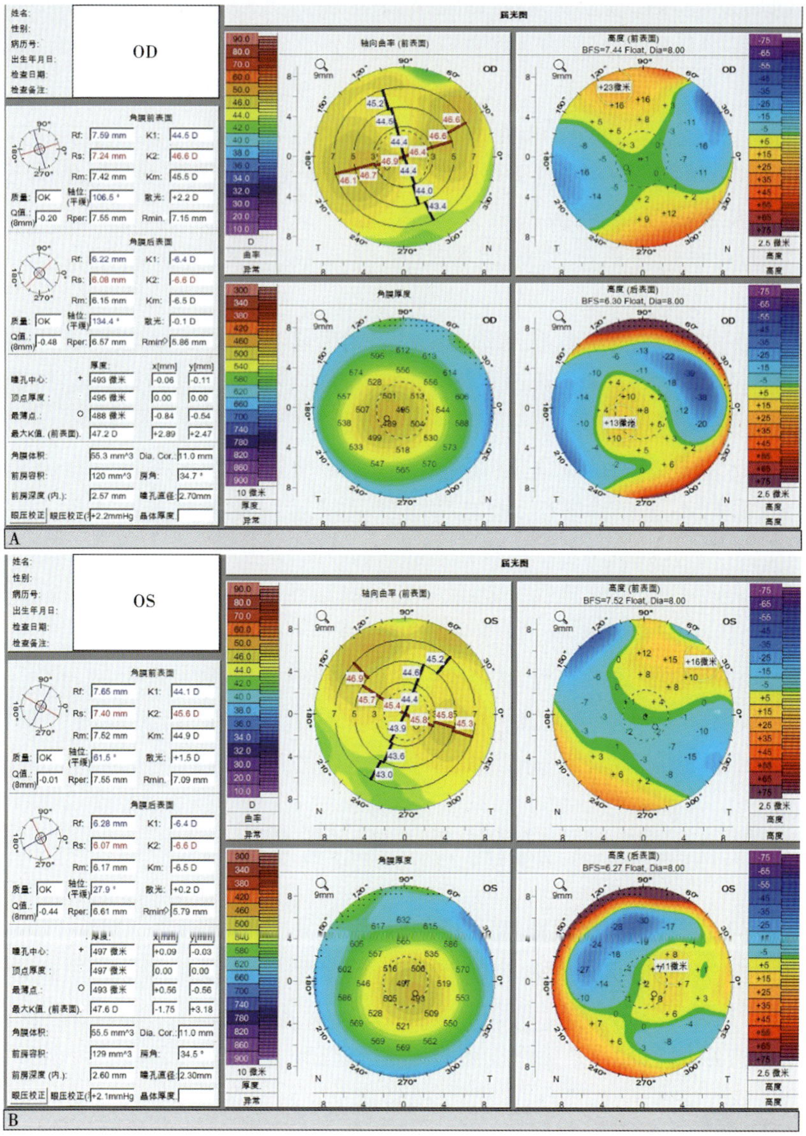

A：右眼；B：左眼。

图 8-1　角膜地形图检查结果

2. 临床诊断思路

(1)患者存在眼干、眼涩等主观症状，OSDI 52.75 分。验光结果提示双眼屈光不正(近视+散光)，角膜地形图结果(图 8-1)提示逆规散光，眼科检查睑缘轻度充血，余无特殊。患者屈光不正未矫正，长期使用电子产品后导致视疲劳，眼部表现为干涩、眼痒、针刺感等症状。

(2)初步诊断：①双眼干眼临床前期；②双眼视疲劳；③双眼屈光不正。

3. 临床治疗意见　建议患者佩戴框架眼镜或硬性透气性角膜接触镜矫正屈光不正；减少电子产品使用时间；局部应用玻璃酸钠滴眼液。

患者 3 周后复查，诉无法耐受框架眼镜及硬性透气性角膜接触镜，眼部症状反复。经患者同意，行双眼角膜屈光矫正术治疗。

4. 复诊

(1)术后 1 月复查，眼部不适症状消失，OSDI 15.26 分。

(2)眼科检查：裸眼视力 R 为 1.0，L 为 1.0；眼压 R 为 13.6 mmHg，L 为12.8 mmHg；结膜无充血，角膜透明，余无明显异常。

5. 诊断　①双眼屈光不正；②双眼视疲劳；③双眼干眼临床前期。

6. 病例思考

(1)干眼诊断需同时满足症状和体征，本案例患者只有干眼症状而无干眼体征，故诊断为干眼临床前期。此外，有一些患者无干眼症状却有体征，也为干眼临床前期，上述两类患者应引起重视，避免误诊。

(2)干眼临床前期患者的防治重在危险因素的预防。本案例患者在停看手机、电脑等电子产品后，眼部不适症状缓解，但之后症状又反复。矫正屈光不正后，患者的不适症状得到显著改善，提示屈光不正未矫正和长时间使用电子产品均为该患者的危险因素，但屈光不正未矫正占主要地位。因此，在干眼防治中，了解和分析干眼危险因素，找出占主导地位的危险因素并去除，可实现对因治疗。

(3)干眼是多因素导致的慢性眼表疾病，可能是单一危险因素引起，也可能是多种因素共同作用的结果。干眼危险因素预防主要有以下几个方面：自觉规避可避免的危险因素；积极改善可干预的危险因素；乐观面对不可干预的危险因素。

病例 2　睑缘炎

患者男性，37 岁，工人，双眼眼磨、眼红、流泪 64 d。

64 d 前电焊光照射眼睛(患者为防紫外线而佩戴角膜接触镜)后出现双眼眼磨、眼红、流泪，伴睁眼困难、畏光，自行取出角膜接触镜，于某医院就诊，诊断为“双眼电光性眼炎、双眼角膜上皮缺损”，给予“重组牛碱性成纤维细胞生长因子滴眼液、小牛血去蛋白眼膏、抗生素滴眼液(具体不详)”点眼，症状稍缓解。

58 d 前于外院复查，诊断为“双眼角膜上皮损伤”，给予“抗生素滴眼液(具体不详)、小牛血去蛋白提取物眼用凝胶、重组牛碱性成纤维细胞生长因子滴眼液、0.02% 氟米龙滴眼液”点眼，用药后症状未明显减轻，建议佩戴绷带镜。

53 d 前为促进角膜上皮修复，于外院配绷带镜，佩戴 15 d 后(即 38 d 前)取出。

36 d 前因角膜上皮未修复，再次于外院配绷带镜，除眼局部药物治疗外，佩戴绷带镜 16 d(即 20 d 前)取出，持续局部点眼治疗，未完全缓解，建议上级医院继续治疗。遂于我院眼科就诊。

全身情况无特殊。

1. 首次门诊就诊

(1)眼科检查　见表 8-3。

表 8-3　眼科检查

项目		右眼	左眼
视力	裸眼视力	0.8^{-1}	0.8^{-3}
	矫正视力	未矫正	未矫正
眼压		14.3 mmHg	13.8 mmHg
眼睑		启闭自如	启闭自如
睑缘		睫毛根部油脂堆积，睫毛黏结；睑缘充血、角化、肥厚，形态不规则，外眦部可见大量泡沫状分泌物，部分睑板腺开口堵塞，可见脂栓；泪河正常；泪点位置正常，按压泪囊区未见异常分泌物	睫毛根部油脂堆积，睫毛黏结；睑缘充血、角化、肥厚，形态不规则，外眦部可见大量泡沫状分泌物，部分睑板腺开口堵塞，可见脂栓；泪河正常；泪点位置正常，按压泪囊区未见异常分泌物
结膜		中度充血	中度充血
角膜		上皮缺损，荧光素染色 3～8 点位可见月牙形强荧光	上皮缺损，荧光素染色隐见环形着染，下方见 5 mm×3 mm 不规则强荧光
前房		中深，房闪(-)	中深，房闪(-)
虹膜		纹理清	纹理清
瞳孔		圆，直径 3.0 mm，对光反射灵敏	圆，直径 3.0 mm，对光反射灵敏
晶状体		透明	透明
眼底		未见异常	未见异常

(2)干眼相关检查　见表 8-4，图 8-2～图 8-5。

表 8-4　干眼检查

项目	右眼	左眼
荧光素染色泪膜破裂时间	0 s	0 s
角膜荧光素染色	T4G4	T4G4
Schirmer Ⅰ试验	30+mm/5 min	30+mm/5 min

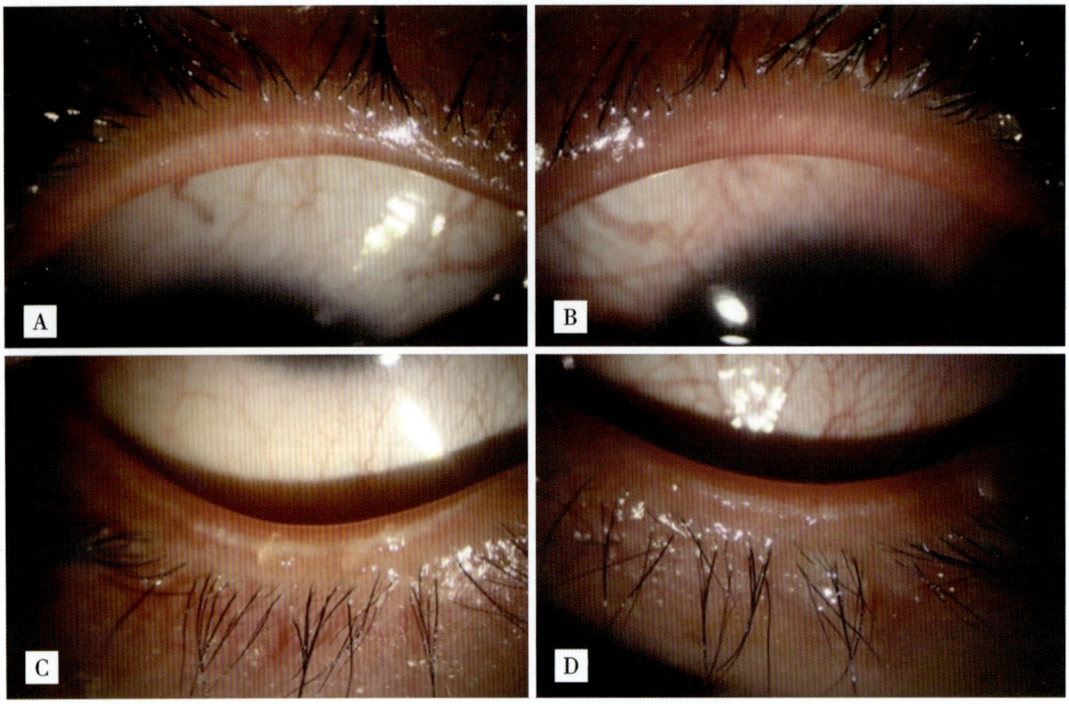

A～D：双眼睫毛根部油脂堆积，睫毛黏结；睑缘充血、角化、肥厚，形态不规则，部分睑板腺开口堵塞，可见脂栓。

图 8-2　睑缘形态

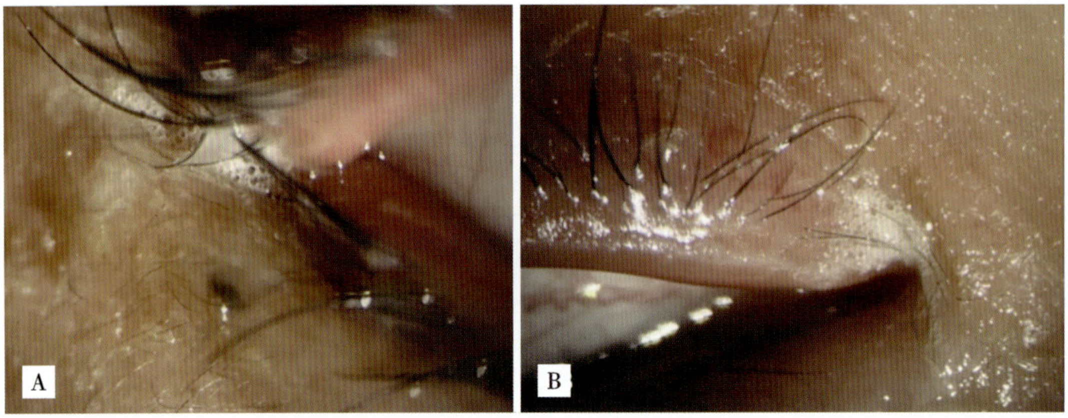

A、B：双眼外眦部可见大量泡沫状分泌物。

图 8-3　眦部睑缘

2. 临床诊断思路

（1）患者被电焊光照射后出现双眼眼磨、眼红、流泪等症状，于外院诊断为“双眼电光性眼炎、双眼角膜上皮缺损”，给予对症治疗，效果不佳。电光性眼炎患者一般可在 24～72 h 内症状缓解，但此患者病情持续 2 个月仍未得到显著改善，考虑该患者因电光性眼炎引起角结膜和眼睑损伤，泪膜不稳定，眼表微环境失衡，影响睑缘组织并诱发睑缘炎；睑缘炎症又可导致泪液蒸发过强、泪膜不稳定和炎性细胞因子表达增加，从而引起眼表组织的炎症改变和组织损伤，形成恶性循环，角膜损伤也延迟愈合。眼科检查双眼睫毛根部油脂堆积，睫毛黏结；睑缘充血、角化、肥厚，形态不规则，外眦部可见大量泡沫状分泌物，部分睑板腺开口堵塞，可见脂栓；结膜中度充血，角膜上皮缺损（图 8–2 ~ 图 8–4）。双眼荧光素染色泪膜破裂时间均为 0 s，右眼荧光素染色 3 ~ 8 点位可见月牙形强荧光，左眼荧光素染色隐见环形着染，下方见不规则 5 mm×3 mm 强荧光（图 8–5），符合干眼（重度）和睑缘炎的临床表现。

（2）初步诊断：①双眼蒸发过强型干眼（重度）；②双眼睑板腺功能障碍；③双眼睑缘炎；④双眼电光性眼炎。

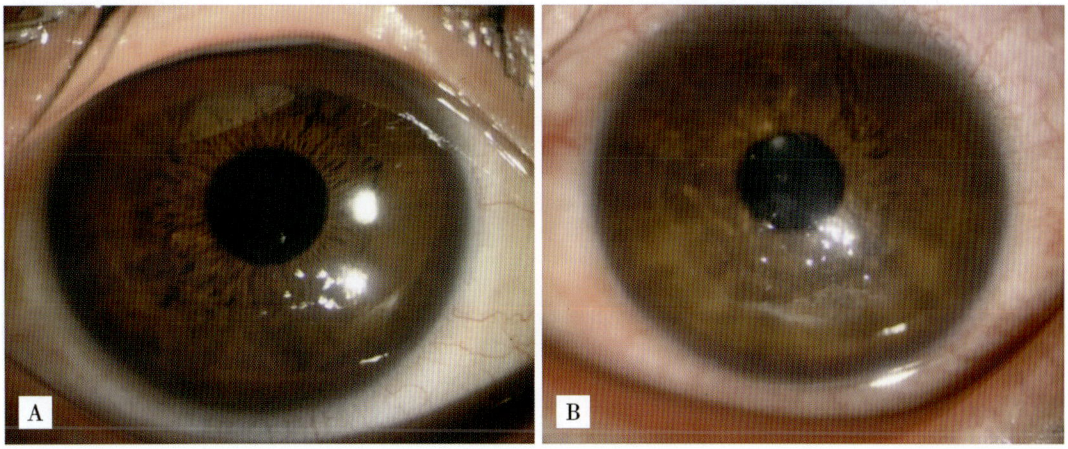

A、B：双眼角膜上皮缺损、结膜充血。

图 8–4　眼前节照相

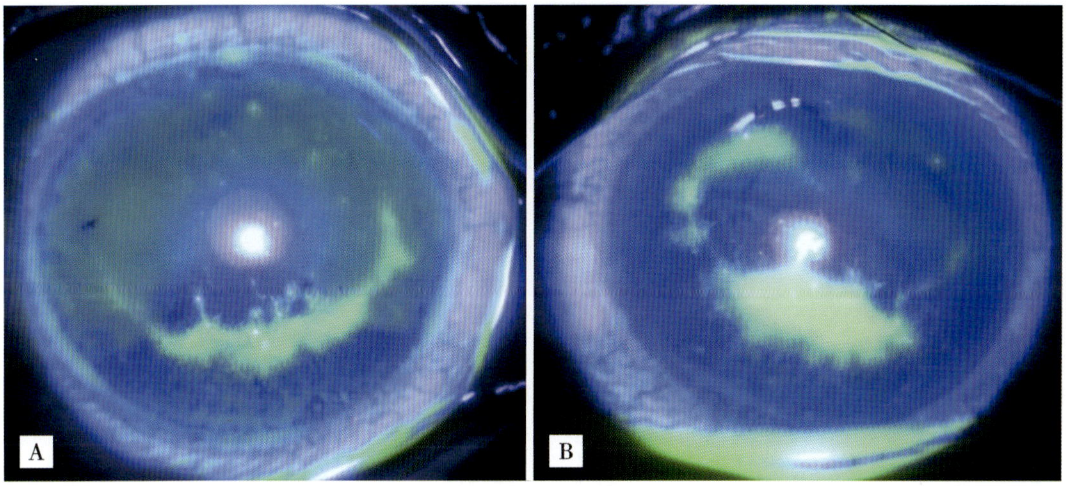

A：右眼 T4G4；B：左眼 T4G4。

图 8–5　角膜荧光素染色评分

3. 临床治疗意见　患者病程长，外院药物联合绷带镜治疗 2 个月余，症状及体征未明显改善。建议物理治疗（睑缘深度清洁+睑板腺按摩），同时给予人工泪液、抗炎、修复类滴眼液局部滴眼，嘱患者定期复诊，并根据病情调整治疗方案。

4. 复诊

（1）复诊 1（2 d 后）　患者诉眼部不适症状减轻，眼科检查体征改善（图 8-6 ~ 图 8-8）。

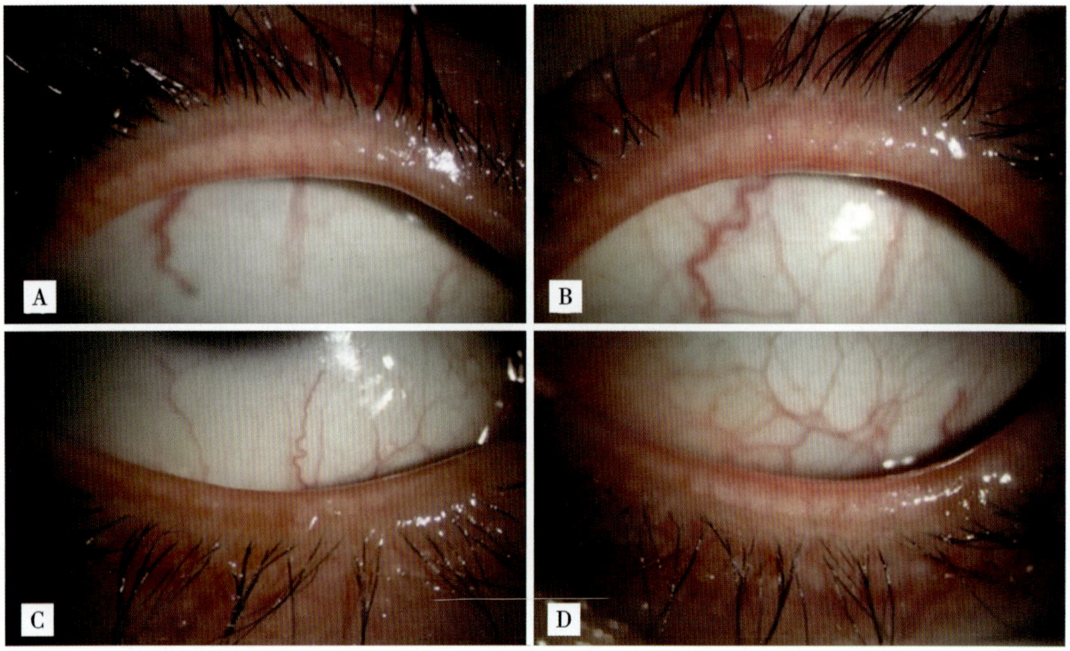

A ~ D：双眼睫毛根部油脂堆积减少；睑缘充血减轻，睑板腺开口堵塞明显减少。

图 8-6　睑缘形态

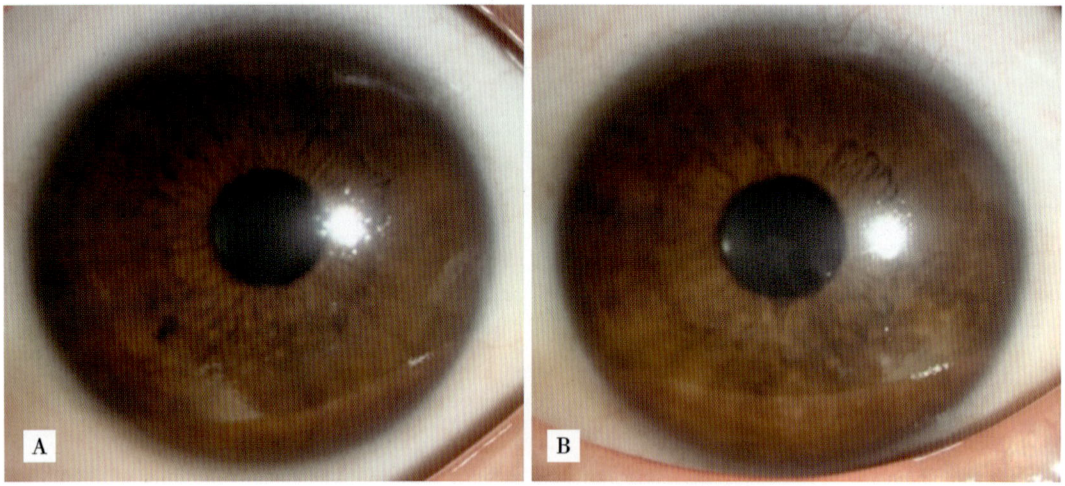

A、B：双眼角膜上皮缺损较前减轻，结膜轻度充血。

图 8-7　眼前节照相

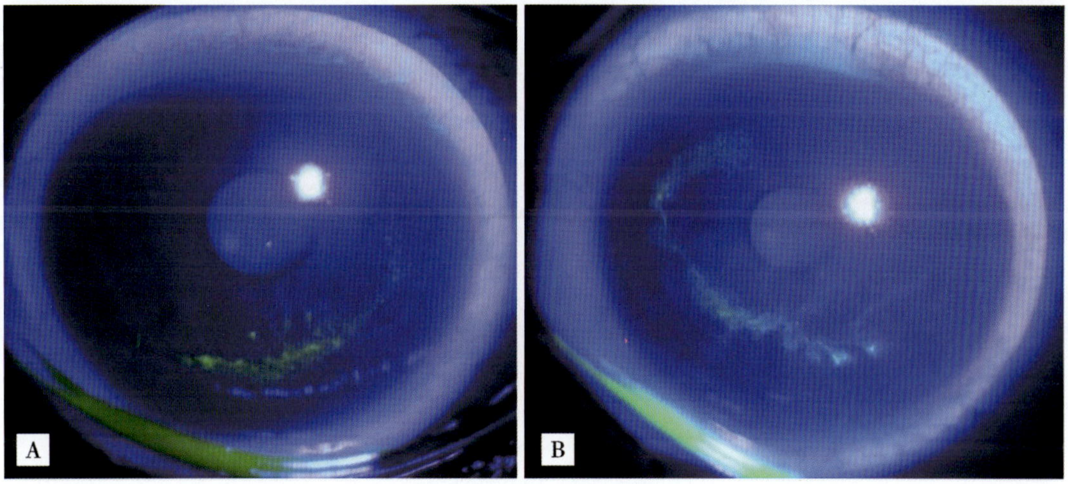

A:右眼 T3G4;B:左眼 T3G4。

图 8-8　角膜荧光素染色评分

(2)复诊 2(4 d 后)　患者诉眼部不适症状明显缓解,眼科检查体征明显改善(图 8-9 ~ 图 8-11)。

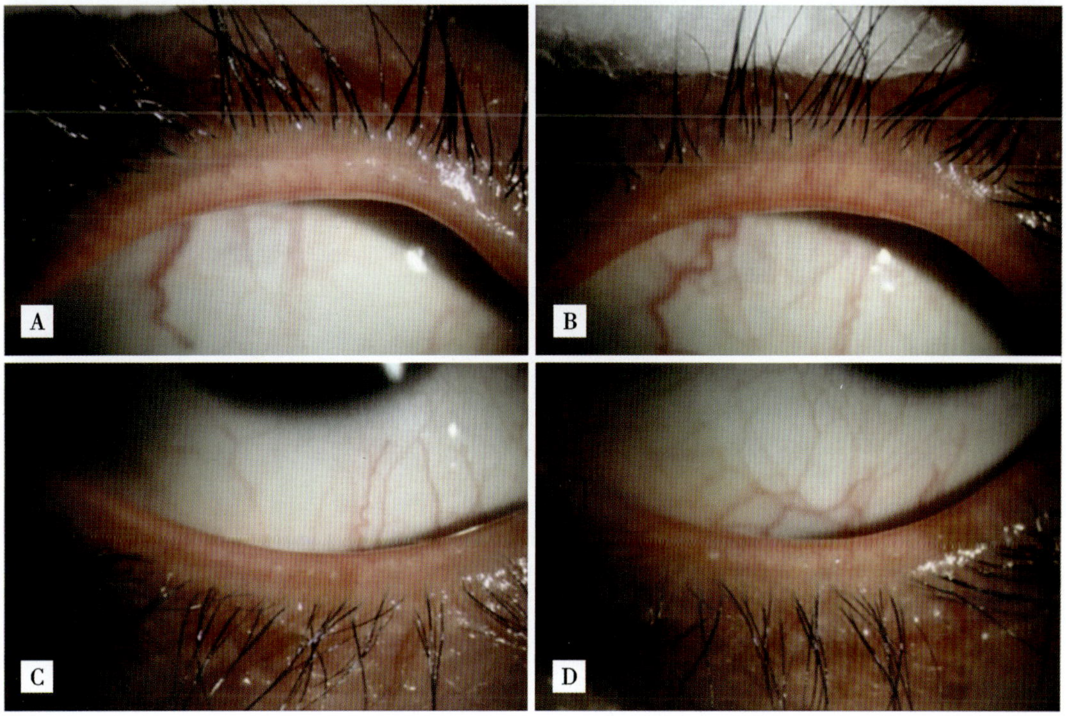

A ~ D:双眼睑缘充血,睑板腺开口部分堵塞。

图 8-9　睑缘形态

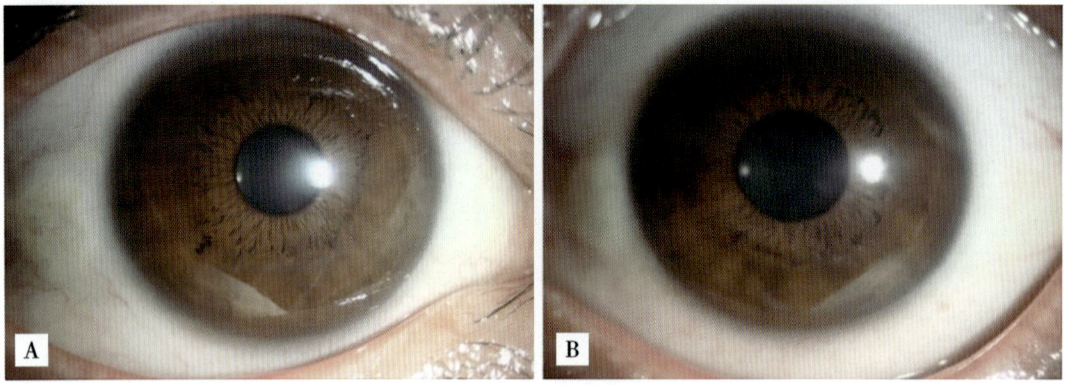

A、B:双眼角膜透明,结膜轻度充血。

图 8-10 眼前节照相

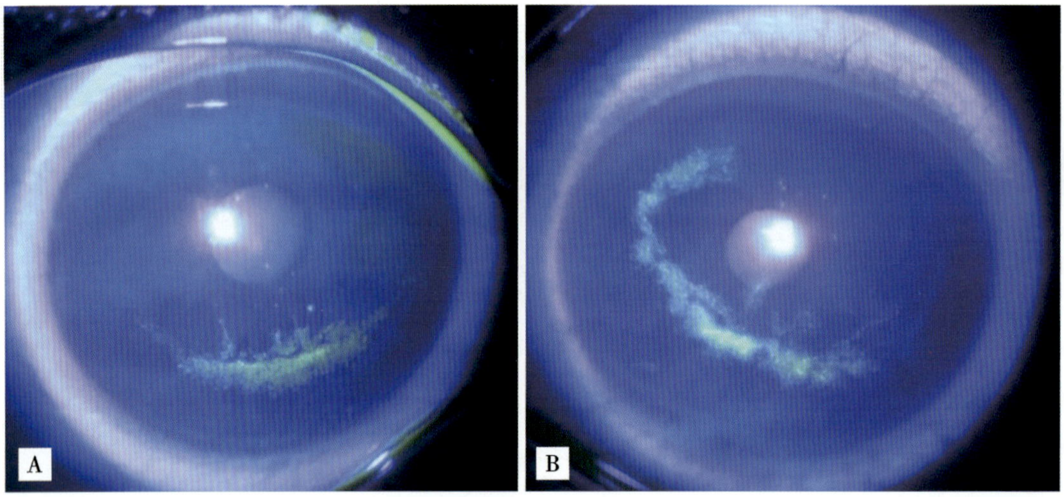

A:右眼 T3G4;B:左眼 T3G4。

图 8-11 角膜荧光素染色评分

(3)复诊 3(8 d 后) 患者诉眼部不适症状轻,眼科检查体征持续改善(图 8-12 ~ 图 8-14)。

(4)复诊 4(19 d 后) 患者诉眼部不适症状轻,眼科检查体征持续改善(图 8-15 ~ 图 8-17)。

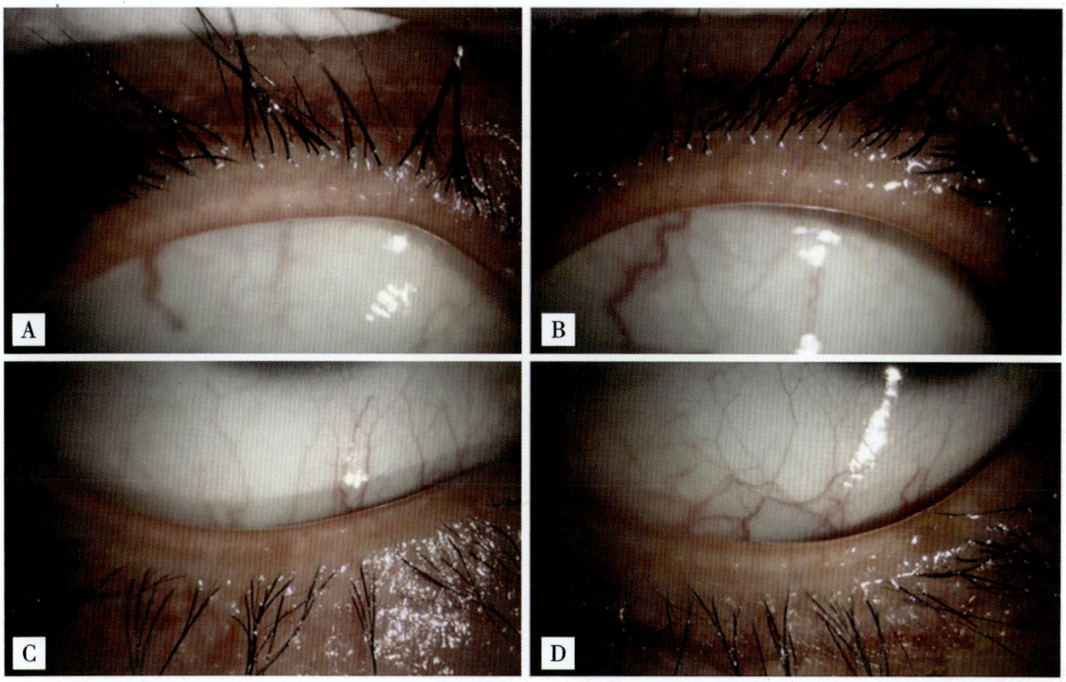

A ~ D:双眼睑缘轻度充血,睑板腺开口可见帽冠。

图 8-12　睑缘形态

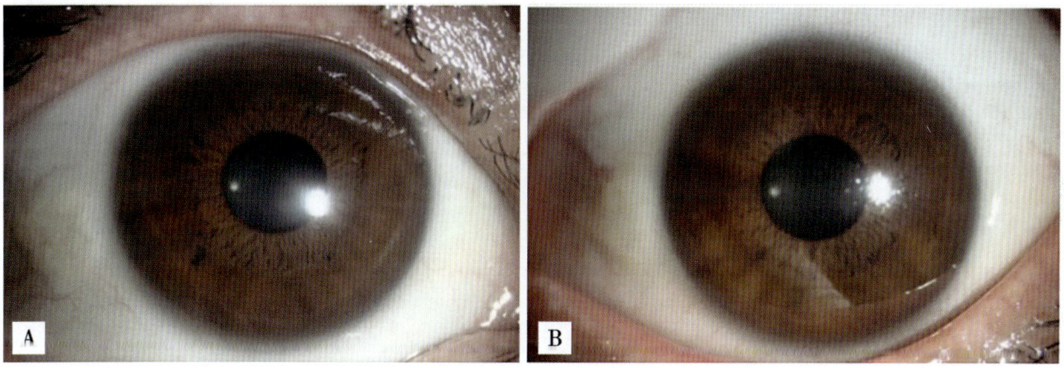

A、B:双眼角膜透明,结膜充血较前减轻。

图 8-13　眼前节照相

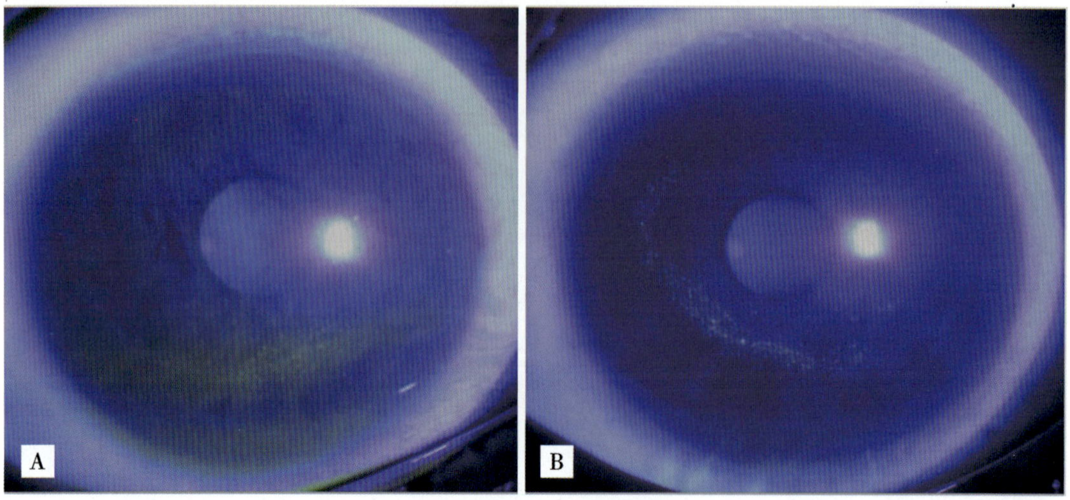

A:右眼 T2G2;B:左眼 T2G3。

图 8-14 角膜荧光素染色评分

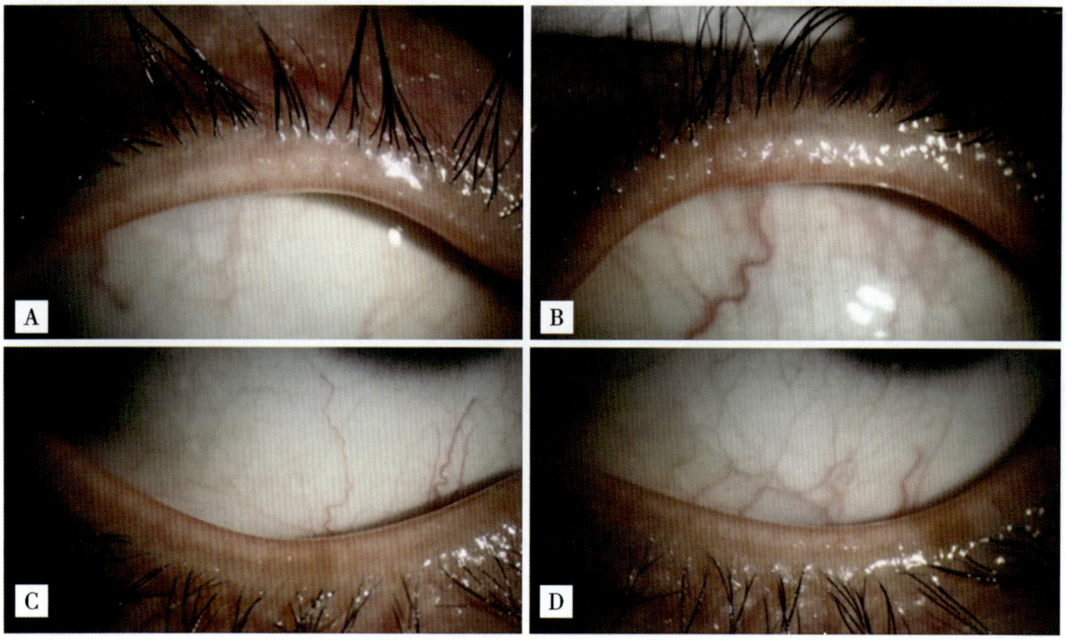

A ~ D:双眼睑缘充血明显减轻,睑板腺开口堵塞情况明显改善。

图 8-15 睑缘形态

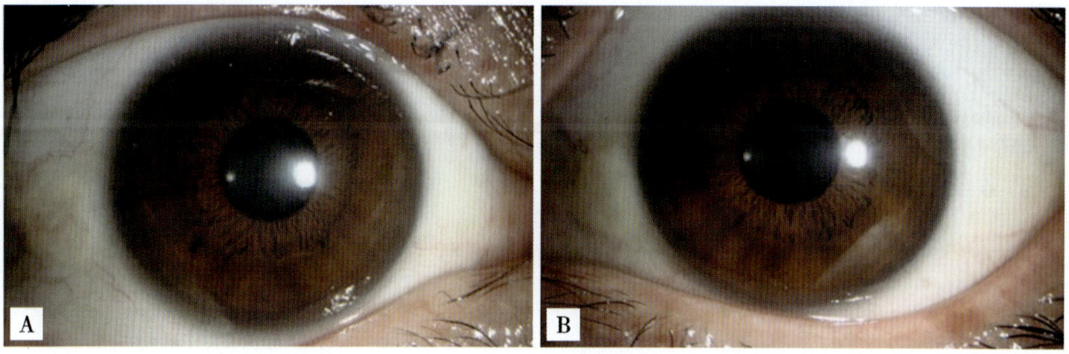

A、B:双眼角膜透明。

图 8-16　眼前节照相

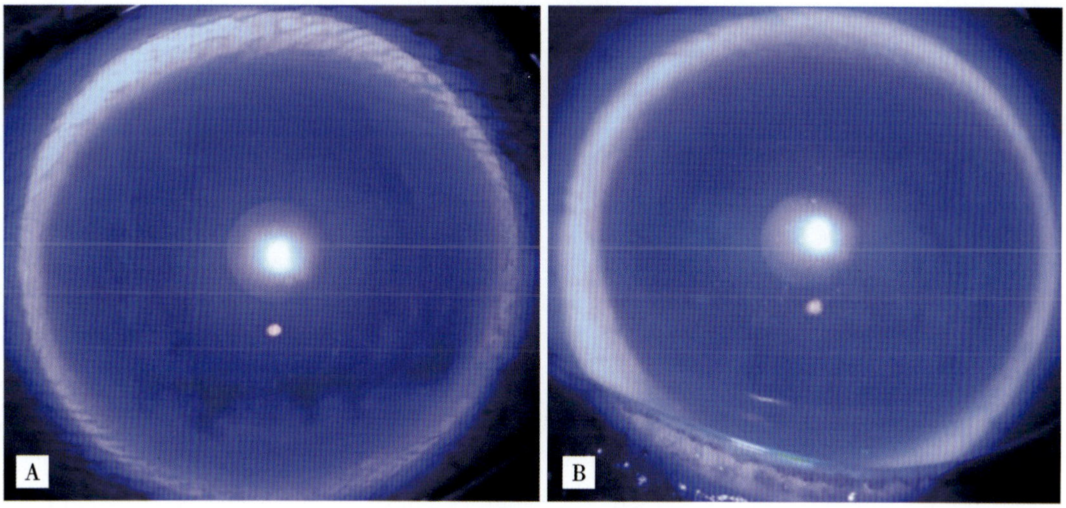

A:右眼 T1G2;B:左眼 T1G4。

图 8-17　角膜荧光素染色评分

(5)复诊 5(33 d 后)　患者眼部不适症状消失,眼科检查双眼裸眼视力均提高至 1.0,眼压在正常范围内,睑缘情况较前明显好转,睑板腺开口堵塞减轻,结膜无充血,角膜透明(表 8-5,图 8-18,图 8-19)。双眼荧光素染色泪膜破裂时间较前延长(表 8-6),角膜荧光素染色阴性(图 8-20)。

表 8–5　眼科检查

项目		右眼	左眼
视力	裸眼视力	1.0	1.0
	矫正视力	未矫正	未矫正
眼压		18.2 mmHg	17.0 mmHg
眼睑		启闭自如，无充血、水肿	启闭自如，无充血、水肿
睑缘		睑缘正常，少量睑板腺开口堵塞，泪河正常，泪点位置正常，按压泪囊区未见异常分泌物	睑缘正常，少量睑板腺开口堵塞，泪河正常，泪点位置正常，按压泪囊区未见异常分泌物
结膜		无充血	无充血
角膜		透明，KP(－)	透明，KP(－)
前房		中深，房闪(－)	中深，房闪(－)
虹膜		纹理清	纹理清
瞳孔		圆，直径 3.0 mm，对光反射灵敏	圆，直径 3.0 mm，对光反射灵敏
晶状体		透明	透明
眼底		未见异常	未见异常

表 8–6　干眼检查

项目	右眼	左眼
荧光素染色泪膜破裂时间	3 s	4 s
角膜荧光素染色	(－)	(－)
Schirmer Ⅰ试验	30+mm/5 min	30+mm/5 min

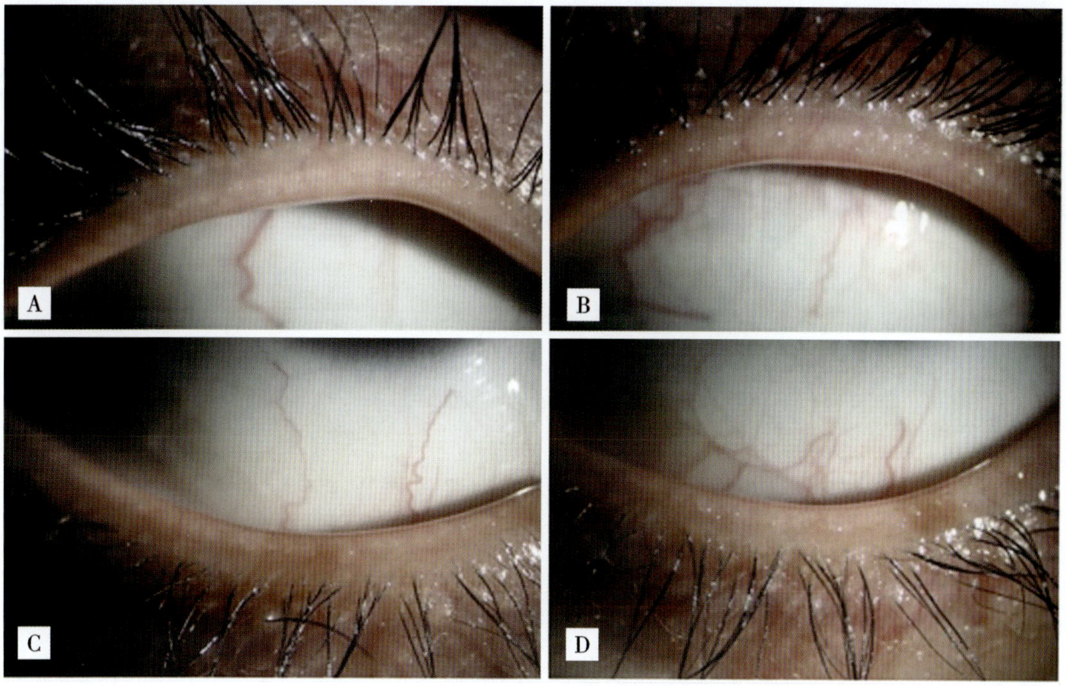

A～D:双眼睑缘充血明显减轻,睑板腺开口堵塞情况明显改善。

图 8-18　睑缘形态

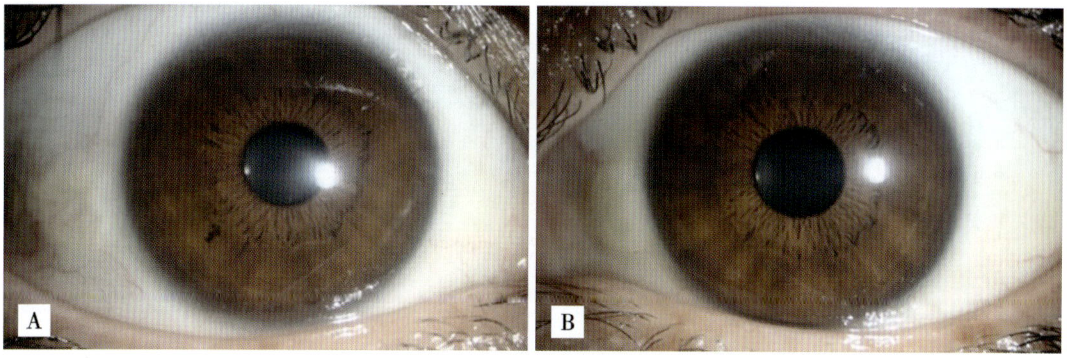

A、B:双眼角膜透明,结膜无充血。

图 8-19　眼前节照相

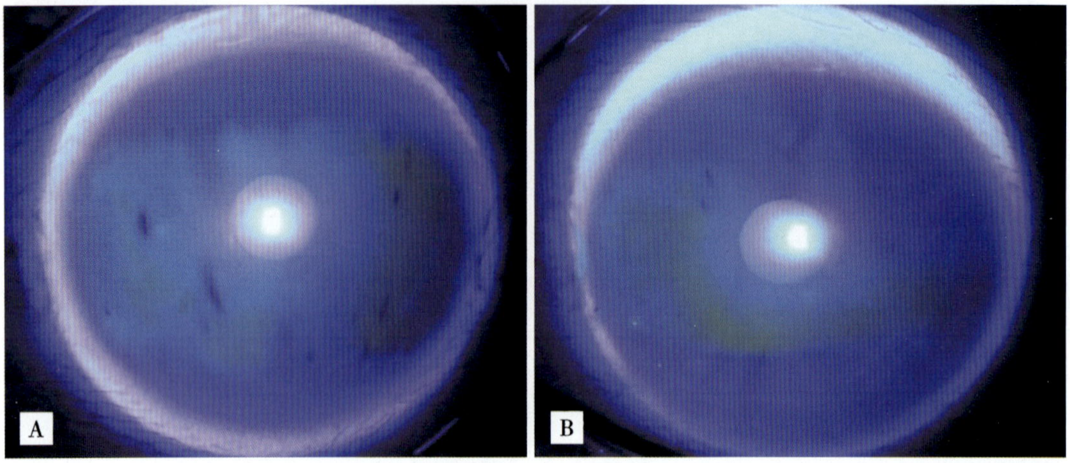

A:右眼 T0G0;B:左眼 T0G0。

图 8-20　角膜荧光素染色评分

5. 诊断　①双眼蒸发过强型干眼(重度);②双眼睑板腺功能障碍;③双眼睑缘炎;④双眼电光性眼炎。

6. 病例思考

(1)本案例患者早期为电光性眼炎,持续性眼表损伤导致眼表微环境失衡,引发干眼;干眼加重眼表损伤,进而影响到睑缘组织,从而引发睑缘炎;睑缘炎亦可加重眼表组织损伤、导致泪膜不稳定,形成恶性循环。

(2)分析病情发现患者睑缘炎和睑板腺功能障碍是干眼的危险因素,且属于可干预的危险因素;通过睑缘深度清洁和睑板腺按摩治疗睑缘炎和睑板腺功能障碍,打破了疾病的恶性循环,患者症状和体征均明显改善。

病例 3　蒸发过强型干眼

患者男性,21 岁,大学生,双眼干涩、异物感 1 年。

1 年前熬夜后出现双眼干涩、异物感,余无其他不适。

外院多次局部药物治疗,效果不佳,为进一步治疗来我院就诊。

经常熬夜,看电视、使用手机时间长。

余无特殊。

1. 首次门诊就诊

(1)OSDI　43.75 分。

(2)眼科检查　见表 8-7。

表 8-7　眼科检查

项目		右眼	左眼
视力	裸眼视力	0.2	0.3
	矫正视力	-1.75DS/-1.00DC×10→1.0	-1.25DS/-1.25DC×170→1.0
眼压		18.4 mmHg	18.3 mmHg
眼睑		启闭自如，无充血、水肿	启闭自如，无充血、水肿
睑缘		睑缘充血，睑板腺开口堵塞，泪河正常，泪点位置正常，按压泪囊区未见异常分泌物	睑缘充血，睑板腺开口堵塞，泪河正常，泪点位置正常，按压泪囊区未见异常分泌物
结膜		轻度充血	轻度充血
角膜		透明，KP(-)	透明，KP(-)
前房		中深，房闪(-)	中深，房闪(-)
虹膜		纹理清	纹理清
瞳孔		圆，直径 3.0 mm，对光反射灵敏	圆，直径 3.0 mm，对光反射灵敏
晶状体		透明	透明
眼底		未见异常	未见异常

（3）干眼检查　见表 8-8。

表 8-8　干眼检查

项目	右眼	左眼
荧光素染色泪膜破裂时间	1 s	2 s
角膜荧光素染色	(-)	T1G1
Schirmer Ⅰ试验	20 mm/5 min	25 mm/5 min

（4）眼表综合分析　见图 8–21。

项目	右眼	左眼
脂质层	□均匀分布　■不均匀分布 □色彩丰富　■色彩单一	■均匀分布　□不均匀分布 □色彩丰富　■色彩单一
眼红分析	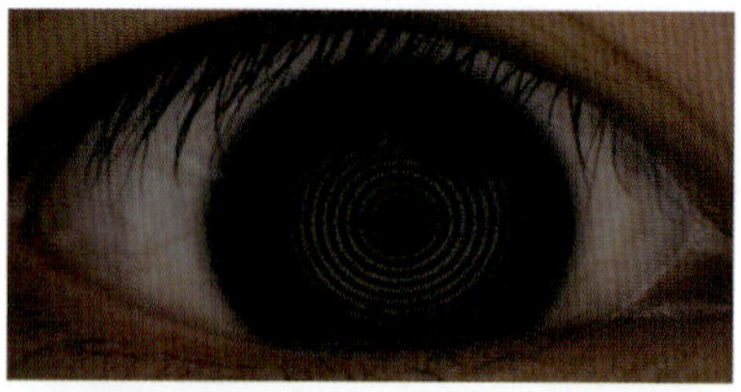	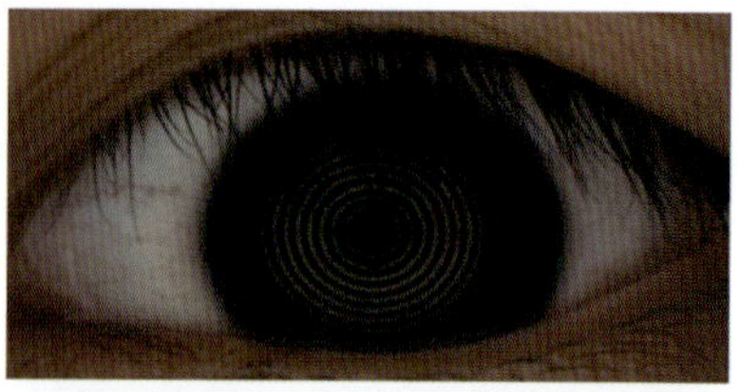
睑板腺开口	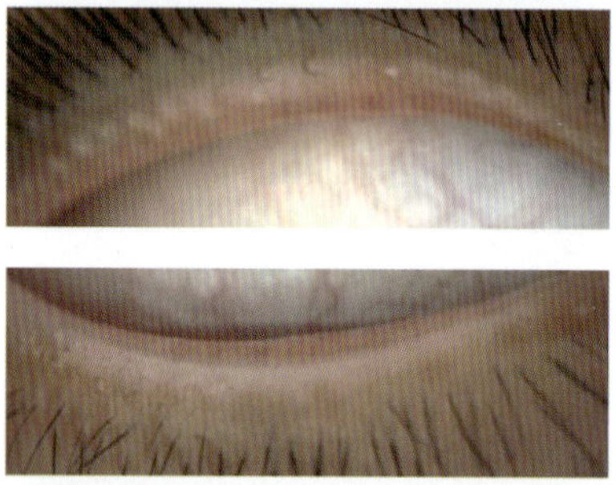	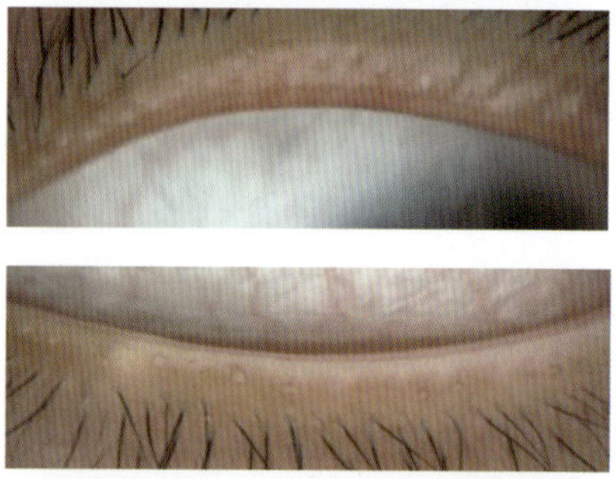
睑板腺摄像	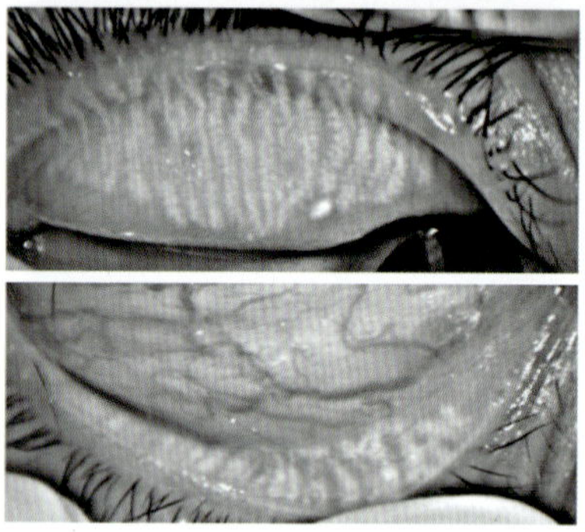	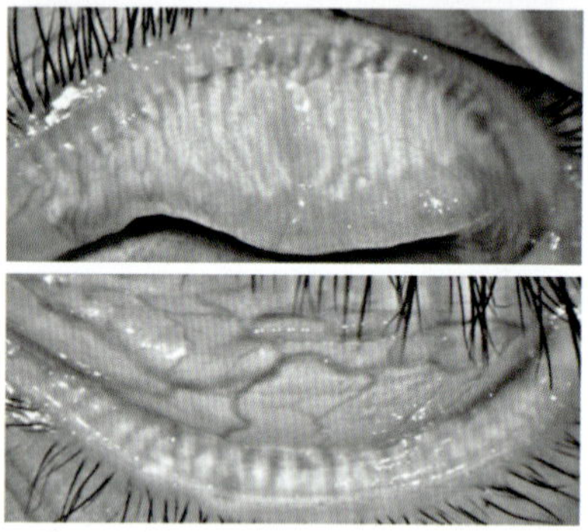

图 8–21　眼表综合分析检查结果

2. 临床诊断思路

（1）患者存在干涩、异物感等主观症状，OSDI 43.75 分。眼科检查见双眼睑缘充血，睑板腺开口堵塞，泪河正常，结膜充血，余无明显异常。双眼荧光素染色泪膜破裂时间短，左眼角膜荧光素染色上方散在点状染色，脂质层结果异常，双眼上睑板腺缺失 < 1/3，双眼下睑板腺缺失 1/3 ~ 2/3（图 8–21）。

（2）初步诊断：①双眼蒸发过强型干眼（重度）；②双眼睑板腺功能障碍；③双眼屈光不正。

3. 临床治疗意见　患者蒸发过强型干眼诊断明确，建议患者局部药物联合物理治疗（热敷、超声雾化熏蒸、睑板腺按摩、冷敷、强脉冲光和热脉动干眼治疗）；与患者沟通病情与治疗方案后，患者选择行强脉冲光治疗，强脉冲光治疗方案详见表8-9。

表8-9　强脉冲光治疗情况记录

次数	日期	能量/J	光斑数	分泌物情况		睑板腺开口		面部反应
				OD	OS	OD	OS	
第1次	2020.12.04	14	47	4	4	b	b	0
第2次	2020.12.22	15	48	3	3	b	b	0
第3次	2021.01.19	15	48	3	3	b	b	0

①分泌物情况：1分，清亮透明；2分，污浊；3分，污浊伴碎屑（颗粒）；4分，稠厚呈牙膏状。②睑板腺开口：a，正常；b，帽冠；c，脂栓；d，腺口突出；e，腺口消失。③面部反应：0，无；1，轻微发红；2，红肿；3，紫癜；4，水疱。

4.复诊　经过3次强脉冲光治疗，患者自诉症状减轻，OSDI 11.45分，眼科检查见双眼睑缘充血减轻，睑板腺开口堵塞情况改善。双眼荧光素染色泪膜破裂时间延长，角膜荧光素染色阴性，脂质层改善（图8-22）。

（1）眼科检查　见表8-10。

表8-10　眼科检查

项目		右眼	左眼
视力	裸眼视力	0.4	0.3
	矫正视力	-1.75DS/-1.00DC×10→1.0	-1.25DS/-1.25DC×170→1.0
眼压		18.8 mmHg	17.6 mmHg
眼睑		启闭自如，无充血、水肿	启闭自如，无充血、水肿
睑缘		睑缘轻度充血，睑板腺开口堵塞较前减轻，泪河正常，泪点位置正常，按压泪囊区未见异常分泌物	睑缘轻度充血，睑板腺开口堵塞较前减轻，泪河正常，泪点位置正常，按压泪囊区未见异常分泌物
结膜		轻度充血	轻度充血
角膜		透明，KP(-)	透明，KP(-)
前房		中深，房闪(-)	中深，房闪(-)
虹膜		纹理清	纹理清
瞳孔		圆，直径3.0 mm，对光反射灵敏	圆，直径3.0 mm，对光反射灵敏
晶状体		透明	透明
眼底		未见异常	未见异常

（2）干眼检查　见表8-11。

表8-11　干眼检查

项目	右眼	左眼
荧光素染色泪膜破裂时间	4 s	5 s
角膜荧光素染色	（-）	（-）
Schirmer Ⅰ试验	22 mm/5 min	30 mm/5 min

（3）眼表综合分析　见图8-22。

项目	右眼	左眼
脂质层	■均匀分布　□不均匀分布 □色彩丰富　■色彩单一	■均匀分布　□不均匀分布 ■色彩丰富　□色彩单一
眼红分析	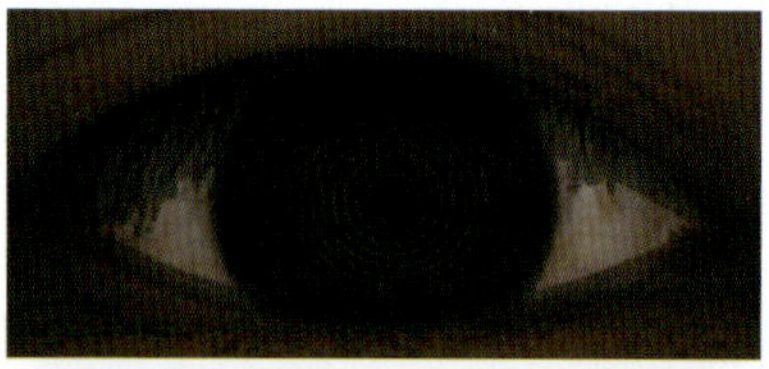	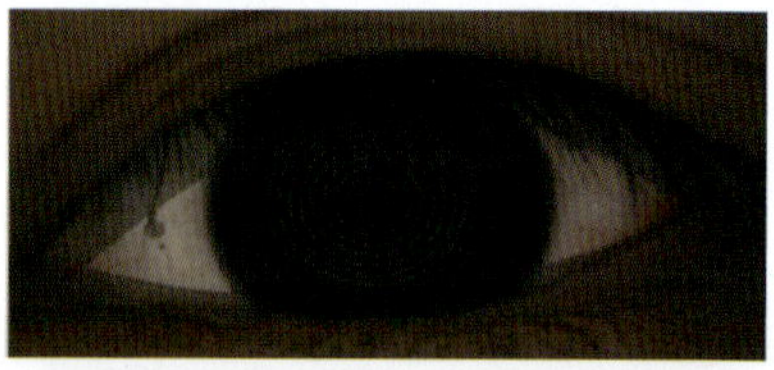
睑板腺开口	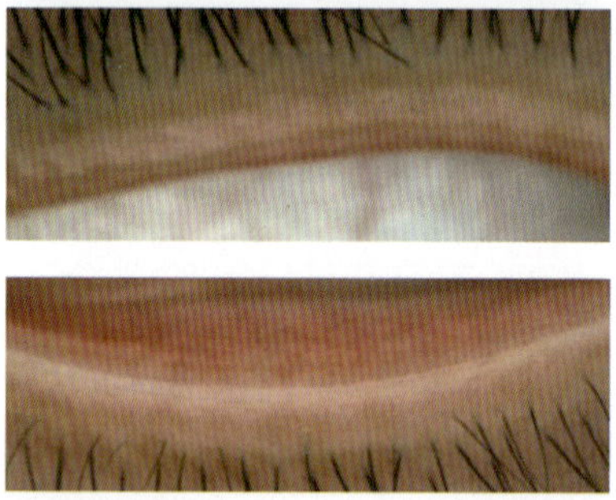	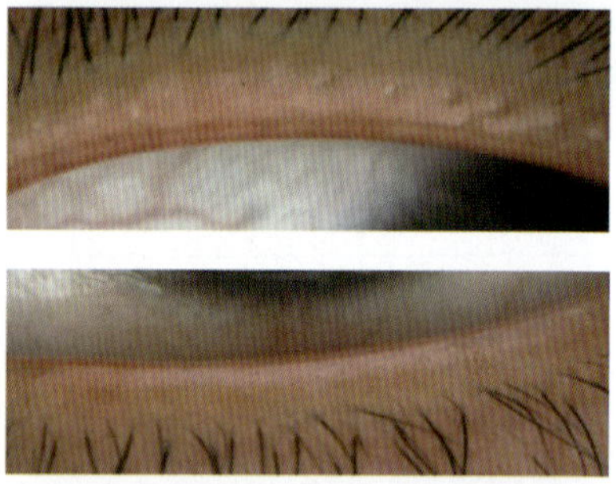
睑板腺摄像	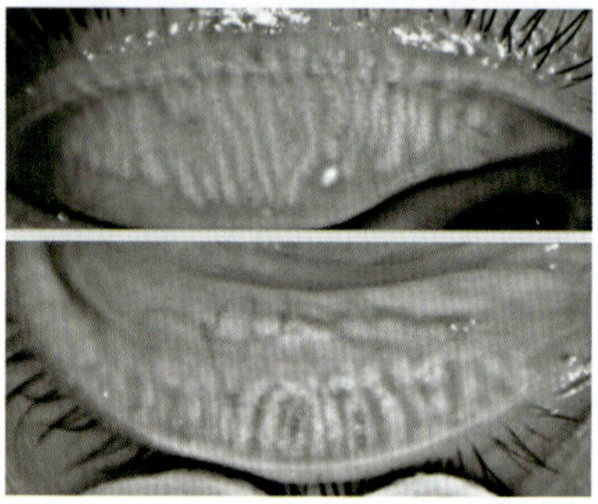	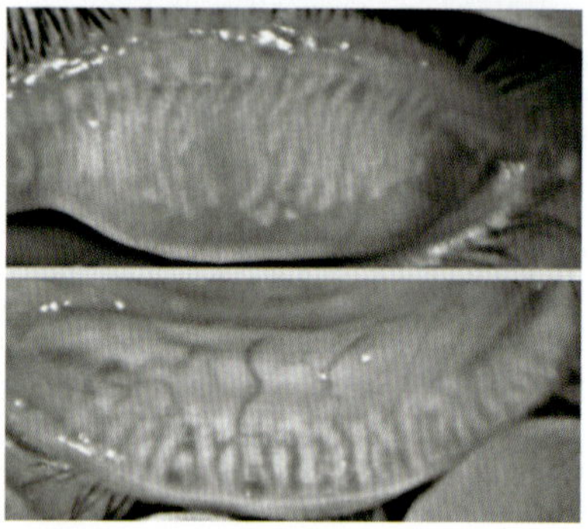

图8-22　眼表综合分析检查结果

5. 诊断　①双眼蒸发过强型干眼（重度）；②双眼睑板腺功能障碍；③双眼屈光不正。

6. 病例思考

(1)本案例患者为蒸发过强型干眼(重度)患者,治疗原则为在危险因素预防的基础上,行药物治疗和物理治疗,必要时手术治疗。给予该患者物理治疗联合药物治疗。目前蒸发过强型干眼物理治疗方法包括:热敷、超声雾化熏蒸、睑板腺按摩、冷敷、强脉冲光干眼治疗、热脉动干眼治疗等,这些物理治疗均可在一定程度上改善干眼的症状和体征,选择其中一种或多种进行联合治疗,需综合考虑患者的病情及尊重患者的选择。

(2)本案例患者选择强脉冲光治疗干眼,行1个疗程(3次强脉冲光联合睑板腺按摩)治疗后,自诉症状减轻,眼科检查体征也明显改善,患者对治疗效果满意。本案例患者的蒸发过强型干眼主要由睑板腺功能障碍引起,强脉冲光可通过选择性光热作用、热辐射效应、抗炎作用、光调节作用和恢复睑板腺的低氧环境等作用机制治疗睑板腺功能障碍,联合睑板腺按摩,更好地改善睑板腺开口的堵塞和促进睑酯的排出。强脉冲光联合睑板腺按摩治疗可改善睑板腺功能障碍及其相关干眼患者的症状和体征,是一种安全且有效的治疗方法。

病例4　复发性睑腺炎

患者男性,21岁,大学生。左眼反复多发眼睑肿物18年,双眼干涩、异物感半年。

18年前(3岁)首次出现左眼上睑睑腺炎,父母诉发病时左眼上眼睑红、肿,按压时诉疼痛,药物治疗不佳后,于当地医院行“左眼上睑肿物切除术”。

6年前(15岁)无明显诱因左眼上睑再次出现睑腺炎,伴白色黏性分泌物、眼红等不适,药物治疗4个月后,效果不佳,于当地医院行“左眼上睑肿物切除术”。

16～21岁期间反复多次出现左眼上、下睑睑腺炎,药物治疗不佳时,选择手术切除。

半年前出现双眼干涩、异物感,未曾就诊。

2021年2月10日患者因“左眼上睑肿物”于当地医院就诊,药物治疗未缓解,建议上级医院就诊。

2021年2月16日于我院眼科门诊就诊。

1. 首次门诊就诊

(1)OSDI　36.25分。

(2)眼科检查　见表8-12。

表8-12　眼科检查

项目		右眼	左眼
视力	裸眼视力	0.4^{-1}	0.5^{-2}
	矫正视力	1.0	1.0

续表 8-12

项目	右眼	左眼
眼压	13.8 mmHg	12.8 mmHg
眼睑	启闭自如，无充血、水肿	启闭自如，可见瘢痕组织增生，上睑近鼻侧可触及一绿豆大小的局限性肿物，质硬
睑缘	睑缘轻度充血，部分睑板腺开口堵塞，泪河正常，泪点位置正常，按压泪囊区未见异常分泌物	睫毛凌乱生长，睑缘充血、肥厚、钝圆、瘢痕，形态不规则，大部分睑板腺开口消失，泪河正常，泪点位置正常，按压泪囊区未见异常分泌物
结膜	轻度充血	轻度充血
角膜	透明，KP(-)	透明，KP(-)
前房	中深，房闪(-)	中深，房闪(-)
虹膜	纹理清	纹理清
瞳孔	圆，直径 3.0 mm，对光反射灵敏	圆，直径 3.0 mm，对光反射灵敏
晶状体	透明	透明
眼底	未见异常	未见异常

(3)干眼相关检查　见表 8-13，图 8-23 ~ 图 8-25。

表 8-13　干眼检查

项目	右眼	左眼
荧光素染色泪膜破裂时间	4 s	3 s
角膜荧光素染色	(-)	(-)
Schirmer Ⅰ试验	30 mm/5 min	30 mm/5 min

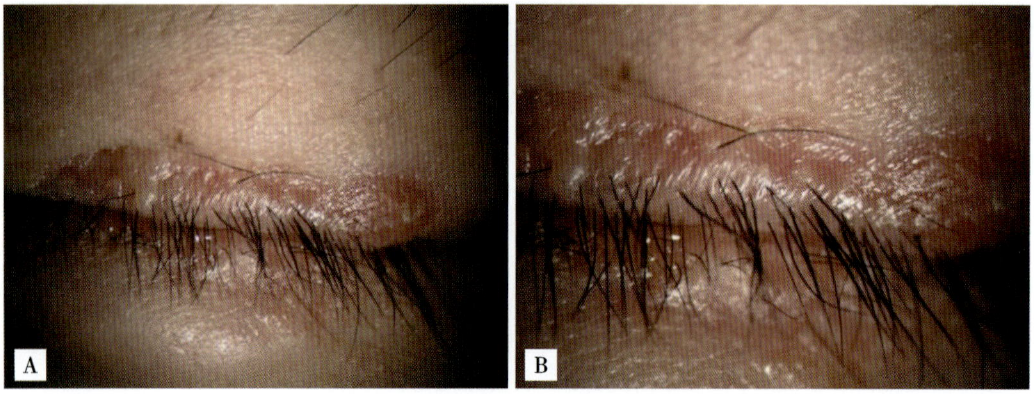

左眼眼睑可见瘢痕组织增生(A:6×; B:10×)。

图 8-23　睑缘形态(闭眼)

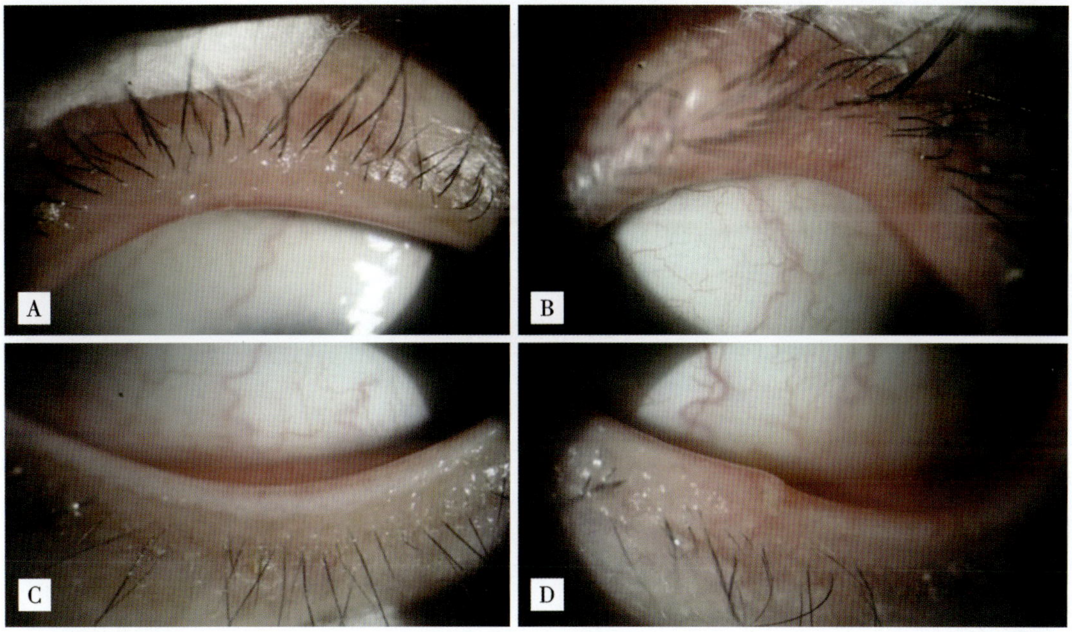

A、C：右眼睑缘轻度充血，部分睑板腺开口堵塞；B、D：左眼睑缘充血、肥厚、钝圆、瘢痕，形态不规则，大部分睑板腺开口消失。

图 8-24　睑缘形态

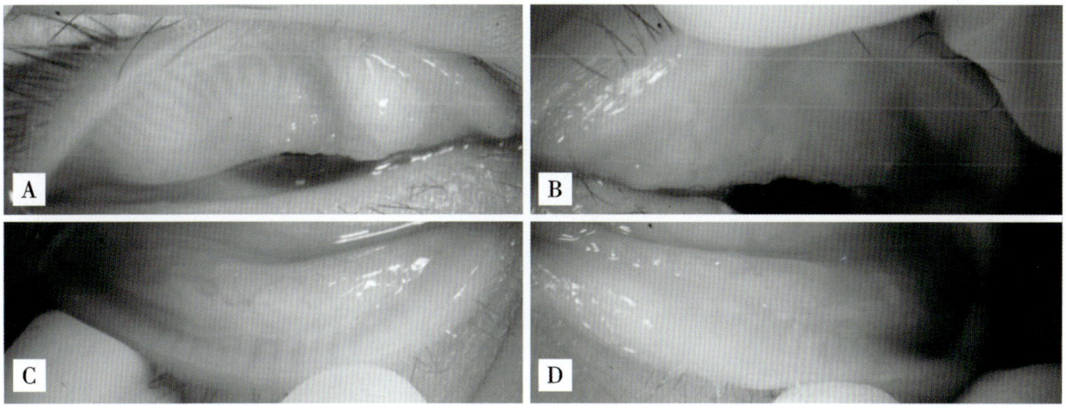

A：右眼上睑 2 分；B：左眼上睑 3 分；C：右眼下睑 2 分；D：左眼下睑 2 分。

图 8-25　睑板腺照相评分

2. 临床诊断思路

(1)患者自 3 岁起左眼上、下睑反复出现眼睑肿物。半年前出现双眼干涩、异物感，OSDI 36.25 分。眼科检查见右眼睑缘轻度充血，部分睑板腺开口堵塞；左眼眼睑可见瘢痕组织增生，上睑近鼻侧可触及一绿豆大小的局限性肿物，质硬，睫毛凌乱生长，睑缘充血、肥厚、钝圆、瘢痕、形态不规则，大部分睑板腺开口消失(图 8-23，图 8-24)。右眼荧光素染色泪膜破裂时间为 4 s，上、下睑板腺缺失 1/3 ~ 2/3；左眼荧光素染色泪膜破裂时间为 3 s，上睑板腺缺失>2/3，下睑板腺缺失 1/3～2/3（图 8-25）。

（2）初步诊断：①双眼蒸发过强型干眼（重度）；②双眼睑板腺功能障碍；③左眼睑缘炎；④左眼复发性睑腺炎。

3. 临床治疗意见　患者长期反复发作睑腺炎及手术切除，引发睑板腺缺失及睑缘瘢痕组织增生，导致睑板腺功能障碍和睑缘炎。强脉冲光在临床上已应用于睑板腺功能障碍及其相关干眼的治疗，建议患者局部药物联合强脉冲光治疗。与患者沟通病情与治疗方案后，患者选择行强脉冲光治疗，治疗方案详见表 8-14。

表 8-14　强脉冲光治疗情况记录

疗程	次数	日期	能量/J	光斑数	分泌物情况		睑板腺开口		面部反应
					OD	OS	OD	OS	
第 1 疗程	第 1 次	2021.02.22	13	44	2	—	b c	e	0
	第 2 次	2021.03.15	14	40	2	—	b	e	0
	第 3 次	2021.04.06	15	42	2	—	b	e	0
第 2 疗程	第 4 次	2021.08.11	16	44	2	—	b	e	0
	第 5 次	2021.09.01	17	43	2	2	b	d	0
	第 6 次	2021.09.22	18	52	3	3	b	d	0
第 3 疗程	第 7 次	2022.01.03	18	51	1	2	a	d	0
	第 8 次	2022.02.07	小 17/大 16	55	—	2	—	c	0
	第 9 次	2022.02.21	小 18/大 16	47	—	3	—	c	0
	第 10 次	2022.03.09	小 19/大 16	49	—	2	—	c	0

①分泌物情况：1 分，清亮透明；2 分，污浊；3 分，污浊伴碎屑（颗粒）；4 分，稠厚呈牙膏状。②睑板腺开口：a，正常；b，帽冠；c，脂栓；d，腺口突出；e，腺口消失。③面部反应：0，无；1，轻微发红；2，红肿；3，紫癜；4，水疱。

4. 复诊　患者在强脉冲光治疗后，诉睑腺炎未再复发，干涩、异物感等不适症状较前减轻，OSDI 10.25 分。眼科检查见右眼睑缘充血减轻，睑板腺开口正常；左眼眼睑瘢痕组织增生较前减轻，睫毛基本规律生长，睑缘充血较前减轻，形态基本规则，大部分睑板腺开口开放（图 8-26～图 8-28）。双眼荧光素染色泪膜破裂时间延长，左眼睑板腺红外显影增多、增强（图 8-29）。

（1）眼科检查　见表 8-15。

表 8-15　眼科检查

项目		右眼	左眼
视力	裸眼视力	0.5	0.5
	矫正视力	1.0	1.0
眼压		15.2 mmHg	14.6 mmHg
眼睑		启闭自如，无充血、水肿	启闭自如，瘢痕组织增生较前减轻
睑缘		睑缘无充血，睑板腺开口正常，泪河正常，泪点位置正常，按压泪囊区未见异常分泌物	睫毛基本规律生长，睑缘充血较前减轻，形态基本规则，大部分睑板腺开口开放，泪河正常，泪点位置正常，按压泪囊区未见异常分泌物
结膜		轻度充血	轻度充血
角膜		透明，KP(-)	透明，KP(-)
前房		中深，房闪(-)	中深，房闪(-)
虹膜		纹理清	纹理清
瞳孔		圆，直径 3.0 mm，对光反射灵敏	圆，直径 3.0 mm，对光反射灵敏
晶状体		透明	透明
眼底		未见异常	未见异常

（2）干眼相关检查　见表 8-16，图 8-26 ~ 图 8-29。

表 8-16　干眼检查

项目	右眼	左眼
荧光素染色泪膜破裂时间	7 s	6 s
角膜荧光素染色	(-)	(-)
Schirmer Ⅰ试验	30 mm/5 min	30 mm/5 min

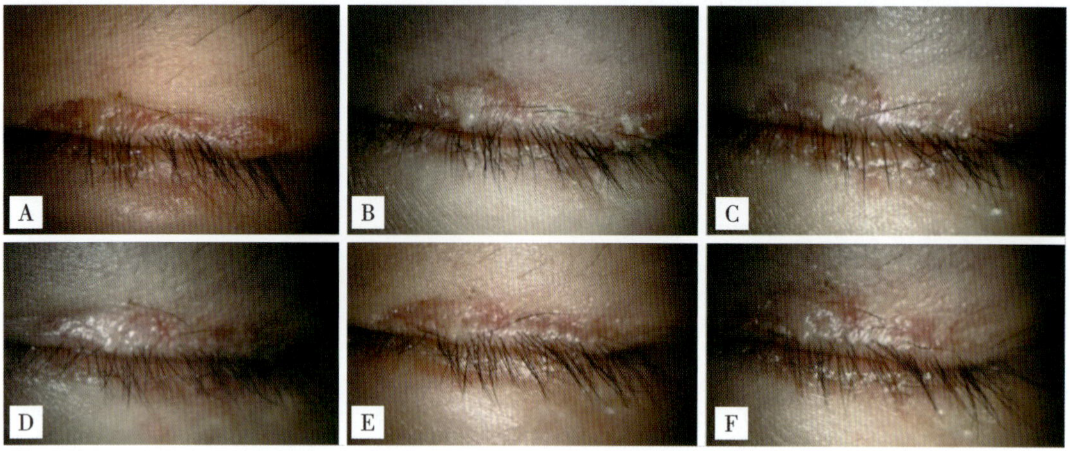

A:第 1 次 IPL 治疗后;B:第 2 次 IPL 治疗后;C:第 4 次 IPL 治疗后;D:第 5 次 IPL 治疗后;E:第 8 次 IPL 治疗后;F:第 10 次 IPL 治疗后。

图 8-26　强脉冲光治疗后左眼眼睑变化

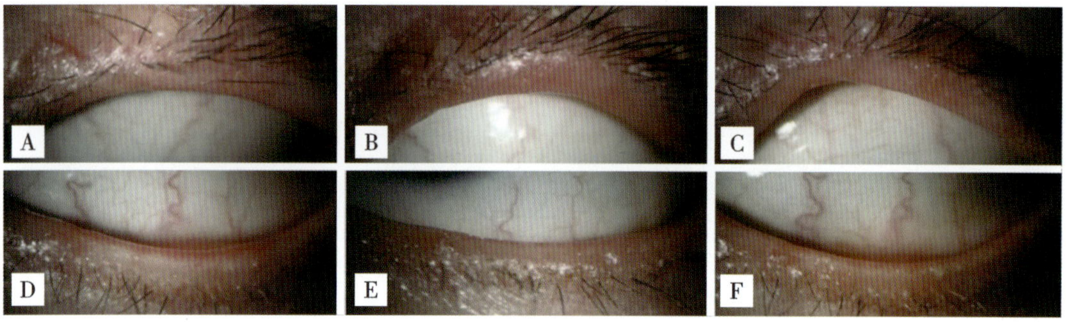

A、D:第 1 次 IPL 治疗后;B、E:第 2 次 IPL 治疗后;C、F:第 4 次 IPL 治疗后。

图 8-27　强脉冲光治疗后左眼上、下睑缘形态变化一

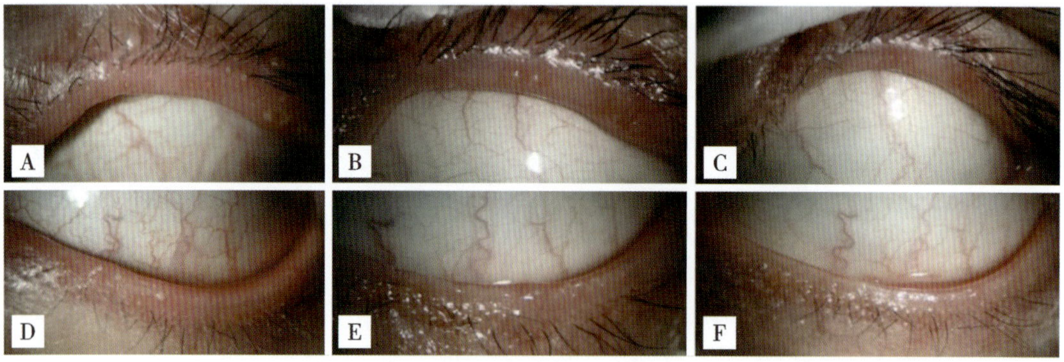

A、D:第 6 次 IPL 治疗后;B、E:第 9 次 IPL 治疗后;C、F:第 10 次 IPL 治疗后。

图 8-28　强脉冲光治疗后左眼上、下睑缘形态变化二

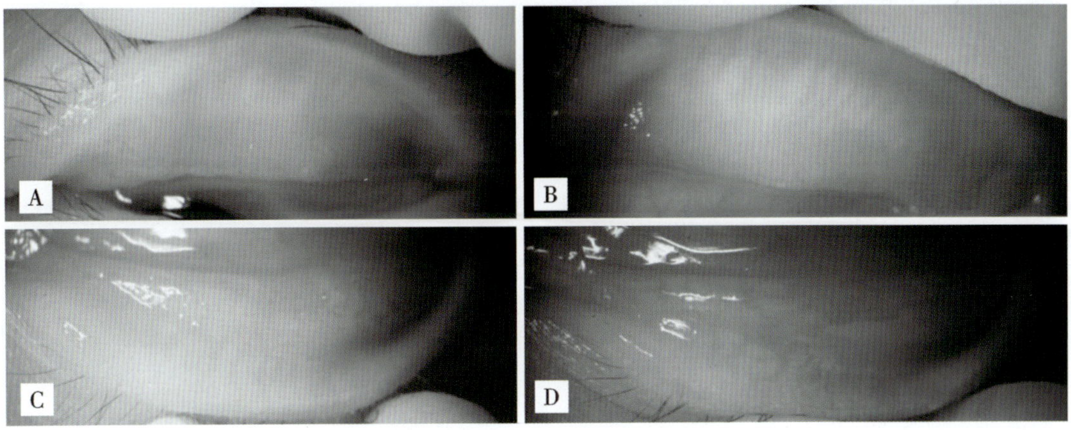

A、C：IPL 治疗前；B、D：IPL 治疗后。

图 8-29　左眼上、下睑睑板腺照相

5. 诊断　①双眼蒸发过强型干眼（重度）；②双眼睑板腺功能障碍；③左眼睑缘炎；④左眼复发性睑腺炎。

6. 病例思考

（1）患者长期反复发作睑腺炎，行手术切除，引发睑板腺缺失及眼睑瘢痕组织增生，导致睑板腺功能障碍和睑缘炎，进一步引起眼表微环境的失衡，诱发干眼。睑缘炎可导致睑板腺分泌阻滞，引起睑板腺功能障碍，合并感染时可诱发睑腺炎。睑腺炎伴发睑缘炎时，可表现为多发性病灶或反复发作。为避免相关并发症的发生，睑腺炎的早期防治尤为重要。

（2）本案例患者睑腺炎病程长达 18 年，合并睑板腺功能障碍与睑缘炎，药物和手术治疗效果均欠佳。考虑到睑板腺功能障碍和睑腺炎、睑板腺囊肿的共同致病机制，强脉冲光治疗亦可作为睑腺炎和睑板腺囊肿患者治疗的一种无创的新选择。

病例 5　混合型干眼

患者女性，25 岁，职员，双眼干涩、刺痛、异物感 2 年余，加重 3 个月。

2 年余前因劳累、熬夜后出现双眼干涩、刺痛、异物感，伴眼红、畏光等不适症状，自行购买滴眼液（具体不详）滴眼后，症状稍缓解。上述症状长期存在，熬夜后加重，休息后缓解，但未影响正常生活。

3 个月前因工作原因，使用电脑时间延长至每天约 8 h，双眼干涩、刺痛、异物感等症状加重，于外院就诊后诊断“双眼干眼”，并多次复诊，局部药物治疗（人工泪液、低浓度激素、小牛血去蛋白眼膏）并辅助物理治疗（强脉冲光治疗 2 次）2 个月余，效果均欠佳，为进一步治疗来我院就诊。

既往患有“慢性红斑性全胃炎、贲门炎、十二指肠炎”，药物治疗，目前病情稳定。父亲、奶奶患有“银屑病”。余无特殊。

1. 首次门诊就诊

(1)OSDI　60.42 分。

(2)眼科检查　见表 8-17。

表 8-17　眼科检查

项目		右眼	左眼
视力	裸眼视力	1.0^{+3}	1.2^{-3}
	矫正视力	未矫正	未矫正
眼压		17.2 mmHg	15.3 mmHg
眼睑		启闭自如,无充血、水肿	启闭自如,无充血、水肿
睑缘		睑缘正常,睑板腺开口堵塞,可见帽冠,泪河窄,泪点位置正常,按压泪囊区未见异常分泌物	睑缘正常,睑板腺开口堵塞,可见帽冠,泪河窄,泪点位置正常,按压泪囊区未见异常分泌物
结膜		充血	充血
角膜		透明,KP(-)	透明,KP(-)
前房		中深,房闪(-)	中深,房闪(-)
虹膜		纹理清	纹理清
瞳孔		圆,直径 3.0 mm,对光反射灵敏	圆,直径 3.0 mm,对光反射灵敏
晶状体		透明	透明
眼底		未见异常	未见异常

(3)干眼相关检查　见表 8-18,图 8-30 ~ 图 8-33。

表 8-18　干眼检查

项目	右眼	左眼
荧光素染色泪膜破裂时间	2 s	1 s
角膜荧光素染色	T2G4	T2G4
Schirmer Ⅰ试验	1 mm/5 min	2 mm/5 min

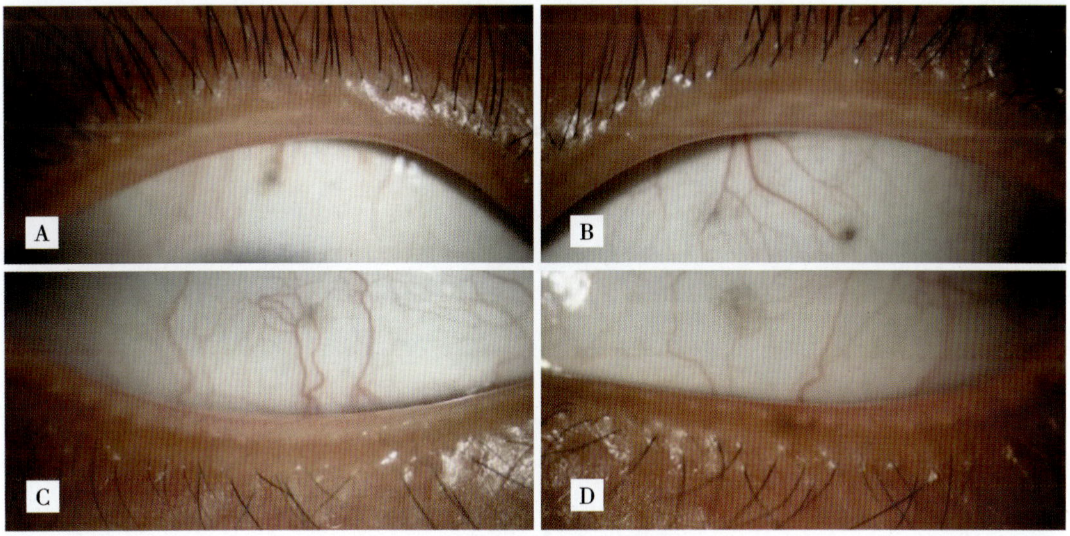

A～D：睑缘正常，部分睑板腺开口堵塞，可见帽冠。

图 8-30　睑缘形态

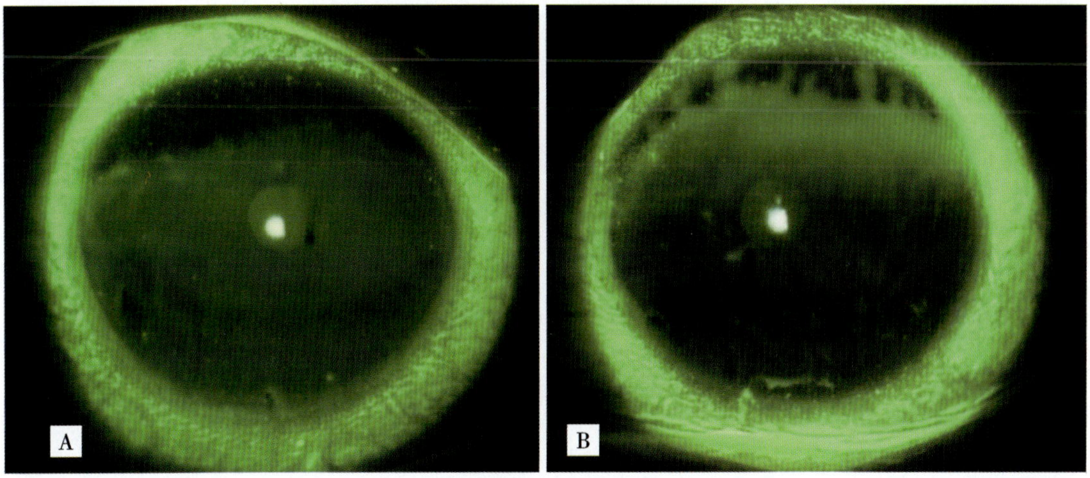

A：右眼 3 分；B：左眼 3 分。

图 8-31　角膜荧光素染色 van Bijsterveld 评分

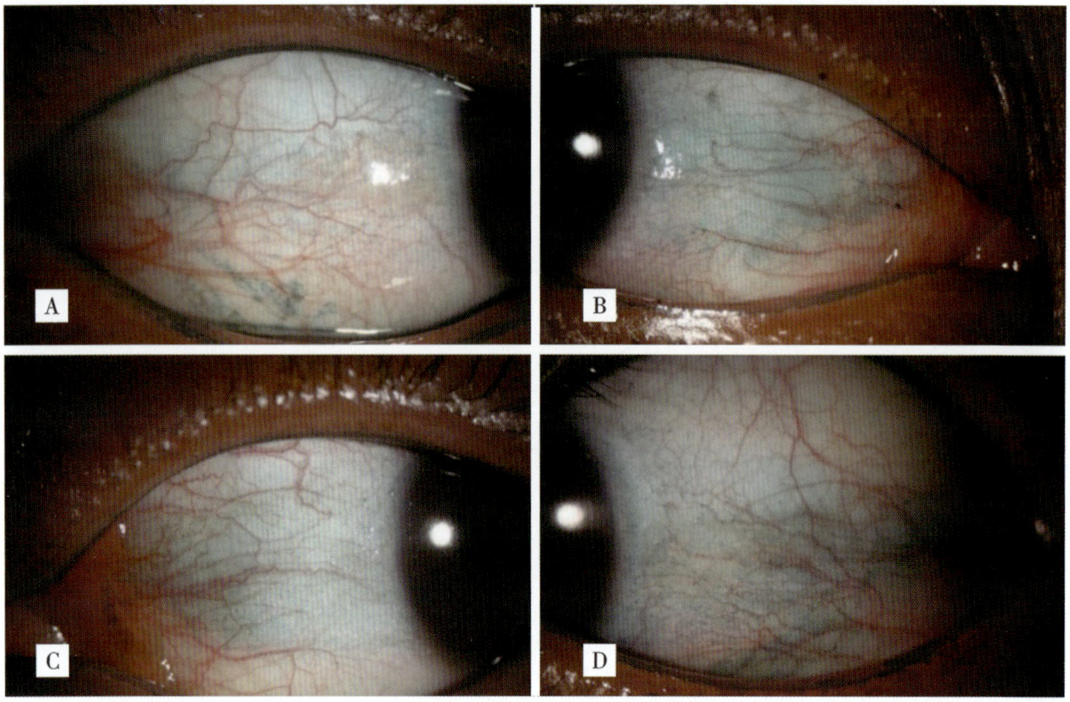

A：右眼颞侧球结膜 3 分；B：右眼鼻侧球结膜 3 分；C：左眼鼻侧球结膜 3 分；D：左眼颞侧球结膜 3 分。

图 8-32　结膜丽丝胺绿染色 van Bijsterveld 评分

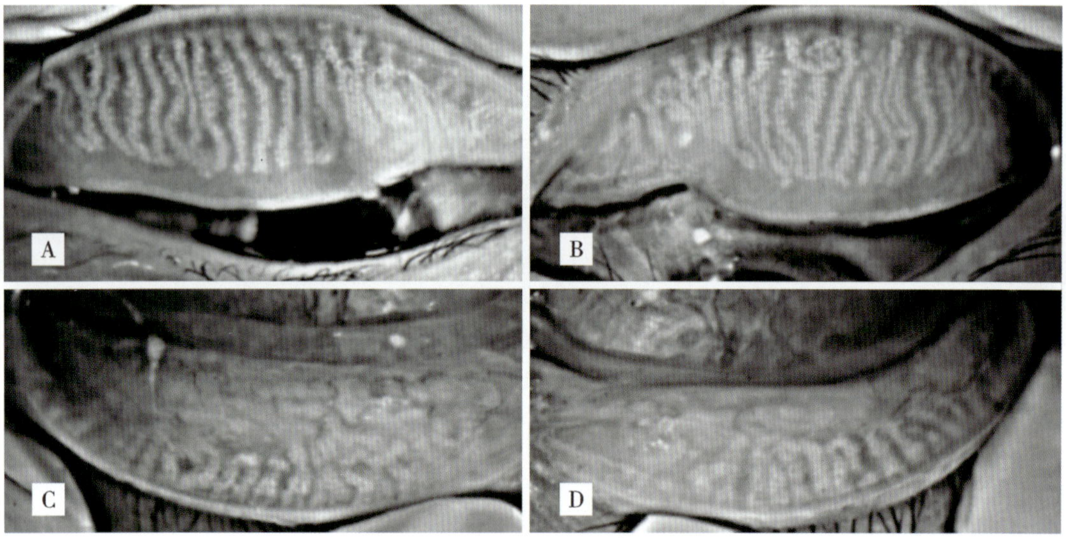

A：右眼上睑 1 分；B：左眼上睑 1 分；C：右眼下睑 2 分；D：左眼下睑 2 分。

图 8-33　睑板腺照相评分

2. 临床诊断思路

(1)患者主诉存在双眼干涩、刺痛、异物感等不适症状 2 年余,早期局部药物治疗,不适症状可缓解。后因工作原因用眼过度(每天使用电脑 8 h),眼部症状加重,影响日常生活,于我院就诊,OSDI 60.42 分。眼科检查双眼部分睑板腺开口堵塞,可见帽冠(图 8-30),泪河窄。双眼荧光素染色泪膜破裂时间短,角结膜染色阳性(图 8-31,图 8-32),Schirmer Ⅰ试验均≤2 mm/5 min,上睑板腺缺失<1/3,下睑板腺缺失 1/3 ~2/3(图 8-33),可诊断为混合型干眼。

(2)患者为年轻女性,眼部症状加重后局部药物及物理治疗持续 2 个月余,效果均欠佳,综合考虑为免疫性疾病相关性干眼可能,行血清学检查,阳性指标如下。①免疫球蛋白(IgG):37.64 g/L(参考值 8.6 ~17.4 g/L);②抗 SSA 抗体(WB):186.18 RU/mL(参考值 0 ~20 RU/mL)。③抗 SSB 抗体(WB):118.12 RU/mL(参考值 0 ~20 RU/mL);④Ro-52(WB):阳性;⑤类风湿因子定量:131.63 IU/mL(参考值 0 ~30 IU/mL);⑥血沉:81 mm/h(参考值 0 ~34 mm/h)。考虑 Sjögren 综合征,建议风湿免疫科就诊,后于风湿免疫科确诊为 Sjögren 综合征。

(3)Sjögren 综合征是一种以外分泌腺高度淋巴细胞浸润为特点的慢性自身免疫性疾病,超过 80% 的患者伴有眼干和口干症状。除影响泪腺和唾液腺,引起眼干和口干以外,亦可引起其他外分泌腺和腺体外其他器官的受累。分为原发性 Sjögren 综合征和继发性 Sjögren 综合征两类。

(4)参照 2015 年美国风湿病学会/欧洲风湿病联盟出版的《原发性 Sjögren 综合征的诊断标准》。

1)至少有眼干或口干症状其一的患者,即下列至少一项阳性:①每日感到不能忍受的眼干,持续 3 个月以上。②眼中反复沙砾感。③每日需用人工泪液 3 次或 3 次以上。④每日感到口干,持续 3 个月以上。⑤吞咽干性食物时需频繁饮水帮助。

2)原发性 Sjögren 综合征诊断标准,见表 8-19。

表 8-19　原发性 Sjögren 综合征诊断标准

项目	评分
唇腺病理示淋巴细胞灶≥1 灶/4 mm^2	3
抗 SSA 抗体/Ro 抗体阳性	3
眼表染色评分 ≥ 5 或 van Bijsterveld 评分≥4	1
Schirmer Ⅰ试验≤5 mm/5 min	1
自然唾液流率≤0.1 mL/min	1

备注:当患者评分≥4,则将之归类为原发性 Sjögren 综合征。

说明:诊断原发性 Sjögren 综合征需同时满足 1)和 2)。

(5)初步诊断:①双眼混合型干眼(重度);②Sjögren 综合征。

3. 临床治疗意见　患者早期治疗以眼局部用药为主(人工泪液、低浓度激素、修复眼表眼膏),辅助强脉冲光物理治疗,治疗效果不佳,后确诊为 Sjögren 综合征。给予口服激素治疗，甲泼尼龙片 12 mg 每天 1 次，每 2 周减量 2 mg，眼部给予补充人工泪液、修复眼表、抗炎等对症治疗，嘱患者按时复诊。

4. 复诊　口服药物治疗 4 周后，患者诉眼部症状明显缓解，眼科检查体征也明显减轻（图 8-34，图 8-35）。

（1）OSDI　37.5 分。

（2）干眼相关检查　见表 8-20，图 8-34，图 8-35。

表 8-20　干眼检查

项目	右眼	左眼
荧光素染色泪膜破裂时间	1 s	1 s
角膜荧光素染色	T2G2	T2G2
Schirmer Ⅰ试验	4 mm/5 min	3 mm/5 min

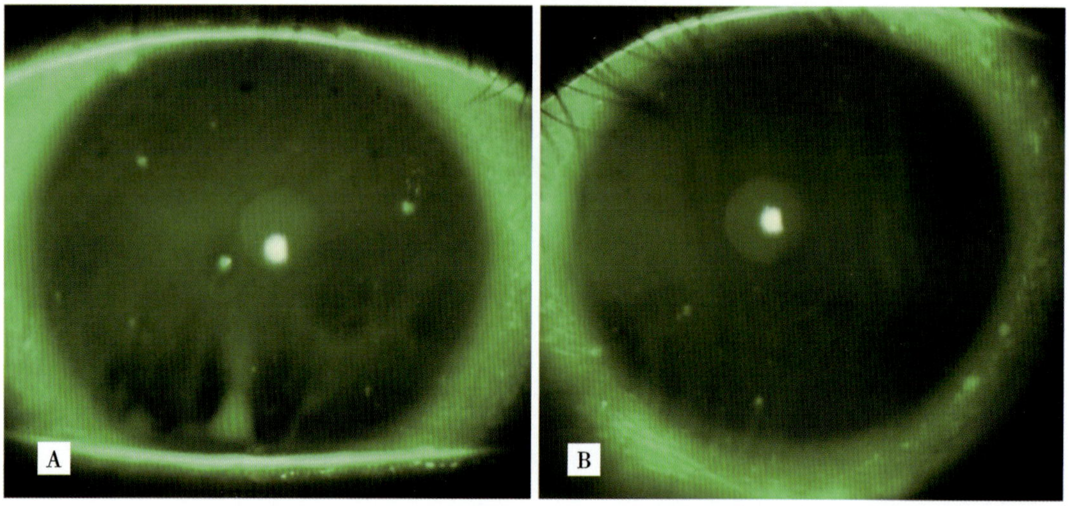

A：右眼 1 分；B：左眼 1 分。

图 8-34　角膜荧光素染色 van Bijsterveld 评分

5. 诊断　①双眼混合型干眼（重度）；②Sjögren 综合征。

6. 病例思考

（1）本案例为年轻女性患者，眼部不适症状严重，荧光素染色泪膜破裂时间明显缩短，泪液分泌量明显减少，考虑混合型干眼，局部药物治疗和物理治疗 2 个月余，效果均欠佳。蒸发过强型干眼局部辅助物理治疗，一般情况下症状和体征均可明显改善，因此，考虑在该患者的混合型干眼中，水液缺乏型干眼占主导地位，血清学指标提示免疫系统疾病可能。免疫性疾病相关性干眼最常见的是水液缺乏型干眼，水液缺乏型干眼分为 Sjögren 综合征干眼和非 Sjögren 综合征干眼，请风湿免疫科医师会诊，最终确诊为 Sjögren 综合征。

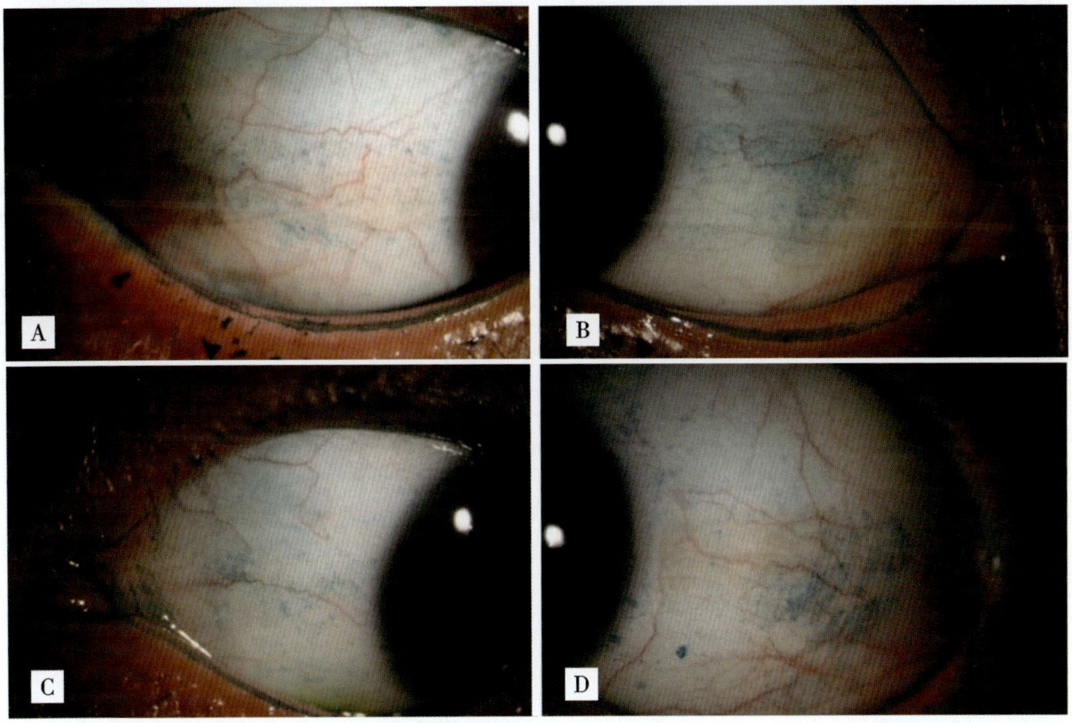

A：右眼颞侧球结膜 2 分；B：右眼鼻侧球结膜 2 分；C：左眼鼻侧球结膜 2 分；D：左眼颞侧球结膜 2 分。

图 8-35　结膜丽丝胺绿染色 van Bijsterveld 评分

（2）干眼患者早期在尝试多种治疗方法后效果仍不佳时，尤其是女性患者，要进行危险因素分析及全身疾病的筛查。即使患者以眼部症状为首发，眼科医师仍然需要分析病情，及时做好筛查，缩短全身疾病的确诊时间，减轻患者的疾病痛苦。

（3）本例患者明确诊断后，眼科给予患者对症治疗，风湿免疫科给予相关治疗，治疗后患者的 OSDI 评分较治疗前降低，症状明显好转。因此，合并全身疾病的干眼患者，眼科治疗效果不佳时，需在治疗干眼的基础上积极治疗全身病，减少全身病对眼部造成的持续损害。

病例 6　Sjögren 综合征

患者女性，53 岁，教师。双眼眼干伴口干 16 个月余，加重 1 周。

16 个月余前无明显诱因出现双眼眼干伴口干，无龋齿，右中指、环指近端指间关节寒冷时出现疼痛，于风湿免疫科就诊。行唇腺活检提示：淋巴细胞聚集 2 灶（图 8-36）；免疫学指标检测结果示：抗 SSA 抗体、抗 α 胞衬蛋白酶抗体、抗核抗体均阳性。诊断为 Sjögren 综合征。

口服硫酸羟氯喹片、白芍总苷胶囊、泼尼松片、阿法骨化醇软胶囊、布洛芬缓释胶囊、双酸瑞因胶囊进行全身治疗，玻璃酸钠滴眼液局部点眼，干眼症状缓解，并定期风湿免疫科复诊。

1 周前外出旅游后眼干症状加重，并伴眼红，为进一步治疗来我院就诊。

全身情况余无特殊。

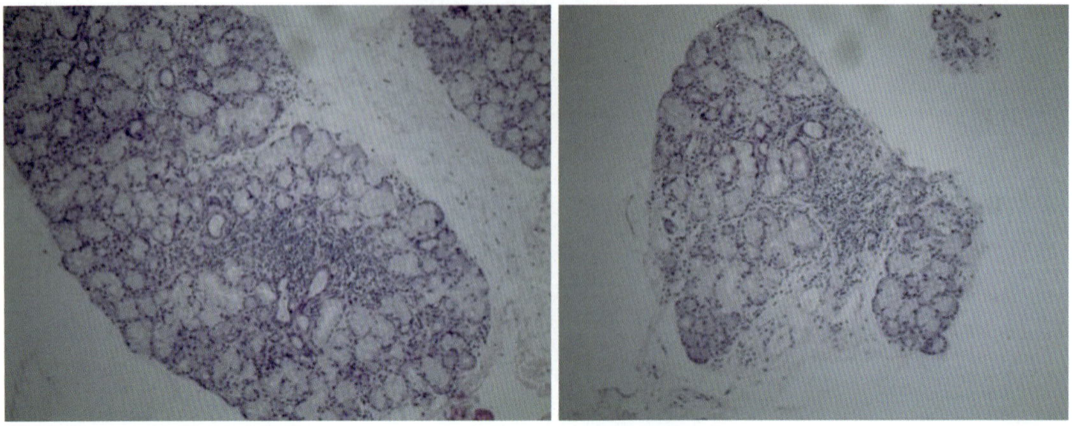

图 8-36　唇腺活检检查结果

送检涎腺组织，共约 7 个不完整涎腺小叶，总面积约 7 mm^2，间质多量淋巴细胞浸润，可见淋巴细胞聚集 2 灶（>50 个淋巴细胞为标准），唇腺活检定度度数为 4。

1. 眼科门诊首次就诊

（1）OSDI　60.04 分。

（2）眼科检查　见表 8-21。

表 8-21　眼科检查

项目		右眼	左眼
视力	裸眼视力	0.8	0.8
	矫正视力	未矫正	未矫正
眼压		18.0 mmHg	19.0 mmHg
眼睑		启闭自如，无充血、水肿	启闭自如，无充血、水肿
睑缘		睑缘轻度充血，睑板腺开口堵塞，可见帽冠，泪河窄，泪点位置正常，按压泪囊区未见异常分泌物	睑缘轻度充血，睑板腺开口堵塞，可见帽冠，泪河窄，泪点位置正常，按压泪囊区未见异常分泌物
结膜		充血	充血
角膜		透明，KP（-）	透明，KP（-）

续表 8-21

项目	右眼	左眼
前房	中深，房闪(-)	中深，房闪(-)
虹膜	纹理清	纹理清
瞳孔	圆，直径 3.0 mm，对光反射灵敏	圆，直径 3.0 mm，对光反射灵敏
晶状体	轻度混浊	轻度混浊
眼底	未见异常	未查

(3)干眼相关检查　见表 8-22，图 8-37，图 8-38。

表 8-22　干眼检查

项目	右眼	左眼
荧光素染色泪膜破裂时间	2 s	2 s
角膜荧光素染色	T2G3	T2G3
Schirmer Ⅰ试验	3 mm/5 min	1 mm/5 min
泪膜脂质层厚度	72 nm	48 nm

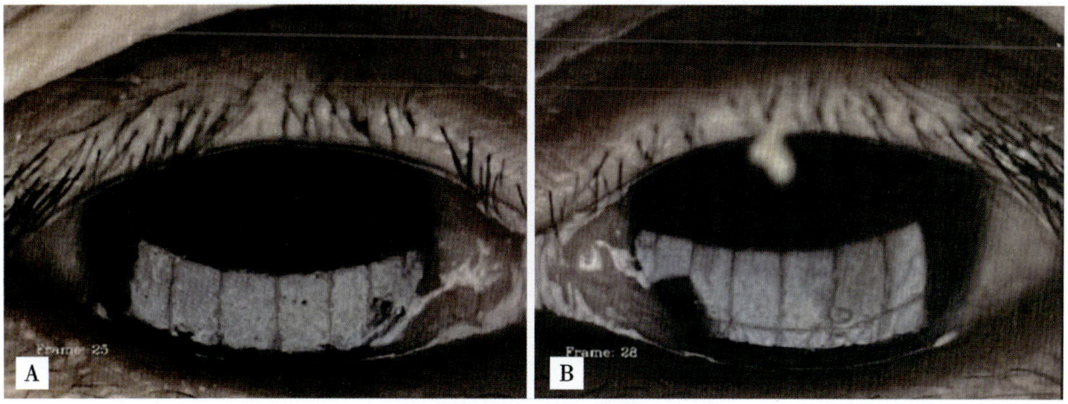

A：右眼 72 nm；B：左眼 48 nm。

图 8-37　LipiView 眼表干涉仪检查结果

2. 临床诊断思路

(1) 患者主诉存在双眼眼干、口干等症状，于风湿免疫科就诊，行唇腺活检及血清学检查，Sjögren 综合征诊断明确，口服药物治疗全身疾病，眼部应用玻璃酸钠滴眼液，干眼症状缓解。患者全身情况稳定，半年后干眼症状加重，于眼科就诊，OSDI 60.04 分，眼科检查双眼睑缘轻度充血，睑板腺开口堵塞，可见帽冠。双眼荧光素染色泪膜破裂时间均为 2 s，角膜荧光素染色均累计超过 2 个象限，Schirmer Ⅰ试验右眼为 3 mm/5 min，左眼为

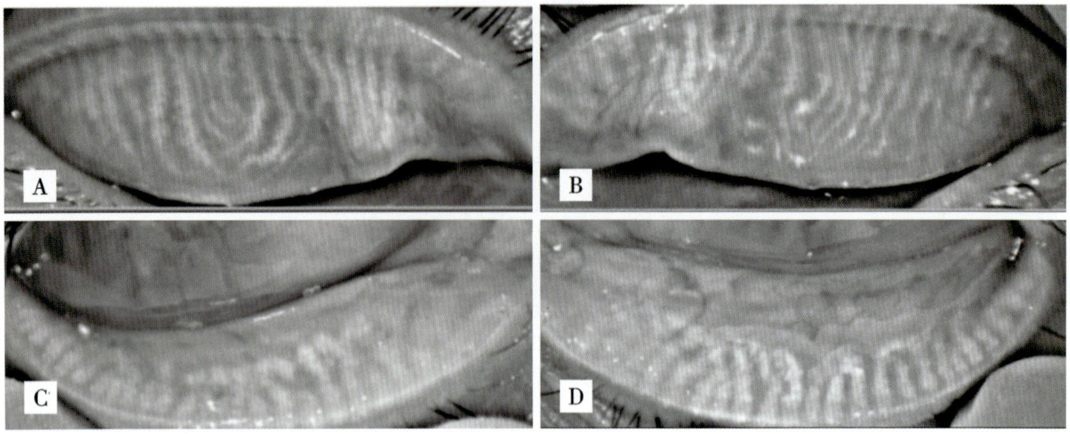

A:右眼上睑 1 分;B:左眼上睑 1 分;C:右眼下睑 1 分;D:左眼下睑 1 分。

图 8-38　睑板腺照相评分

1 mm/5 min;左眼泪膜脂质层厚度降低(图 8-37),双眼上、下睑板腺缺失均为 1/3(图 8-38)。考虑混合型干眼(重度)。

(2)初步诊断:①混合型干眼(重度);②Sjögren 综合征。

3. 临床治疗意见　患者眼部单独应用玻璃酸钠滴眼液已无法缓解眼干症状,双眼角膜荧光素染色阳性,且染色累计超过 2 个象限,需加用促分泌型人工泪液、修复眼表类眼膏和抗炎类滴眼液等药物对症治疗。物理治疗建议佩戴湿房镜。因患者病情复杂多变,需与患者充分沟通后根据每次复诊时眼表情况,调整用药种类及使用频率,并确保患者定期复查。

4. 复诊

(1)治疗 1 年时复诊情况

1)患者眼部不适症状明显改善,眼部体征也较前改善(表 8-23,图 8-39),对治疗效果很满意。

2)OSDI:6.25 分。

3)干眼检查:见表 8-23。

表 8-23　干眼检查

项目	右眼	左眼
荧光素染色泪膜破裂时间	4 s	4 s
角膜荧光素染色	T1G3	T1G3
Schirmer Ⅰ试验	4 mm/5 min	7 mm/5 min
泪膜脂质层厚度	100+nm	100+nm

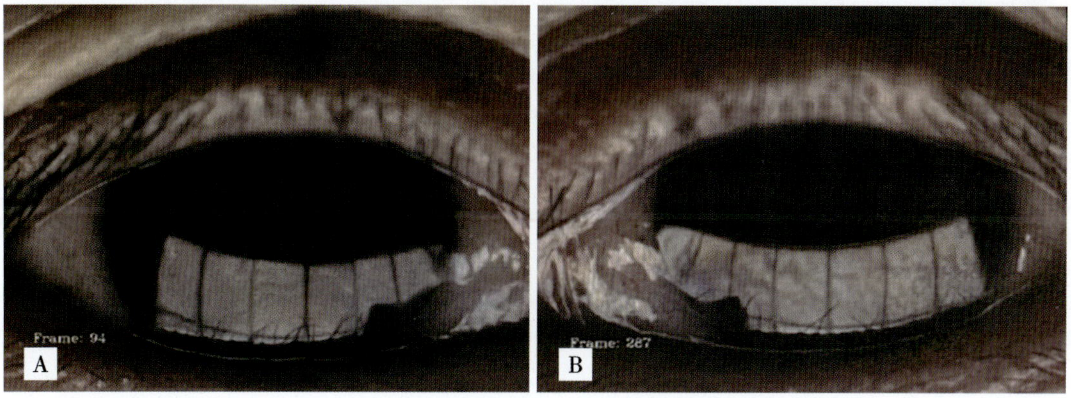

A：右眼 100+nm；B：左眼 100+nm。

图 8-39　LipiView 眼表干涉仪检查结果

（2）治疗 2 年时复诊情况

1）患者眼部不适症状及体征未加重（表 8-24，图 8-40）。

2）OSDI：8.33 分。

3）干眼检查：见表 8-24。

表 8-24　干眼检查

项目	右眼	左眼
荧光素染色泪膜破裂时间	3 s	3 s
角膜荧光素染色	T1G2	T1G2
Schirmer Ⅰ试验	3 mm/5 min	7 mm/5 min
泪膜脂质层厚度	87 nm	85 nm

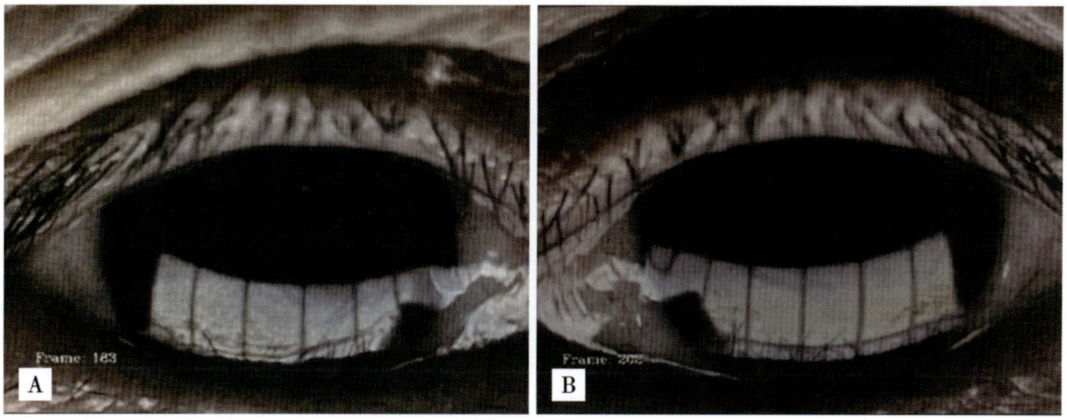

A：右眼 87 nm；B：左眼 85 nm。

图 8-40　LipiView 眼表干涉仪检查结果

5. 诊断 ①双眼混合型干眼(重度);②Sjögren 综合征。

6. 病例思考

(1)本例患者在就诊于眼科前已由风湿免疫科确诊为 Sjögren 综合征,全身情况控制良好,早期应用人工泪液可缓解眼部症状,后期单独应用人工泪液已不能缓解眼部不适症状。当全身病治疗不能有效改善干眼症状时,需眼科评估眼局部病情变化,联合全身治疗,共同控制疾病的发展,因此,Sjögren 综合征的治疗需多学科联合。

(2)Sjögren 综合征是一种慢性的自身免疫性疾病,干眼亦是一种慢性眼表疾病,均需长期治疗。Sjögren 综合征患者需在风湿免疫科与眼科反复就诊,患者就医花费时间长,成本高,如何建立多学科之间的良好协作,帮助患者节约医疗成本值得我们思考。

(3)慢性病的治疗是一个长期过程,患者需要有良好的依从性,特别是合并全身疾病的干眼患者。因此,需要医患共同努力做好 Sjögren 综合征的慢病管理:Sjögren 综合征的早期筛查、风险预测、预警与综合干预、Sjögren 综合征人群的综合管理、管理效果评估等。

病例 7 Stevens-Johnson 综合征

患者女性,39 岁,职员。双眼畏光、眼红、异物感 29 年,左眼视力下降 1 周。

29 年前口服"磺胺类药物"后出现体温持续升高,入院治疗体温下降后开始出现全身水疱,主要分布于躯干、四肢、口腔、眼部等,伴指甲脱落,持续 1 周后皮肤开始溃破、结痂。在病情稳定出院时,眼部出现畏光、眼红、异物感,伴分泌物增多呈黄色黏稠状,左眼重,院外给予"红霉素眼膏及人工泪液"治疗,效果不佳,改用"妥布霉素地塞米松滴眼液与人工泪液",间断用药 10 年,症状反复,多次医院就诊。

近 2 年上述眼部症状逐渐加重,居家热敷 3 ~ 5 次/周,局部应用"人工泪液、维生素 A 棕榈酸酯眼用凝胶"点眼,症状稍有缓解。为进一步明确诊断,就诊于协和医院眼科,诊断为 Stevens-Johnson 综合征,给予"玻璃酸钠滴眼液和妥布霉素地塞米松滴眼液"点眼,症状无缓解。

1 周前自觉左眼视力下降,眼前遮挡感,于外院就诊,诊断为"Stevens-Johnson 综合征、重度干眼",建议佩戴巩膜镜,给予"0.05% 环孢素滴眼液、地夸磷索钠滴眼液、0.1% 氟米龙滴眼液"点眼,1 周后视力稍有提升。为验配巩膜镜,于我院门诊就诊。

"磺胺类及青霉素类药物"过敏。

1. 首次门诊就诊

(1)OSDI 77.0 分。

(2)眼科检查 见表 8-25。

表 8-25　眼科检查

项目		右眼	左眼
视力	裸眼视力	0.6	0.05
	矫正视力	-1.25DC×5→1.0⁻	-4.5DS→0.2⁻
眼压		14.2 mmHg	15.7 mmHg
眼睑		启闭自如,无充血、水肿	启闭自如,无充血、水肿
睑缘		上下睑缘形态不规则,过度角化,后睑缘钝圆,增厚,可见新生血管,睑板腺开口堵塞,可见脂栓形成,泪河窄,泪点位置正常,按压泪囊区未见异常分泌物	上下睑缘形态不规则,可见后睑缘钝圆,增厚,新生血管生成,睑板腺开口堵塞,可见脂栓形成,颞侧开口消失,泪河窄,泪点位置正常,按压泪囊区未见异常分泌物
结膜		中度充血,鼻侧轻度睑球粘连	中度充血,颞侧下方轻度睑球粘连
角膜		透明,KP(-)	瞳孔区下方可见一约 4 mm 细月牙形缺损,余透明,KP(-)
前房		中深,房闪(-)	中深,房闪(-)
虹膜		纹理清	纹理清
瞳孔		圆,直径 3.0 mm,对光反射灵敏	圆,直径 3.0 mm,对光反射灵敏
晶状体		透明	透明
眼底		未见异常	未见异常

(3)干眼相关检查　见表 8-26,图 8-41～图 8-44。

表 8-26　干眼检查

项目	右眼	左眼
荧光素染色泪膜破裂时间	1 s	1 s
角膜荧光素染色	T2C4	T4C4
Schirmer Ⅰ 试验	2 mm/5 min	0 mm/5 min

2. 临床诊断思路

(1)Stevens-Johnson 综合征是一种累及皮肤和黏膜的急性水疱病变,病因较复杂,可发生在某些感染或口服某些药物后,主要表现为皮肤及黏膜的损害,出现红斑或丘疹、水疱等。急性期以结膜充血和假膜形成的卡他性结膜炎为特征,可累及睑板腺,导致睑板腺开口阻塞。急性期眼部炎症反应若迁延不愈，则进入慢性期，长期的炎症反应刺激促使泪腺导管闭锁、眼表鳞状上皮化生，最终形成瘢痕，表现为睑内翻或外翻、倒睫和睑球粘连等眼表功能和结构异常。根据疾病累及的皮肤黏膜面积分类：脱离范围<体表面积的 10%，诊断为 Stevens-Johnson 综合征；脱离范围>体表面积 30%，诊断为中毒性表皮坏死松解症；脱离范围为体表面积 10%～30%，诊断为 Stevens-Johnson 综合征/中毒性表皮坏死松解症重叠型。

（2）本案例患者有全身药物过敏史，口服“磺胺类药物”后出现急性期高热，伴有皮肤黏膜损害，晚期眼部干燥和角结膜瘢痕性病损，外院 Stevens-Johnson 综合征诊断明确。于眼科就诊，OSDI 77.0 分，眼科检查上、下睑缘形态不规则，过度角化，后睑缘钝圆、增厚，可见新生血管，睑板腺开口堵塞，可见脂栓形成（图 8-41），睑球粘连（图 8-42）。荧光素染色泪膜破裂时间均为 1 s，角结膜染色阳性（图 8-43，图 8-44），泪液分泌减少，Schirmer Ⅰ试验<5 mm/5 min，甚至为 0，可诊断为混合型干眼（重度）。

（3）初步诊断：①双眼混合型干眼（重度）；②Stevens-Johnson 综合征。

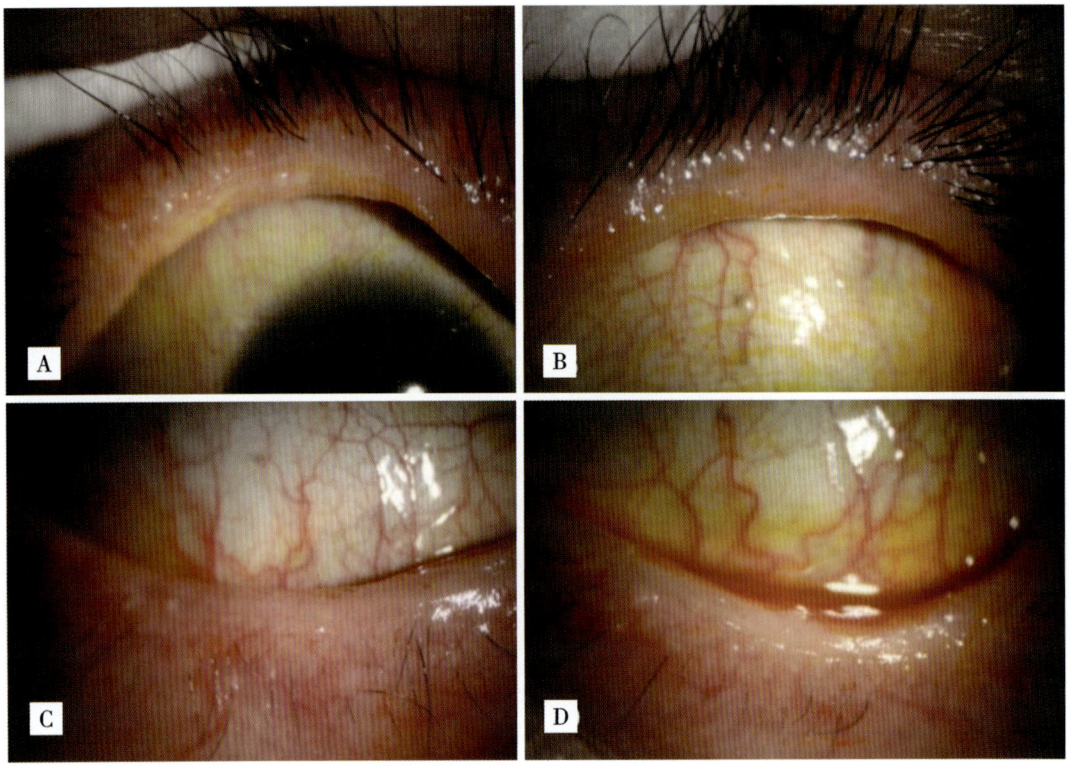

A～D：双眼睑缘形态不规则，过度角化，后睑缘钝圆，增厚，可见新生血管，睑板腺开口堵塞，可见脂栓形成。

图 8-41　睑缘形态

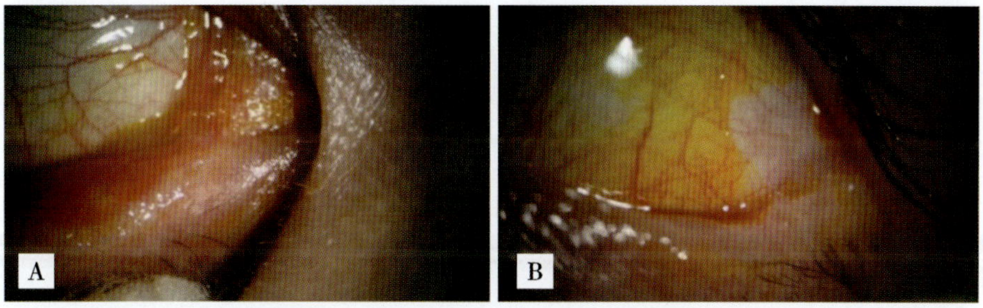

A：右眼鼻侧睑球粘连；B：左眼颞侧下方轻度睑球粘连。

图 8-42　眦部睑缘

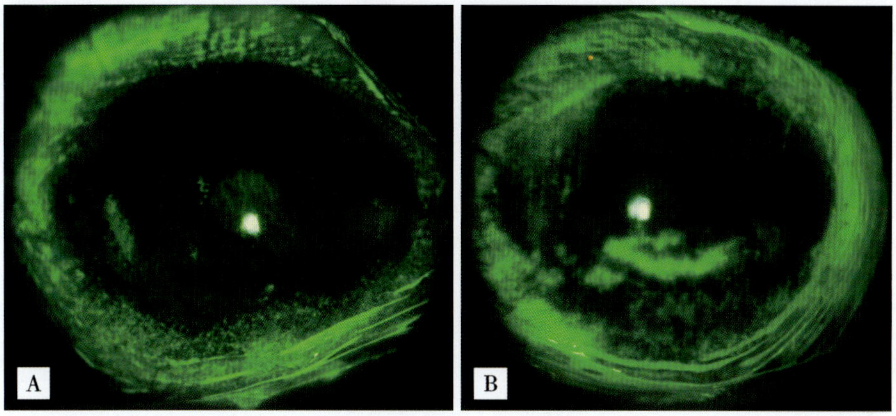

A：右眼 T2G4；B：左眼 T4G4。

图 8-43　角膜荧光素染色评分

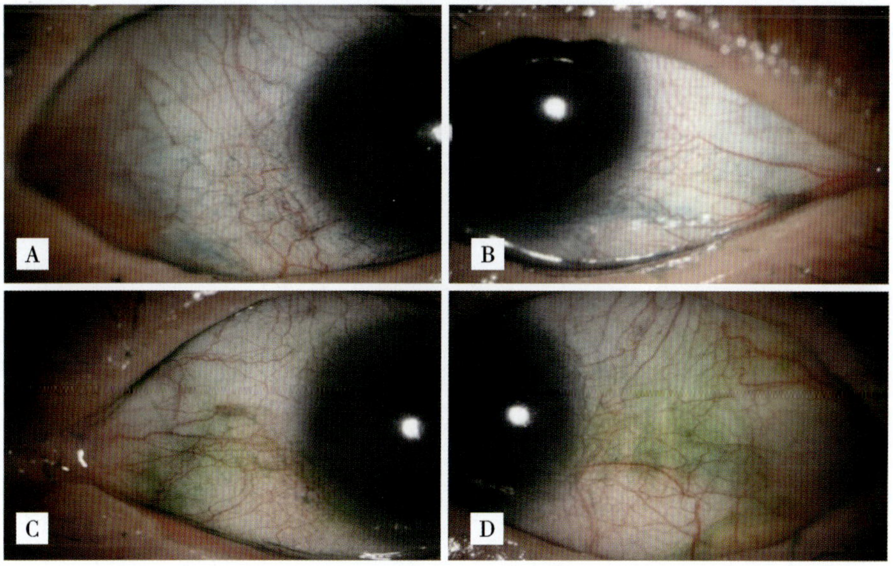

A：右眼颞侧球结膜 3 分；B：右眼鼻侧球结膜 3 分；C：左眼鼻侧球结膜 3 分；D：左眼颞侧球结膜 3 分。

图 8-44　结膜丽丝胺绿染色 van Bijsterveld 评分

3. 临床治疗意见

（1）患者病程长，病情反复，主观症状和眼表体征重，长期药物治疗效果欠佳，为减轻患者主观症状及改善眼表体征，建议试戴巩膜镜，试戴巩膜镜前先行角膜地形图检查（图 8-45），选择合适试戴巩膜镜片，佩戴后行相关检查（表 8-27，图 8-46），评估镜片适配度。积极治疗原发病，局部给予药物和睑板腺按摩等对症治疗。

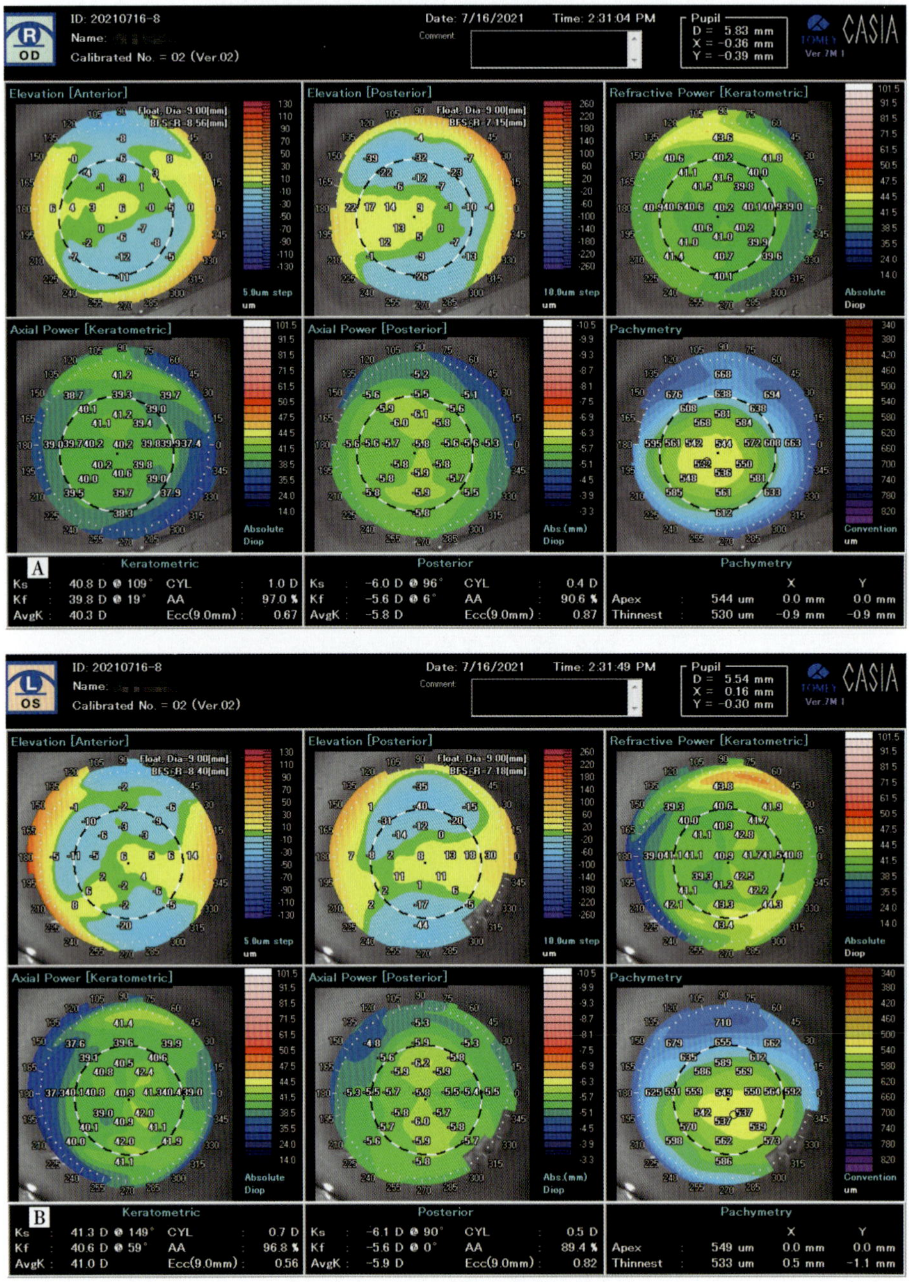

A：右眼；B：左眼。

图 8-45 双眼角膜地形图检查结果

表 8-27　戴镜后眼科相关检查

项目	右眼	左眼
矫正视力	-3.75DS/-0.75DC×5→1.0⁻	-6.50DS/-0.75DC×100→0.6⁻
拱高	366 μm	346 μm

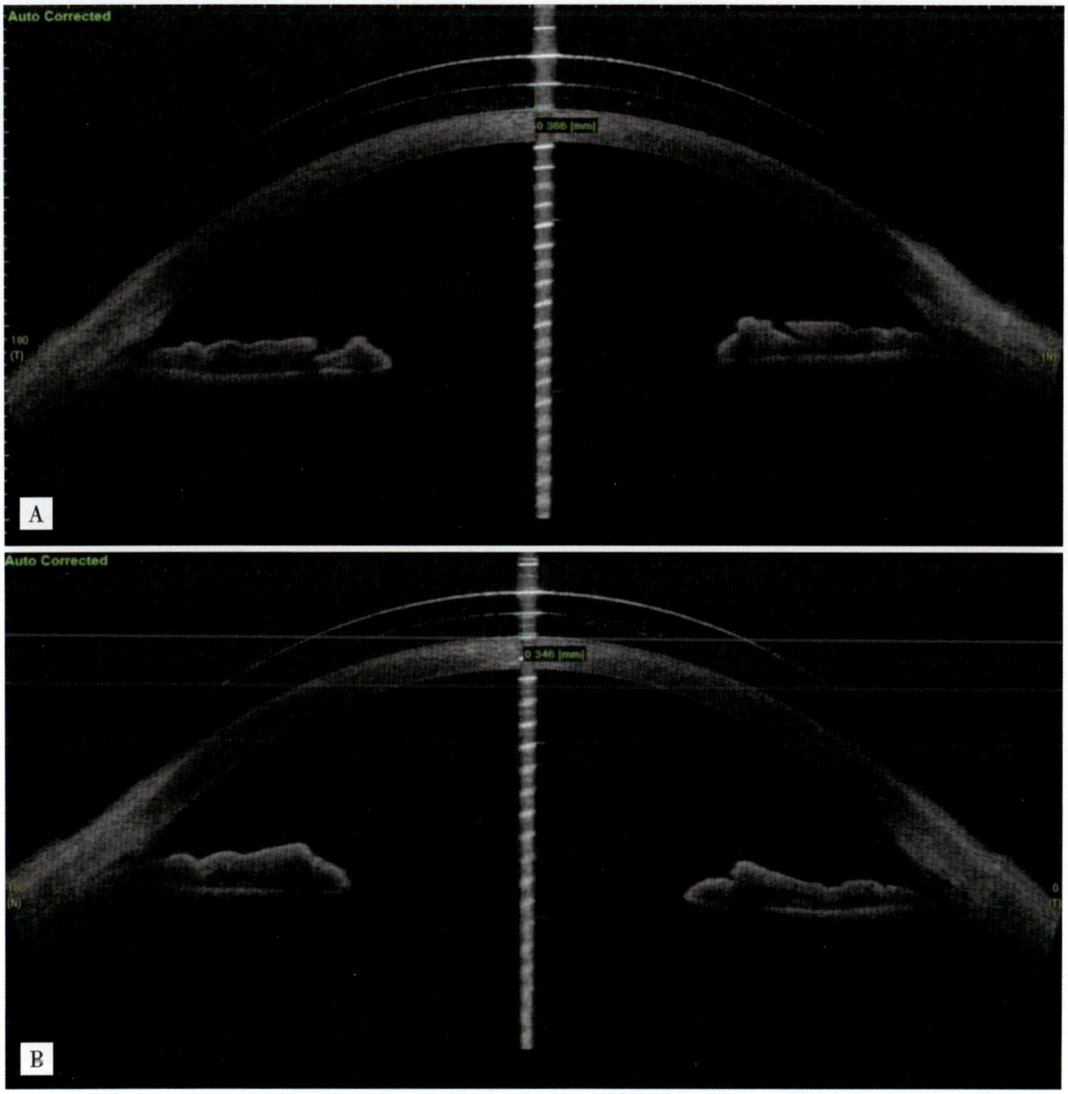

A：右眼试戴 1 h 后拱高 366 μm；B：左眼试戴 1 h 后拱高 346 μm。

图 8-46　前节 OCT 检查结果

（2）试戴巩膜镜后，患者主观症状显著改善，左眼视力明显提高。

4. 诊断　①双眼混合型干眼（重度）；②Stevens-Johnson 综合征。

5. 病例思考

(1)本例患者全身病情稳定，眼部症状和体征持续存在，对症治疗，效果欠佳，严重影响患者日常生活。试戴巩膜镜后，主观症状改善，视力明显提高。巩膜镜治疗干眼的原理是通过其特殊的设计，镜片与角膜之间存在间隙可储存泪液；巩膜镜具有湿润眼表、防止睑缘对角膜的机械性损伤、矫正角膜不规则散光、改善主观症状及提高患者生活质量的作用。因此，可通过佩戴巩膜镜来改善此类患者主观症状和眼部体征。但巩膜镜只是辅助治疗，还需联合局部药物及其他治疗，特别是对合并睑板腺功能障碍的患者，睑板腺按摩等治疗可减少佩戴巩膜镜期间的脂质沉淀，增加戴镜的舒适度。由于巩膜镜价格昂贵，验配过程复杂，且患者需学会自行佩戴，因此一定要认真做好沟通工作。

(2)Stevens-Johnson 综合征患者急性期表现出多器官受累的危急状态，死亡率高达 30%，因此需要多学科团队的支持。急性期眼部表现为结膜卡他性炎症、脓性分泌物、出血、假膜及角膜上皮的缺损，约 50% 患者会出现以上症状。

1)急性期眼部治疗目的：减轻急性炎症反应和促进眼表修复，主要包括眼表清创、药物治疗和手术治疗。①眼表清创：所有假膜及粘连应予以机械去除。②药物治疗：给予人工泪液及局部糖皮质激素等控制急性炎症及促进眼表修复。③手术治疗：在发病 7 ~ 10 d 内行羊膜移植可显著降低眼部并发症和角膜失明的发生率。

Stevens-Johnson 综合征患者慢性期会出现复杂的眼部后遗症，如干眼、睑球粘连、眼睑畸形、倒睫、结膜角化、角膜缘干细胞缺乏、角膜血管翳等。

2)慢性期眼部治疗目的：保护视觉功能及减轻炎症反应，主要包括药物治疗和手术治疗等。①药物治疗：通过人工泪液、自体血清、局部或全身糖皮质激素和免疫抑制剂等控制慢性炎症并缓解干眼。②手术治疗：对于睑球粘连可以行粘连松解术，对于眼睑畸形、倒睫等可行眼睑重建术。必要时可以行角膜缘干细胞移植及同种异体角膜移植或人工角膜移植。此外，颌下腺移植、泪点栓塞及睑缘缝合可用于严重干眼。③其他治疗：角膜接触镜，如绷带镜、巩膜接触镜等可用于慢性期干眼的治疗。

病例 8　移植物抗宿主病

患者男性，50 岁，农民。双眼反复眼干、眼涩，伴眼红 3 年。

3 年前出现眼部干涩症状，局部药物治疗（妥布霉素滴眼液、玻璃酸钠滴眼液、重组牛碱性成纤维细胞生长因子滴眼液），症状可缓解。

2 年前眼部干涩症状加重，伴有眼红、畏光等不适，再次于医院就诊，给予“妥布霉素地塞米松滴眼液，玻璃酸钠滴眼液、重组牛碱性成纤维细胞生长因子滴眼液、小牛血去蛋白提取物眼用凝胶”点眼治疗，效果尚可。

2 个月前双眼眼痛、畏光症状加重，再次就诊，给予口服药物治疗，具体不详，效果欠佳。为进一步治疗于我院眼科门诊就诊。

患者吸烟 30 余年，戒烟 6 年，饮酒 30 余年，戒酒 6 年。6 年前确诊为“白血病”。4 年前因“白血病”行“骨髓造血干细胞移植（胞弟）”，术后各指标无异常，应用抗排异药物免疫抑制剂治疗，停药后出现轻度口腔溃疡，应用“甲硝唑”漱口，经治疗痊愈。

1. 首次门诊就诊

（1）OSDI　90.05 分。

（2）眼科检查　见表 8-28。

表 8-28　眼科检查

项目		右眼	左眼
视力	裸眼视力	0.1	0.5
	矫正视力	不提高	不提高
眼压		Tn	Tn
眼睑		启闭自如，无充血、水肿	启闭自如，无充血、水肿
睑缘		睑缘增厚，新生血管形成，睑板腺开口堵塞，可见脂栓形成，泪河窄，泪点位置正常，按压泪囊区未见异常分泌物	睑缘增厚，新生血管形成，睑板腺开口堵塞，可见脂栓形成，泪河窄，泪点位置正常，按压泪囊区未见异常分泌物
结膜		重度充血	重度充血
角膜		中央偏颞下可见直径约 4 mm×3 mm 椭圆形角膜上皮缺损，基质透明，KP(-)	上皮粗糙，下方浅基质层轻度混浊，KP(-)
前房		中深，房闪(-)	中深，房闪(-)
虹膜		纹理清	纹理清
瞳孔		圆，直径 3.0 mm，对光反射灵敏	圆，直径 3.0 mm，对光反射灵敏
晶状体		轻混	轻混
眼底		未见异常	未见异常

Tn：眼压正常。

（3）干眼相关检查　见表 8-29，图 8-47～图 8-51。

表 8-29　干眼检查

项目	右眼	左眼
荧光素染色泪膜破裂时间	0 s	1 s
角膜荧光素染色	T4G4	T3G4
Schirmer Ⅰ试验	2 mm/5 min	3 mm/5 min

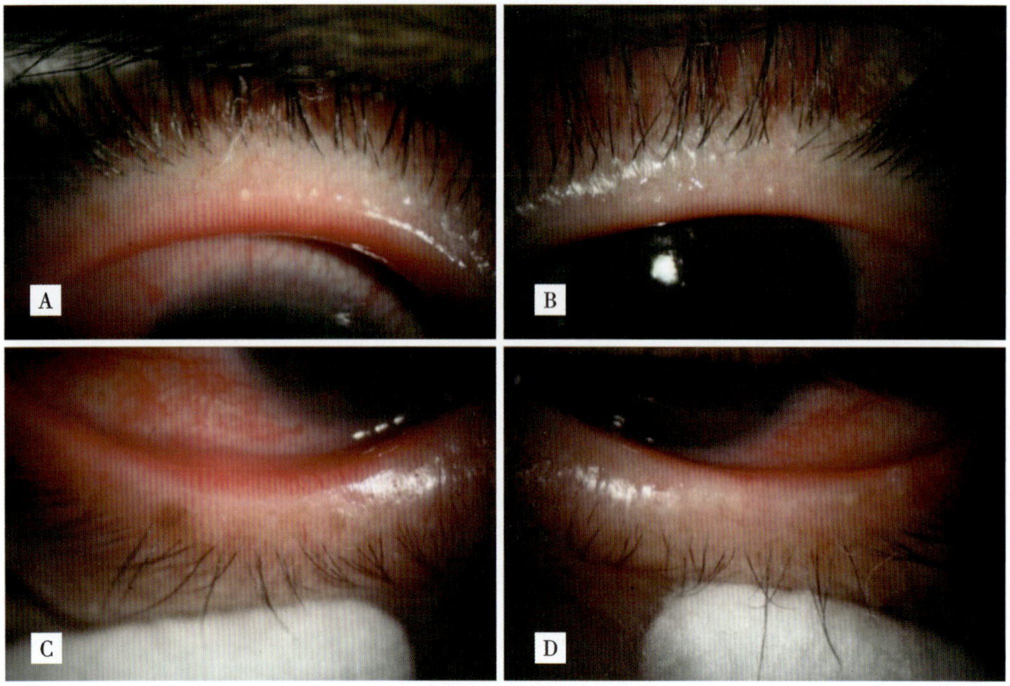

A～D：双眼睑缘增厚、新生血管形成，睑板腺开口堵塞，可见脂栓形成。

图 8–47　睑缘形态

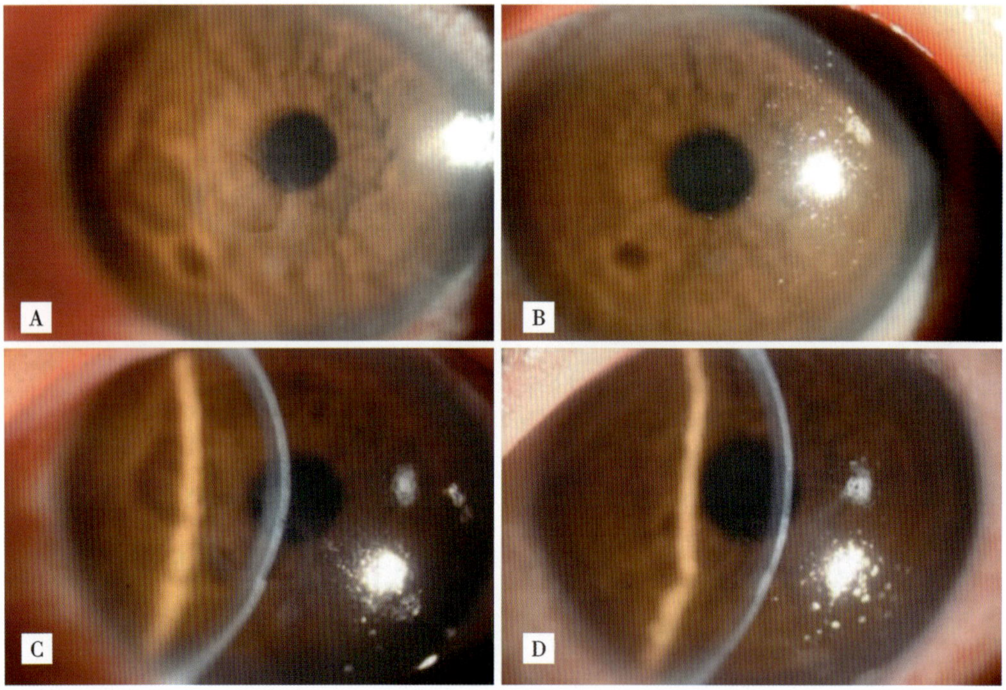

A、C：右眼角膜中央偏颞下可见直径约 4 mm×3 mm 椭圆形角膜上皮缺损，基质透明；B、D：左眼角膜上皮粗糙，下方浅基质层轻度混浊。

图 8–48　眼前节照相

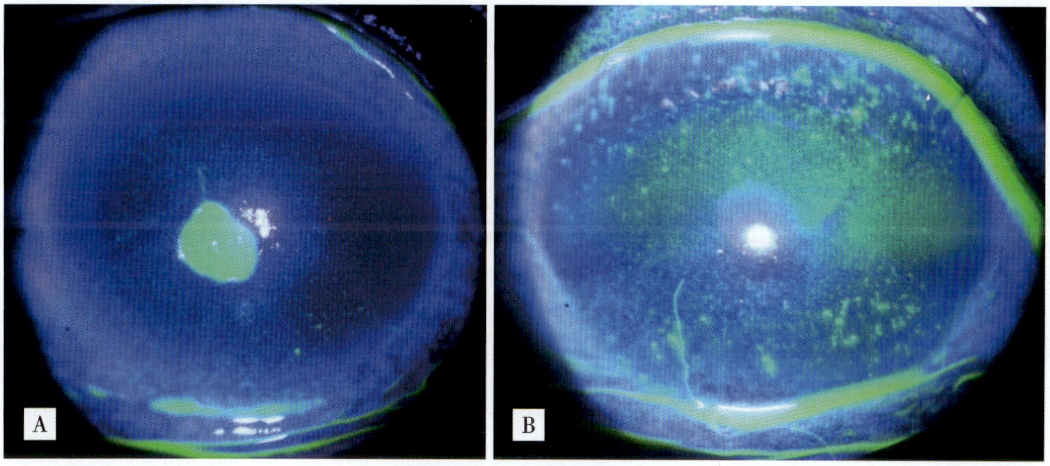

A：右眼 T4G4；B：左眼 T3G4。

图 8-49　角膜荧光素染色评分

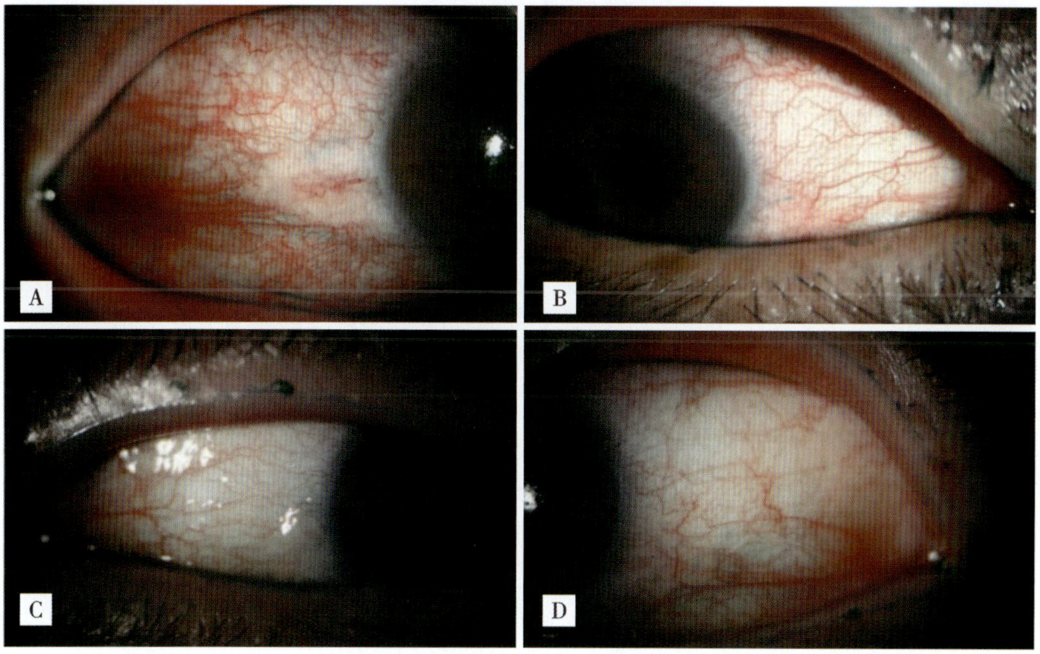

A：右眼颞侧球结膜 2 分；B：右眼鼻侧球结膜 1 分；C：左眼鼻侧球结膜 1 分；D：左眼颞侧球结膜 2 分。

图 8-50　结膜丽丝胺绿染色 van Bijotorvold 评分

2. 临床诊断思路

（1）移植物抗宿主病（graft versus host disease，GVHD）是指用含有免疫活性细胞的组织（骨髓、胸腺、胚肝等）植入有免疫缺陷的受者时，移植物不遭排斥但对宿主细胞产生免疫损失所致的疾病。造血干细胞移植后的 GVHD 是一种全身性、多器官的免疫性疾病。GVHD 的靶器官包括皮肤、消化系统、肝脏、肺脏、口腔黏膜、眼和其他器官。眼部 GVHD 是一个描述同种异体移植术后局部炎症、瘢痕化和睑板腺功能障碍造成眼表和泪腺功能异常的疾病总称。

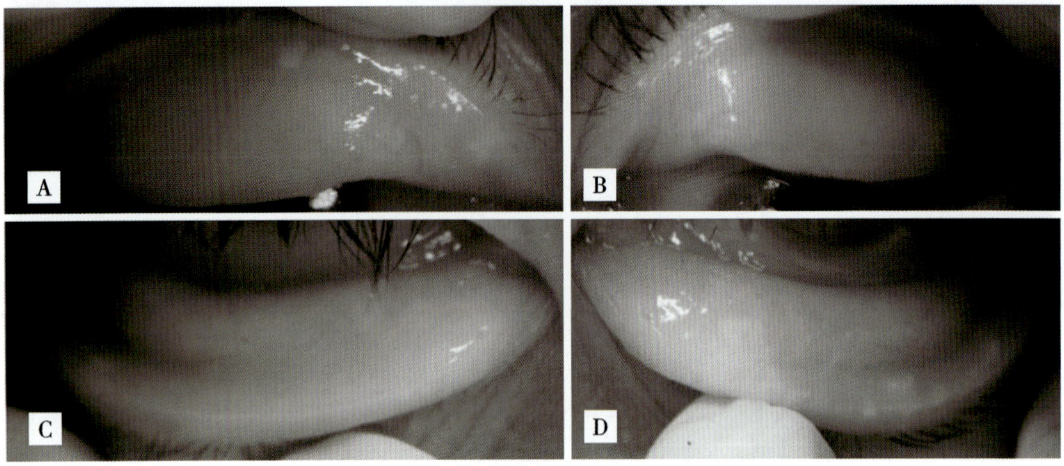

A:右眼上睑 3 分;B:左眼上睑 3 分;C:右眼下睑 3 分;D:左眼下睑 3 分。

图 8-51 睑板腺照相评分

(2)眼部 GVHD 分为急性和慢性。眼部急性 GVHD 患者有结膜和角膜的表现,Jabs 等人将其分为 4 期:Ⅰ期结膜充血可以非常轻微;Ⅱ期结膜充血水肿伴有浆液性渗出;Ⅲ期结膜充血伴有结膜上皮脱离导致假膜形成;Ⅳ期角膜上皮脱落。眼部急性 GVHD 十分少见,是急性全身 GVHD 的严重度标志之一,通常在全身 GVHD 发病后 2 周出现,提示预后不良。慢性眼部 GVHD 患者最常出现的症状为眼干、局部刺激感、异物感、畏光、烧灼感、流泪和眼红。其他慢性眼部 GVHD 继发于结膜瘢痕化改变,可导致睑球粘连和眼睑形态改变(睑内翻、睑外翻、泪点缩窄和睑板腺萎缩)。慢性眼部 GVHD 可独立于全身 GVHD 出现,提示眼表可能是骨髓或干细胞移植术后数月或数年慢性 GVHD 的独立靶器官。

(3)患者行骨髓造血干细胞移植后出现双眼干涩症状,症状反复发作,累及结膜、角膜。眼科就诊,OSDI 90.05 分。眼科查体见双眼睑缘增厚、新生血管形成,睑板腺开口堵塞,可见脂栓形成(图 8-47),结膜重度充血,角膜上皮损伤(图 8-48),泪河窄。右眼荧光素染色泪膜破裂时间为 0 s,左眼荧光素染色泪膜破裂时间为 1 s,角结膜染色阳性(图 8-49,图 8-50)。Schirmer Ⅰ试验:右眼 2 mm/5 min,左眼 3 mm/5 min,双眼睑板腺腺体缺失>2/3(图 8-51),可诊断为混合型干眼(重度)

(4)初步诊断:①双眼混合型干眼(重度);②慢性 GVHD。

3. 临床治疗意见　本案例患者双眼睑缘充血、上下睑板腺开口脂栓形成,结膜重度充血,角膜上皮损伤,泪液量少,给予局部药物(人工泪液、抗炎、眼表修复)点眼治疗,嘱患者监测眼压,按时复诊。血液内科联合行 GVHD 全身相关治疗。

4. 复诊

(1)治疗 5 个月后,患者诉眼部不适症状缓解,眼科检查见眼部体征改善(图 8-52 ~ 图 8-55)。

(2)OSDI　36.52 分。

(3)干眼检查　见表 8-30。

表 8-30　干眼检查

项目	右眼	左眼
荧光素染色泪膜破裂时间	1 s	2 s
角膜荧光素染色	T3G3	T2G3
Schirmer Ⅰ试验	4 mm/5 min	5 mm/5 min

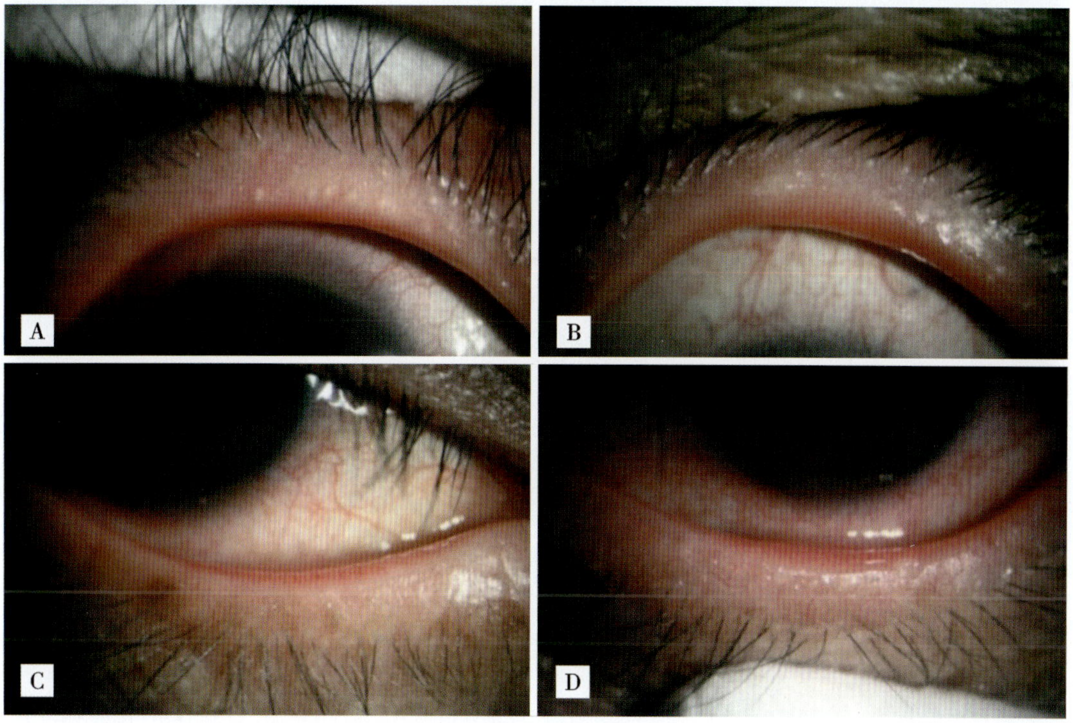

A ~ D:双眼睑缘增厚、新生血管形成,睑板腺开口堵塞,可见脂栓形成。

图 8-52　睑缘形态

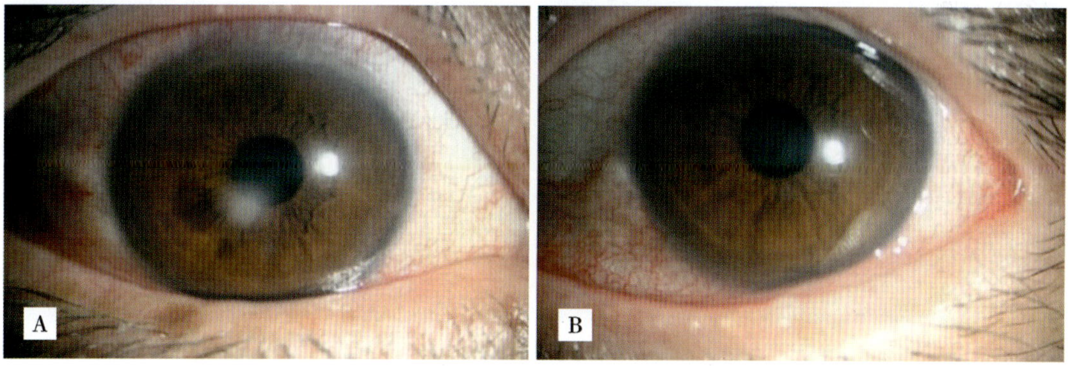

A:右眼角膜中央偏颞下可见直径约 1.5 mm 斑翳,余角膜透明;B:左眼角膜透明。

图 8-53　眼前节照相

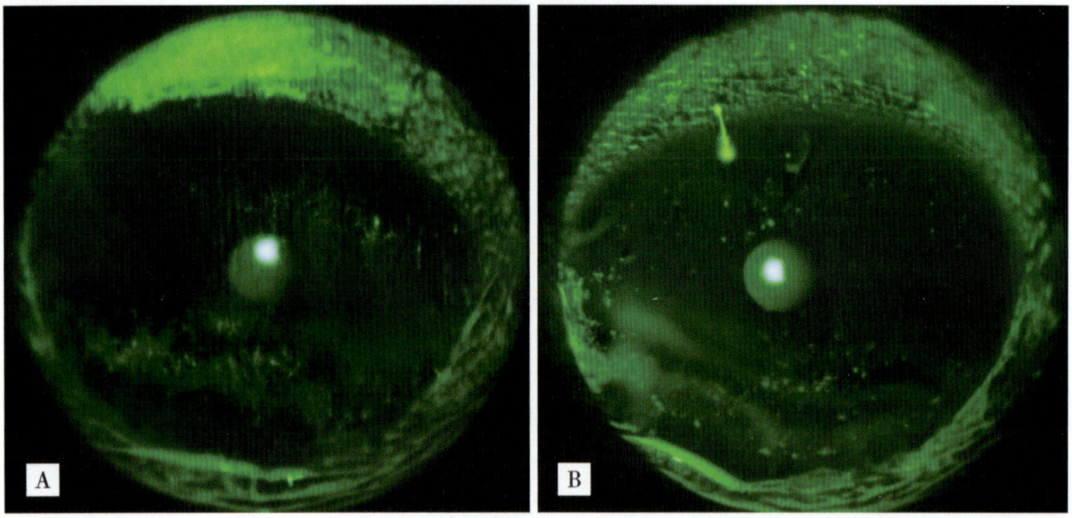

A：右眼 T3G3；B：左眼 T2G3。

图 8-54　角膜荧光素染色评分

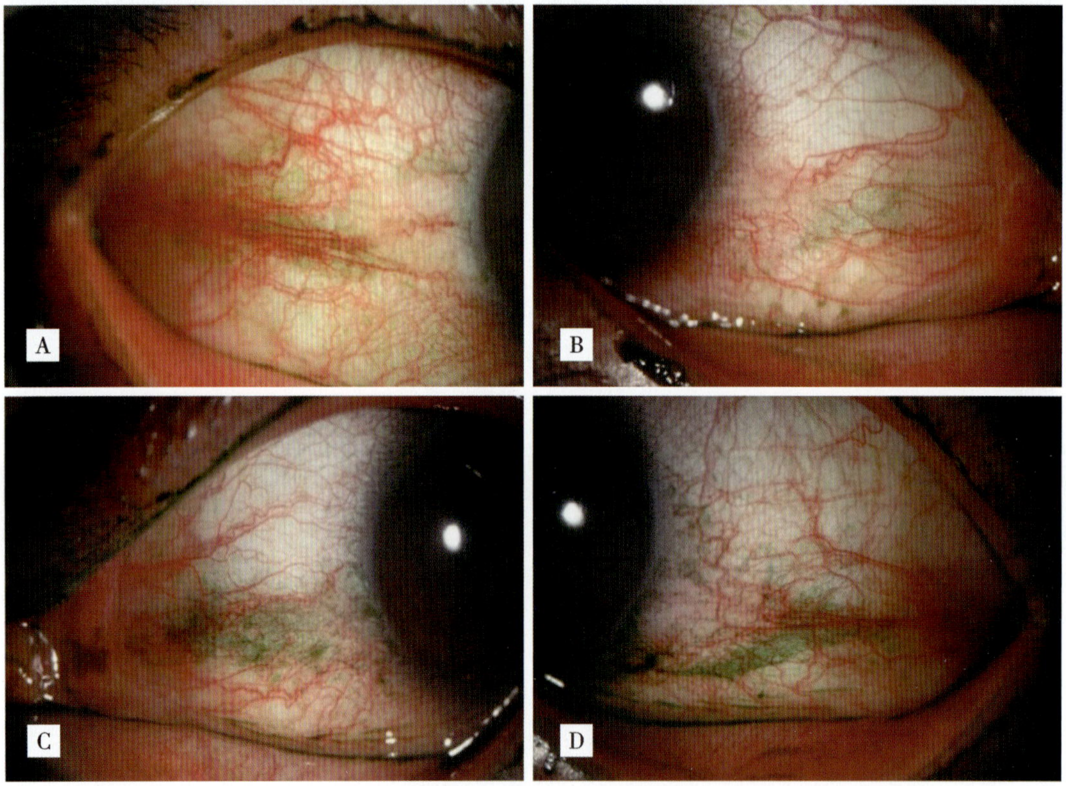

A：右眼颞侧球结膜 2 分；B：右眼鼻侧球结膜 2 分；C：左眼鼻侧球结膜 3 分；D：左眼颞侧球结膜 3 分。

图 8-55　结膜丽丝胺绿染色 van Bijsterveld 评分

5. 诊断 ①双眼混合型干眼(重度);②慢性 GVHD。

6. 病例思考

(1)本案例患者 4 年前有骨髓造血干细胞移植病史,在停用抗排斥药后出现口腔不适症状,药物治疗后痊愈。3 年前出现眼部不适症状,查角膜、结膜发现右眼角膜上皮片状缺损,左眼角膜上皮弥漫性点状病变,双眼结膜丽丝胺绿染色着染,结合患者病史、症状和体征可诊断为混合型干眼和慢性 GVHD。

(2)本案例患者在停用抗排斥药物免疫抑制剂 1 年后全身情况良好,但眼部出现不适症状,在给予眼部药物对症治疗后,眼部不适症状无明显改善,病情反复,眼科检查可见睑板腺功能障碍严重,并影响角结膜和泪液分泌量。局部给予人工泪液、抗炎、修复眼表药物,经多次眼科复诊症状及眼部体征控制良好。本案例特点:患者眼部表现严重,但尚无全身 GVHD,此类情况患者治疗目的应以眼局部对症处理、保护视功能为主。

(3)慢性 GVHD 可累及整个眼表组织,严重的眼表疾病可以发生在尚无全身 GVHD 时。当累及全身且病情严重时,眼部症状和体征往往被忽视。同时,干眼在慢性 GVHD 患者中比急性 GVHD 更常见。早诊断、早治疗、预防并发症是患者获得良好预后的关键,还需要定期复查,评估眼部情况,并及时调整治疗方案。

参考文献

[1]刘祖国. 干眼[M]. 北京:人民卫生出版社,2017.

[2]胡正林,袁淑波,马林. 眼科 · 视光-屈光矫正学[M]. 北京:化学工业出版社,2018.

[3]亚洲干眼协会中国分会,海峡两岸医药卫生交流协会眼科学专业委员会眼表与泪液病学组. 我国睑板腺功能障碍诊断与治疗专家共识(2017 年)[J]. 中华眼科杂志,2017,53(9):657-661.

[4]葛坚,王宁利. 眼科学[M]. 3 版. 北京:人民卫生出版社,2015.

[5]亚洲干眼协会中国分会,海峡两岸医药卫生交流协会眼科学专业委员会眼表与泪液病学组,中国医师协会眼科医师分会眼表与干眼学组. 中国干眼专家共识:生活方式相关性干眼(2022 年)[J]. 中华眼科杂志,2022,58(8):573-583.

[6]NELSON JD, SHIMAZAKI J, BENITEZ-DEL-CASTILLO J M, et al. The international workshop on meibomian gland dysfunction: report of the definition and classification subcommittee[J]. Invest Ophthalmol Vis Sci,2011,52(4):1930-1937.

[7]RONG B, TANG Y, LIU R, et al. Long-term effects of intense pulsed light combined with meibomian gland expression in the treatment of meibomian gland dysfunction[J]. Photomed Laser Surg,2018,36(10):562-567.

[8]RUAN F, ZANG Y, SELLA R, et al. Intense pulsed light therapy with optimal pulse technology as an adjunct therapy for moderate to severe blepharitis-associated keratoconjunctivitis[J]. J Ophthalmol,2019,2019:3143469.

[9]HUO Y,MO Y,WU Y,et al. Demodex therapeutic effect of intense pulsed light with optimal pulse technology on meibomian gland dysfunction with and without ocular infestation[J]. Ann Transl Med,2021,9(3):238.

[10]VAZIRNIA A,WAT H,DANESH M J,et al. Intense pulsed light for improving dry eye disease in rosacea[J]. J Am Acad Dermatol,2020,83(2):e105.

[11]董怡,张奉春. 干燥综合征[M]. 北京:人民卫生出版社,2016.

[12]HSU D Y,BRIEVA J,SILVERBERG N B,et al. Morbidity and mortality of Stevens-Johnson syndrome and toxic epidermal necrolysis in United States adults[J]. J Invest Dermatol,2016,136(7):1387-1397.

[13]晋秀明,徐雯. 图解干眼诊疗[M]. 北京:人民卫生出版社,2020.

[14]KIM S K. Update on ocular graft versus host disease[J]. Curr Opin Ophthalmol,2006,17(4):344-8.

[15]马克·曼尼斯. 角膜:上卷[M]. 史传云,主译. 北京:人民卫生出版社,2018.

[16]孙旭光. 睑缘炎与睑板腺功能障碍[M]. 北京:人民卫生出版社,2015.

第九章

展　望

本书提出“精准诊断，个性化治疗，慢病管理”的干眼诊疗与管理理念，通过主观症状评估、危险因素分析以及客观体征检查，依据干眼诊断标准，对不同患者进行精确诊断、分型、分度，制订个性化的治疗方案和管理策略，最终形成一套完整的干眼诊疗与管理规范化流程，有助于干眼诊疗与管理工作的开展。

目前我国干眼临床工作中仍存在一些问题亟待解决：①干眼患者多而专业医师少，并且有限的医疗资源分配不均衡。②干眼是慢性疾病需长期就医，除干眼相关的医疗费用外，患者还需承担相应的交通费、住宿费、餐饮费以及误工费等，这大大增加干眼诊患者的诊疗成本和经济负担。③传统诊疗方式是院内就医，因时间和空间的限制，多数患者得不到及时救治，延误病情，影响眼部健康。④干眼传统防治与管理方式是医生基于指南为患者提供指导和管理建议，但由于医务人员与患者缺乏有效沟通途径，无法及时、高效地指导和督促患者就诊及自我管理，导致干眼防治效果差。因此，传统诊疗与管理模式存在一定的弊端和局限性。

2020 年《中华人民共和国基本医疗卫生与健康促进法》第四十九条指出：国家推进全民健康信息化，推动健康医疗大数据、人工智能等的应用发展，加快医疗卫生信息基础设施建设，制定健康医疗数据采集、存储、分析和应用的技术标准，运用信息技术促进优质医疗卫生资源的普及与共享。2021 年工业和信息化部、国家卫生健康委员会等 10 部门联合印发《“十四五”医疗装备产业发展规划》，要求进一步推动精准医疗全面创新发展，使其逐步成为医药大健康产业发展的驱动引擎。在推动精准医疗、鼓励医学科技创新以及数字化医疗的政策支持下，随着智能手机的普及与人工智能的兴起，信息技术领域取得了爆炸性的发展，慢病管理也逐渐从传统方式向全面的数字化方式过渡。糖尿病、高血压等慢性病领域已研发出多种精准诊疗和数字化管理平台，惠及高血压和糖尿病患者以及相关产业发展，但干眼领域至今还没有类似的平台。

因此，在“精准诊断，个性化治疗，慢病管理”的干眼诊疗与管理理念基础上，通过构建“干眼精准诊疗与数字化管理平台”，将干眼预防、诊疗与管理有机结合在一起。“干眼精准诊疗与数字化管理平台”主要特征是移动健康与人工智能技术，以智能设备为中心，收集并记录各种健康相关数据，利用人工智能与大数据相关技术，在手机端或云端对数据进行处理与分析，生成相关的决策支持结论，随后基于网络通信技术，将该决策支持信息传递给医护人员，最终由医护人员实际执行干预，并持续监测来自移动端的反馈，亦可将生成的决策支持信息直接返回给患者，为其提供自我管理支持。“干眼精准诊疗与数字化管理平台”的构建和临床应用将实现干眼传统诊疗与管理向数字化的转变。

“干眼精准诊疗与数字化管理平台”将打破传统诊疗与管理模式，创建新型精准诊疗与数字化管理模式，完善医院的干眼管理系统，均衡配置医疗资源，缓解医生与患者的供需矛盾；减轻患者的经济负担，提高患者的经济及时间效益；打破患病即需到院内诊疗（患者就医+医生看病）的传统观念，满足不同干眼患者的个性化诊疗需求；实现对干眼患者的数字化管理，提高患者依从性，改善患者不良生活习惯；促进信息技术与医疗行业的共同发展，颠覆中国现有的慢病诊疗与管理模式，探索一种适合中国干眼慢病患者的新型健康诊疗与管理模式。

附 录

附录 1 眼表疾病指数(ocular surface disease index,OSDI)量表

1. 眼部症状

在过去 1 周内眼部是否有以下不适	总是	经常	半数时间	偶尔	从不
对光敏感	4	3	2	1	0
沙砾感	4	3	2	1	0
眼痛	4	3	2	1	0

2. 视觉功能

在过去 1 周视力是否有以下变化,以及做以下事情时是否有不适	总是	经常	半数时间	偶尔	从不	不确定
视力波动	4	3	2	1	0	—
视力差	4	3	2	1	0	—
阅读	4	3	2	1	0	—
夜间驾驶	4	3	2	1	0	—
操作电脑或银行提款机	4	3	2	1	0	—
看电视	4	3	2	1	0	—

3. 环境触发因素

在过去1周内，眼部在以下环境中是否感到不适	总是	经常	半数时间	偶尔	从不	不确定
大风天气	4	3	2	1	0	—
低湿度（非常干燥）的环境	4	3	2	1	0	—
空调房内	4	3	2	1	0	—

注：若无以上行为请选"不确定"。

【结果分析】

OSDI 分值=所有问题总分值×25/患者回答的问题数。

根据总分及答案问题数可分为0～12分为正常、13～22分为轻度干眼、23～32分为中度干眼以及>33分为重度干眼。

附录2　干眼调查问卷-5
(dry eye questionnaire-5,DEQ-5)

1. 关于眼部不适的问题

a. 在过去1个月中,您的眼睛感到不适的频率如何?
0 从来没有;1 偶尔;2 有时会;3 经常会;4 每天都有
b. 当您的眼睛感到不适时,这种不适感在1天结束睡觉前2小时内有多强烈?
0 无;1 极轻;2 轻度;3 中度;4 重度;5 极重度

2. 关于眼干的问题

a. 在过去1个月中,您的眼睛干涩的频率如何?
0 从来没有;1 偶尔;2 有时会;3 经常会;4 每天都有
b. 当您的眼睛干涩时,这种干涩感在1天结束睡觉前2小时内有多强烈?
0 无;1 极轻;2 轻度;3 中度;4 重度;5 极重度

3. 关于眼睛流泪的问题

在过去1个月中,您的眼睛看起来或者感觉流泪的频率如何?
0 从来没有;1 偶尔;2 有时会;3 经常会;4 每天都有

分数:1a+1b+2a+2b+3=总分　____+____+____+____+____=____

【结果分析】

总分>6分提示干眼。

总分>12分提示可能伴有Sjögren综合征等导致干眼的全身疾病。

附录3　干眼标准症状评估(standard patient evaluation of eye dryness,SPEED)问卷

1. 您所经历的症状类型

症状	本次		过去3 d内		过去3个月内	
	是	否	是	否	是	否
干燥感、沙砾感或刺痒感						
疼痛感或刺激感						
烧灼感或流泪						
眼部疲劳感						

2. 您所经历的症状发生的频率

症状	0	1	2	3	
干燥感、沙砾感或刺痒感					0＝完全没有 1＝有时发生 2＝经常发生 3＝持续存在
疼痛感或刺激感					
烧灼感或流泪					
眼部疲劳感					

3. 您所经历的症状的严重程度

症状	0	1	2	3	4	
干燥感、沙砾感或刺痒感						0＝没有任何影响 1＝暂时可以容忍 2＝不舒适,但不影响生活 3＝烦躁、刺痛和影响生活 4＝难以忍受,不能正常生活
疼痛感或刺激感						
烧灼感或流泪						
眼部疲劳感						

【结果分析】

症状发生频率得分和发生严重程度得分相加即为总分,最高分28分。

附录 4 McMonnies 干眼调查问卷

1. 基础信息

□<25 岁(0) □男,25～45 岁(1) □男,>45 岁(2)

□女,25～45 岁(3) □女,>45 岁(6)

2. 您以前是否有干眼并接受过滴眼液或其他治疗?

□是(6) □否(0) □不确定(0)

3. 您的眼睛是否有(可多选):眼痛、眼痒、干涩、沙砾感、烧灼感等症状出现?

□从不(0) □有时候(1) □经常(4) □总是(8)

4. 您的眼睛面对烟雾、空调和雾气时会特别敏感吗?

□是(4) □不是(0) □有时候(2)

5. 您在游泳池游泳时眼睛容易发红,并感觉不适吗?

□是(2) □不是(0) □有时候(1)

6. 饮酒后第 2 天,您的眼睛是不是发干和不适?

□是(4) □不是(0) □有时候(2)

7. 您是否有关节炎?

□有(2) □没有(0) □不确定(0)

8. 您是否有鼻、口、咽喉、胸部和阴道干燥?

□从不(0) □有时候(1) □经常(2) □持久(4)

9. 您是否有甲状腺异常?

□是(2) □否(0) □不确定(0)

10. 您睡觉时眼睛是否部分睁开?

□是(2) □否(0) □不确定(0)

11. 您醒后是否有眼睛刺激或者不适感?

□是(2) □否(0) □不确定(1)

12. 您是否有经常服用以下药物?(可多选)

□十二指肠溃疡药(1) □其他消化道药物(1) □抗高血压药(1)

□其他消化系统疾病药(1) □抗组胺片(2) □利尿药(2)

□安眠药(2) □镇静药(2) □口服避孕药(2)

□无以上药物服用史(0)

注:每个选项后括号内数字为选项分值。

【结果分析】

总分在 0～45 分之间。

一般认为总分>14.5 分为干眼患者,其分值越高,则表示干眼的可能性越大。

附录5 中国干眼问卷

使用说明：本问卷在白天同一时间进行填写，请在问题答案上打√

1. 一般信息

姓名	年龄	性别	民族	联系方式	文化程度	居住地

2. 有关病史（在选项上打√）

题目	0分	1分	2分	3分	4分
您已戴隐形眼镜多长时间？或已行角膜屈光手术多长时间？（此问题二选一）	无	1年以内	1年以内	5年以内	5年以上
	无	半年	1年	2年	2年以上
您平均每天用眼药水次数及时间是什么？	无	≤4次/日 3个月以下	≤4次/日 3个月以上	>4次/日 3个月以下	>4次/日 3个月以上
您晚上睡眠质量如何？	睡眠很好	偶尔失眠或熬夜	经常失眠或熬夜	大部分时间睡眠质量差	每天睡眠质量差
您以下部位是否觉得干燥？ a. 鼻子；b. 嘴巴；c. 喉咙；d. 皮肤；e. 生殖器	无	1种	2种	3种	>4种
您眼睛在如下环境中是否敏感？ a. 抽烟环境；b. 油烟环境；c. 空气污染环境；d. 粉尘环境；e. 空调环境；f. 暖气	无	1种	2种	3种	>4种

题目	0分	1分	2分	3分	4分
您是否长期服用以下药物? a. 抗过敏药;b. 利尿药;c. 降压药;d. 安眠药;e. 精神类用药;f. 避孕药;g. 更年期治疗药物	无	1种	2种	3种	>4种

3. 过去1周眼部症状(在分值上打√)

题目	没有	偶尔	一半时间	大部分时间	全部时间
眼睛干燥感	0	1	2	3	4
眼睛异物感	0	1	2	3	4
眼睛痛	0	1	2	3	4
眼睛畏光	0	1	2	3	4
晨起睫毛是否有分泌物,睁眼困难	0	1	2	3	4
视力波动	0	1	2	3	4

【结果分析】

总分0～48分,诊断干眼分值≥7分。

附录6　焦虑筛查量表(GAD-7)

在过去的2周里,您生活中以下症状出现的频率有多少?

1. 做什么事都没兴趣,没意思 □没有　□有几天　□一半以上时间　□几乎每天
2. 感到心情低落、抑郁、没希望 □没有　□有几天　□一半以上时间　□几乎每天
3. 入睡困难,总是醒着,或睡得太多——嗜睡 □没有　□有几天　□一半以上时间　□几乎每天
4. 常感到很疲倦,没劲儿 □没有　□有几天　□一半以上时间　□几乎每天
5. 胃口不好,或吃得太多 □没有　□有几天　□一半以上时间　□几乎每天
6. 自己对自己不满,觉得自己是个失败者,或让家人丢脸了 □没有　□有几天　□一半以上时间　□几乎每天
7. 无法集中精力,即便是读报纸或看电视时,记忆力下降 □没有　□有几天　□一半以上时间　□几乎每天
8. 行动或说话缓慢到引起人们的注意,或刚好相反,坐卧不安,烦躁易怒,到处走动 □没有　□有几天　□一半以上时间　□几乎每天
9. 有不如一死了之的念头,或想怎样伤害自己一下 □没有　□有几天　□一半以上时间　□几乎每天

注:没有=0分;有几天=1分;一半以上时间=2分;几乎每天=3分。

【结果分析】

0~4分:没有焦虑。

5~9分:可能有轻微焦虑,建议咨询心理医生或心理医学工作者。

10~13分:可能有中度焦虑,请咨询心理医生或心理医学工作者。

14~18分:可能有中重度焦虑,建议心理科或精神科就诊。

19~21分:可能有重度焦虑,一定要看心理医生或精神科医生。

附录 7　抑郁筛查量表(PHQ-9)

在过去的 2 周里,您生活中以下症状出现的频率有多少?

1. 感觉紧张,焦虑或急切 □没有　□有几天　□一半以上时间　□几乎每天
2. 不能够停止或控制担忧 □没有　□有几天　□一半以上时间　□几乎每天
3. 对各种各样的事情担忧过多 □没有　□有几天　□一半以上时间　□几乎每天
4. 很难放松下来 □没有　□有几天　□一半以上时间　□几乎每天
5. 由于不安而无法静坐 □没有　□有几天　□一半以上时间　□几乎每天
6. 变得容易烦恼或急躁 □没有　□有几天　□一半以上时间　□几乎每天
7. 感到似乎将有可怕的事情发生而害怕 □没有　□有几天　□一半以上时间　□几乎每天

注:没有 = 0 分;有几天 = 1 分;一半以上时间 = 2 分;几乎每天 = 3 分。

【结果分析】

0 ~ 4 分:没有抑郁。

5 ~ 9 分:可能有轻微抑郁,建议咨询心理医生或精神科医生。

10 ~ 14 分:可能有中度抑郁,请咨询心理医生或精神科医生。

15 ~ 19 分:可能有中重度抑郁,建议心理科或精神科就诊。

20 ~ 27 分:可能有重度抑郁,一定要看心理医生或精神科医生。

附录 8　干眼门诊病历

<table>
<tr><td>姓名:</td><td>性别:□男　□女</td><td>年龄:</td><td>民族:</td></tr>
<tr><td>职业:</td><td>出生日期:　　年　月　日</td><td colspan="2">就诊日期:　　年　月　日</td></tr>
<tr><td colspan="2">联系电话:</td><td colspan="2">OSDI 评分:</td></tr>
<tr><td colspan="4">家庭住址:　　省　　市　　县　　区</td></tr>
<tr><td colspan="4">主诉:</td></tr>
<tr><td colspan="4">现病史:</td></tr>
<tr><td colspan="4">既往史(可从以下维度分析)
全身因素:是否合并有精神心理疾病如焦虑、抑郁等;是否经常口干或合并有免疫系统疾病如 Sjögren 综合征、类风湿关节炎、系统性红斑狼疮、Stevens-Johnson 综合征、移植物抗宿主病等;是否有合并内分泌系统疾病如糖尿病、雄激素缺乏、甲状腺功能异常等;其他,如维生素缺乏、严重肝功能异常、放射治疗等
眼部因素:是否合并睑板腺功能障碍、睑缘炎、变应性结膜炎等眼部疾病
眼手术相关因素:是否行眼睑手术、翼状胬肉切除术、屈光手术、斜视矫正术、白内障摘除术、角膜移植术、抗青光眼手术、玻璃体视网膜手术等
过敏史:是否有食物、药物过敏史
药物相关因素:是否长期用药,包括眼部用药和全身用药。眼部用药,如防腐剂、抗青光眼药物、抗生素类药物、抗病毒药物、抗胆碱药物、非甾体抗炎药物等;全身用药,如抗胆碱药物、抗组胺类药物、抗精神病和抗抑郁类药物、性激素类药物、维 A 酸类药物、化疗药物、其他等</td></tr>
<tr><td colspan="4">个人史(可从以下维度分析)
生活习惯和工作方式因素:是否长期使用电脑、手机,从事长期注意力集中的工作等;有无规律运动,定期户外活动等;睡眠时间及睡眠质量;吸烟和饮酒情况;佩戴角膜接触镜情况;是否长期化眼妆;医疗美容情况等
环境因素:是否长期暴露于空气污染的环境中;是否经常处于空调、暖气环境中等;是否居住在高海拔地区;是否长期暴露在光污染的环境下</td></tr>
<tr><td colspan="4">婚育情况:是否结婚,若结婚,是否孕育,女性患者是否处于哺乳期
注意:若为女性,需了解月经史,是否在围绝经期等</td></tr>
<tr><td colspan="4">家族史:是否合并遗传倾向性疾病,如高血压、糖尿病、Sjögren 综合征、类风湿关节炎、强直性脊柱炎等</td></tr>
<tr><td colspan="4">其他:</td></tr>
</table>